こころの病気を学ぶ

教科書と臨床と患者・家族をつなぐ本

棟居 俊夫 著
金沢大学子どものこころの発達研究センター

シナジー

はじめに

　本書は、精神医学、そして精神科で行われている医療を、専門家（精神科医や精神科看護師）でない方々が理解しやすいように記述する、という立場をできる限り守ろうという意図のもとに作られた。精神科以外の診療科の医師や看護師、作業療法士、精神保健福祉士、薬剤師、臨床心理に携わる人々などのコメディカルの方々、医学生や看護学生など、医学・医療に直接・間接に関与する立場の方々はもちろん、患者ご本人とその家族、職場や学校などで患者ご本人と接する機会のある方々、そういった多くの方々を念頭に置いて筆を進めた。そして、その結果として、専門家の方々にも精神医学について考える一つの契機になれば幸いである。

　精神医学が重要な学問であり、精神科が大切な診療科であることは、実際に診療に携わり、患者や家族と会っているとよく分かる。その理由を突き詰めて考えると、人間の社会というものは、人間が集まっているというより、たくさんのこころ（あるいは「精神」といってもよい）が集まることにより成り立っているといった方がふさわしいからである。毎日の人間社会の動きは、集まったこころの働きの結果である。すると、その働きがどのようになっているかという関心が生まれるだろう。

　人間のこころがどのようなものか、それは人間にとって大切な課題である。哲学は一般の人々には難しい内容であるが、おそらくこの課題に正面から取り組んできた。宗教は一般の人々に向けて、この課題の重要性を説いてきた。あるいは多くの小説や音楽や美術は人間のこころの動きを描写し、人々が楽しみ、また考えるものである。法律は、こころの動きをある角度から調節する、人間社会には必須の道具である。つまり、こころは、まず人間が大いに関心をいだく対象である。

　しかし、こころの働きが不調を来すことがある。その不調の一部は「病気」とみなさざるを得ないだろう。崖から落ちてきた岩にあたって脚の骨が折れた。この人をそのまま放っておいてよい、ということにはならない。「骨折」という病気として、他の人々がこの人に何らかの対処を行う。愛する娘が事故で急死し、打ちのめされた母親が娘の後を追って命を絶とうとしている。放っておけない。こころの病気があるかどうかの診察は必須に近い。この時に診察を行うのは、精神医学を学んだ精神科医である。

　精神医学は、病気とみなされるこころの不調を対象とし、患者の苦しみを軽くする目標を持って生まれた。それは今でも変わらない。患者の苦しみを軽くするためには、こころの不調の内容を詳しく調べる研究が必須である。こころの不調の特徴をつかまずに、治すという試みは始まらない。

ところで、こころは人間そのものであった。すると、精神医学は、病気という観点からこころを考えていく独特の立場にいるのだから、上に述べた学問や芸術とは異なった意味で、人間について実りある結果をもたらす可能性がある。精神医学を学ぶということは、こころの不調という側面から人間を考えることに他ならない。

　精神医学の教科書は研究結果の集積である。しかし教科書の宿命として、精神医学の専門家以外の人にとって、理解が難しくなる。法律を専攻していない人は、法律書をなかなか読みこなせない。従って、精神医学の専門家でない人が読み、理解しうる書籍が必要である。それは「教科書」というより、「副読本」と呼ぶにふさわしいだろう。
　本書は、その役割を果たすことを目指して、記された。

棟居　俊夫

目　次

はじめに ……………………………………………………………………… 3

I. 精神医学の重要性　8
こころと脳の関係 ………………………………………………………… 8
総合病院の病棟にて ……………………………………………………… 9
患者や家族の不要な苦しみの解消 ……………………………………… 10
医学と日常社会との関係 ………………………………………………… 10

II. 患者と接する時の工夫　12
はじめに …………………………………………………………………… 12
患者と90度に位置する …………………………………………………… 13
光を背に受けない ………………………………………………………… 14
「なぜ」、「どうして」という質問をできるだけ避ける ……………… 15
丁寧語を交える …………………………………………………………… 18
常識心理で考えない ……………………………………………………… 18
家族が病気の原因であることは極めてまれである …………………… 19
自らの体験談を持ち出さない …………………………………………… 23
秘密を守る ………………………………………………………………… 23
特別患者をつくらない …………………………………………………… 24
その他 ……………………………………………………………………… 24
まとめに代えて …………………………………………………………… 25

III. こころの働きを八つに分ける　26
はじめに …………………………………………………………………… 26
考えること ………………………………………………………………… 26
気持ち、気分、喜怒哀楽といったこと ………………………………… 28
何かをやろうとすること ………………………………………………… 30
いわゆる五感 ……………………………………………………………… 31
覚えること、そして思いだすこと ……………………………………… 33
頭がはっきりしているかどうか ………………………………………… 35
自分というもの …………………………………………………………… 39

知的な能力	42
患者に会った時、まず注意すべきこころの働き	43

IV. こころの病気を概観する　44

はじめに	44
病気の分類	45
症状と病気	60

V. いろいろなこころの病気　62

うつ病を考える	62
不安を主とする病気	82
統合失調症という病気	102
物をからだに取り入れることにより起こるこころの病気	128
せん妄：ありふれた、しかし重要な病気	132
自閉症	133
認知症	151
からだの調子が気になる	153
主に子どもや若者にみられる病気	159
周囲をあざむく、自分があざむかれる	164
解離というありふれた現象	166
性の病気	169
睡眠の病気	171
食事の病気	174
その他の重要な状態	177

VI. 脳を調べる　180

はじめに	180
脳の形を見る	180
脳から自然に出てくる情報をとらえる	187
脳の働きが盛んな部位の血液の流れは多い	189
放射線を使う	191

VII. こころを調べる　192

はじめに	192
病気の有無を選り分ける	192

病気の重さを判定する ………………………………………………… 195
　　知能を算出する ………………………………………………………… 195
　　性格を推測する ………………………………………………………… 196

VIII. 治療　　　　　　　　　　　　　　　　　　　　　　　　　199
　　治療の目標 ……………………………………………………………… 199
　　治療が有効かどうかの判定 …………………………………………… 202
　　どのような治療法があるか …………………………………………… 213
　　精神療法 ………………………………………………………………… 214
　　薬物療法 ………………………………………………………………… 228
　　その他の治療法 ………………………………………………………… 241
　　治療の進め方 …………………………………………………………… 244
　　救急医療としての精神医学 …………………………………………… 262

　おわりに ………………………………………………………………… 267

I. 精神医学の重要性

　私たちの世の中は、昔から、人々が「知ること」、「感じること」、「信じること」[1]をもとにして形作られてきた。科学、芸術、宗教はそれを代表する。

　私たちは、日々続く出来事を体験しながら、それについて知り、感じ、信ずる作業を続けており、その結果が現在の世界である。

　人間の関わる世界は、本当は、もっとずっと大きな世界のほんの一部かもしれない。しかし、人間にとっては、自分が関わらなければ、世界そのものが存在しないことと同じである。宇宙の遠い銀河も人間が観測することにより存在する。

　このような「世界を存在させ、世の中を形作るための作業」、すなわち「知り、感じ、信ずる」作業は、人間の「こころの働き」に属する。決して「からだの働き」に基づくものではない。

　精神医学は、「からだ」ではなく、「こころ」の不調を扱う分野である。

　内科学はからだの不調を調べ、治す、極めて重要な分野だが、それと対比して、こころの不調を調べ、治そうとする精神医学は、内科学と、少なくとも同等の価値を有している。この世の中を形作ってきた人間のこころを対象とするのだから。

　精神医学を学ぶことは、こころを不調の側面から考えることであり、世界を別の角度から探ることにつながるだろう。これは、医療関係者にとってはもちろん、あらゆる人々にとって実りある結果を生み出す試みに違いない。

　精神医学の重要性をいくつか考えてみたい。

こころと脳の関係

　からだがなければこころは成り立たない。からだという物がなければ、こころの居場所はない。こころが宙を漂うことはない。

　ところで、こころの働きの多くが脳の働きに基づいていることはほぼ確かである。心臓や肝臓にこころの働きをつかさどる部位があるとは思えない。脳はもちろんからだの一部である。では、「だから、こころの働きは脳によるものだ」といえるだろうか。

　心臓が働いて血液が循環する。肝臓が働きコレステロールが造られる。脳の働きにより足が動く。心臓は脳の指示を受けて動いているが、心臓の拍動を意図的に速くすることはできない。意志の力で肝臓にコレステロールを造らせることはできない。足が寝ている時に勝手に動く（寝相が悪い）ことはあるものの、起きている時間の大部分は、脳が足を動

---

[1] 加藤周一：NHK大学講座「科学と文学」．日本放送出版協会, 1979年（「加藤周一著作集（16）」．平凡社, 1996年に所収）．

かしているというよりも、こころが足を動かしているといったほうが自然である。こころが「本を読みたい」と思い、足が書店に向かう、つまり歩くのである。「動く」ことと「動かす」ことの違いがある。あるいは、「聞こえる」ことと「聞く」ことの違いでもよい。遠雷の音が聞こえる、これは自然に聞こえてくるのだから、「脳が聞いている」といっても不自然ではないが、例えば商品について店員から説明を聞くときには、説明が「聞こえている」のではなく、「説明を聞こうとしている」のである。この場面で、「脳が説明を聞こうとしている」と表現すると座りが悪く、「こころが説明を聞こうとしている」という言い方が自然である。

　人間の言動のすべてを脳の働きとしてしまうと、いろいろなところで納得しづらくなる。

　脳の働きを研究する分野は脳科学と呼ばれ、現在の科学の花形の分野の一つであり、猛烈な勢いで研究が進んでいる。脳はとても複雑である。一辺が1〜2mmの立方体を脳から取り出すと、その中には550万個の神経細胞があり、神経と神経の接点は10^{10}個あり、神経の長さを合わせると220kmになるという[2]。

　超えられるかどうか分からない絶壁として立ちはだかる脳は、研究者にとって大変魅力的な対象である。想像もしていなかったような法則が見つかるかもしれない。思いもしていなかったからくりがあるかもしれない。奮い立たされた研究者が今後さまざまな脳の働きを解明していくだろう。

　しかし、仮に脳の働きがすべて解明されたとしても、こころの働きがすべて解明されたといえるだろうか。ここは難しい問題である。

　さらに、現在、こころの働きの多くは脳の働きにより説明することができない。

　従って、現時点において、からだである脳の働きに絶えず留意しながら、こころの働き自体に注目することが実際的である。

　こころの働きの不調は医学の言葉の「症状」として現れる。症状の一定の集まりがこころの病気として定義される。症状を脳の働きの観点から検討する試みは重要であり、絶えず念頭に置くべきだが、すべての症状が脳の働きの不調として説明できる段階ではないので、こころの働きの不調そのものとして把握する必要がある。

　つまり、精神医学は、脳を視野に置きながら、こころを対象とする学問である。

総合病院の病棟にて

　総合病院の病棟の中で、内科、外科、耳鼻咽喉科、皮膚科など、こころではなく、からだの病気を対象とする診療科の病棟に入院している患者が、「つじつまの合わない」言動を見せることはよくある。からだの病気を対象とする病棟は、「つじつまの合わない」言動になぜかとても弱い。医師や看護師が困惑し、病棟の秩序が保たれなくなる。筆者の勤

---

2) Friston KJ: Modalities, modes, and models in functional neuroimaging. Science, 2009; 326: 399-403.（これはK. J. Fristonという人がModalities, modes, and models in functional neuroimagingという題名で書いた文章がScienceという学術雑誌の2009年の第326巻の399頁から403頁までに掲載されているという意味である。誰でも、勉学を目的としていれば、大学の附属図書館などに依頼すると、料金を支払ったうえで、手に入れることができる）

務する金沢大学附属病院神経科精神科を初診する患者数は年間約1,000人だが、そのうちの4割は院内に入院中の患者の診察依頼である。これは、総合病院の入院患者がこころの不調、つまり精神症状を呈することの多い証しである。からだの病気に罹った患者がこころの不調を示す例は少なくない。もし総合病院に精神科がなかったら、とても困るであろう。「つじつまの合わない」言動は、精神科医の出番を促す。

患者や家族の不要な苦しみの解消

　こころの病気を持つ人々は大変多い。こころの病気になると苦しい。これはからだの病気と変わらない。病気であるという自覚がない、専門用語で「病識がない」という状態もあるが、その時でさえ、普段とは異なる状態に陥っている感覚を患者は有している。例えば、病識がない場合の統合失調症の患者の覚える苦しさは、彼らの言い分を聞くと時に感じられるが、想像を絶する。

　こころの病気になると、患者は周囲の人々の「無理解」ではなく、「誤解」に悩まされる。例えば、パニック発作と呼ばれる不安発作は、なってみれば分かるだろうが、なってみなくても、患者を観察すると、極めて苦しい事態に陥っていると推測できる。しかし人々はその苦しさが分からない。人々は冷たいのではなく、苦しさの内容を具体的に知らないので分かりにくいのである。パニック発作のつらさは、常識的な推測ではつかめない。精神医学の考え方が必要であるが、本書の主旨は、これから述べるさまざまな症状や病気を通して、その考え方を説明することにある。

　こころの病気を持った人をとりまく家族の苦しみも大きい。患者に関わる医療関係者は、その場に居合わせる家族が、時に理解に苦しむ患者の言動に、時に粗暴な行動に、時に気持ちが通じ合わないすれ違いに、悲しみ、とまどい、あるいは困り果てている姿を、日常のように見るだろう。

　家族は、ここでも周囲の人々の「無理解」ではなく「誤解」に、時に歯がゆい思いをさせられ、時に打ちのめされる。例えば、子どもがこころの病気になると、世間の人々は親の育て方や家庭の雰囲気などに原因を求めがちである。しかし、精神医学の考え方から見れば、はっきりと間違っている。親の養育の方法が原因であるこころの病気は、ほとんどない。家族を苦しめる「誤解」は、世間の多くの人々がこころの病気の原因についての正しい考え方を知らないから起こる。本書の主旨はこころの病気についての「誤解」を解くことにある。

　精神医学は長い歴史を持ち、その間に、数多くの研究がなされ、症状の把握が精緻化し、病気の考え方が進化してきている。研究の結果は世の中の人々の考え方と異なっている場合がある。例え異なっていたとしても、精神医学がなければ、病気を治し、患者の困窮を助け、家族の悲嘆を和らげることはできないだろう。

医学と日常社会との関係

　世間の人々の社会生活を水面とすれば、医学は水面の下で働く学問である。

医療に携わる人々は、世間の日常とは異なるところで仕事をしている。病気になると多少とも社会生活が損なわれるので、医療関係者は彼らを水面下で治療して、彼らが社会に戻るように手助けする、それが目標である。これは、精神医学であっても、身体医学であっても変わらない。例えば、肝炎になって、しばらく入院し、しばらく自宅静養し、医師の許可が出て職場に戻るという経過は、患者本人から見れば人生の一大事であるが、水面下ではよく見聞きされる日常的な出来事である。

　このような、人々の目につかないところで働いている医学が、時として水面の上に顔を出して、社会の中で議論を呼び、あるいは関心を集めることがある。例えば、脳死、臓器移植、遺伝子解析などは、医学の範囲内では処理できない部分を持つ事柄なので、市民の議論が必要となり、人々の関心を集める。

　精神医学には、このような事柄が他の医学分野に比べて大変多い。例えば、犯罪に手を染めた人がこころの病気を持っていた場合、その責任を問うかどうかは重要な問題である。自閉症は、対人交流を中心とした社会性の不調を来す病気だが、「社会性の不調」を別の観点から見た場合、「社会とは何か」、「人間とは何か」という哲学的議論を呼び、医学以外の学問分野の関心をも集める。さらに、病跡学という学問は、歴史上の著名な人々のこころの働きを精神医学の観点から考察するが、これは専門家の余興ではなく、人間の多様性を興味深い形で示し、行きつくところは「人間とは何か」という主題の探求である。

　このように、精神医学は広大かつ多様な領域に関わらざるを得ない学問である。精神医学が人間のこころを扱っているからこそだろう。

　以上のように考えると、こころの不調を扱う精神医学がからだの不調を扱う身体医学と並んで重要であることは自明のように思える。

Ⅱ．患者と接する時の工夫

はじめに

　精神医学は、身体医学と同様に、患者の病気を治すこと、あるいはそれは難しくても、患者が困っている症状や、彼らのこれからの生活を改善することを現時点での実際的な目標とするが、そのためには診断をつけなければならない。

　病気でなければ医学の対象ではなくなるので、病気か病気でないのか、病気ならばどんな病気なのかを評価する、それが診断をつけるということであり、目標を達成するための前提となる。

　診断をつけるにあたって、病気と健康の境界は示し得るだろうか。病気は定義できるが、健康という状態を理屈上は定義できないので、病気と健康の境界は示し得ないのではなく、そもそも病気と健康の境界という言葉自体が意味を持たない。今までの研究結果に基づき、「ここまでを病気と定義しよう」とする取り決めが診断である。研究が進むにつれて取り決めも少しずつ変わるだろう。つまり取り決めは暫定的である。

　しかし、暫定的という留保はあるが、診断は重要である。ここが医学の長所であり短所でもあろう。長所は、診断を正確に付ければ治せる病気は治せる、ということであり、短所は、診断はできても、治すことのできない病気がある、ということである。例えば末期の悪性腫瘍や進行性の神経疾患は極めて治しがたい。

　ここが医学と看護学との大きな違いであり、看護学は医学よりも柔軟で、間口が広い。看護できない病気はない[3]のである。

　しかし、医学は治せない病気を、何とか治せるようにしたいと願ってきた学問である。現時点でいまだに診断をつけるにとどまる病気は少なくないものの、いまは治せなくとも、診断をつけて病気の本態を探り、病気を治す手段を探していく作業は、考え方として正しく、これからも続くだろう。

　診断をつけるためには症状を捉える必要がある。適切に症状を把握し、それをまとめて、診断につなげる。

　症状を捉えるためには患者との関係をうまく保っていなければならないが、そのためにはそれなりの配慮が必要である。ここでの配慮は「患者にやさしく接する」という意味ではない。患者が自ら悩んでいる症状をうまく言葉に表す、さらに患者を観察して存在する症状を見逃さないなど、いわば舞台をつくるための配慮であり、それは工夫になるだろう。ここで、工夫は簡単なものでなければならない。簡単でない工夫はこちらの負担を大きく

3）中井久夫：精神科治療の覚書．日本評論社，1982年，115-116頁．

する。

　筆者は児童青年精神医学を専攻しているので、小学生や中学生や高校生の患者を診察する機会が多い。昔、特に中学生の診察の大変な難しさを幾度となく経験させられた。つじつまの合わないことを叫び興奮している成人の患者の診察の方がはるかに容易だと感じた。中学生ぐらいの患者の場合、本人はなかなか現れず、困った親だけが相談に訪れることが多い。仮に本人が受診した場合でも、話をしない、問うても答えがなかなか返ってこない、しかし診察を拒否しているわけでもなさそうに見える。どう対応すればよいのか。

　このような経験をするうちに、診察自体を変えなければならない、と思い始めた。青年期患者の面接に関する成書や論文をたくさん読んで、その中から容易で、重要と思われる方法を集めていこうと考えて実行した。その結果が以下に述べる工夫である。

　これらは、もともと青年期患者の面接のための工夫であったが、実は、あらゆる年代の患者、そして精神科に限らず、すべての身体科の患者にも適用できる普遍的な技法ではないかと考える。また日本の精神医学の教科書には記載されることの少ない事項を含んでいるので意味があると思う。

患者と90度に位置する

　医療に携わる人々が患者と応対する際の基本的な位置関係は次の三つだけである。「向かい合う」、「横に並ぶ」、そして「90度に位置する」。

　まず、「向かい合う」形を考えてみる。

　向かい合うことは患者の緊張感を高めるおそれがあるだろう。

　世の中において向かい合う場面は、対等あるいは対立する二者が、または強い立場と弱い立場の二者が応対する時によく見られる。見合い、外交交渉、上司による部下の叱責、刑事による被疑者の取り調べなど。これらは横に並んだり、90度に位置していては成立しない状況である。向かい合う位置関係は、儀式的、対決的、懲らしめ的な雰囲気を醸しやすい。従って、「向かい合う」形は、面接時には避けるべき位置関係である。

　次に、「横に並ぶ」場合を考える。面接時に横に並ぶ方法が適しているのは、相手が大変弱い患者の場合、例えば認知症の患者、重度の知能障害を有する患者、深刻なこころの外傷を負い、うちひしがれている患者などになるだろう。しかし、通常の患者の面接の場合には、実際の距離、そして互いのこころの距離が近くなりすぎて、圧迫感を患者に与える可能性がある。

　すると、残るのは「90度に位置する」形である（図1）。

　ある教科書[4]に、「診察者は患者と向かい合って座るべきではない、90度に位置すべきである」、さらに細かいことに、「診察者が右利きの場合に患者は診察者の左側に位置すべきである、なぜなら、診察者がメモをとるだろうから、患者が右側にいると、患者の方を向くときに右腕がやや邪魔になって、体勢が不自然になるからだ」と書かれている。

---

4) Gelder M, Gath D, Mayou R, Cowen P: Oxford Textbook of Psychiatry Third Edition. Oxford University Press, 1996, pp 25-55.（前述の学術論文と同様に、書籍の場合も、誰でも、勉学を目的としていれば、大学の附属図書館などに依頼すると、料金を支払った上で、必要部分を手に入れることができる）

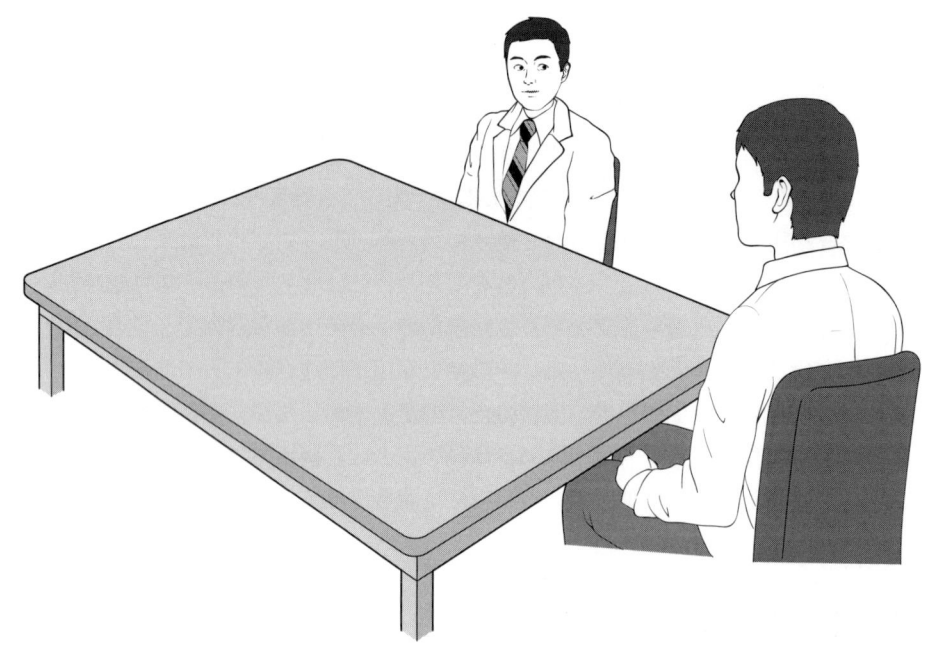

図1 相手に対する位置のとり方
　患者や家族と会う時は、90度に位置することが好ましいであろう。

　以上より、90度に座る、それが最も自然である。
　これは診察以外の場面でも応用できる。患者と立ち話をする時にも、向かい合ったり、横に並ぶのではなく、90度に立つと患者に圧迫感を与えないかもしれない。

光を背に受けない

　現在では室内の照明のために気を配る必要性は薄れているが、それでも採光は注意すべき点である。
　原則は、「光を背に受けて患者と応対してはならない」である。光を背に受けると、面接者の顔は陰になって、多少とも暗くなり、患者が面接者の表情をうかがいにくくなる。表情の見えにくい相手にしゃべるのは難しい。背後が窓になる場合は、逆光を少しでも弱めるために、薄いカーテンを引いておくとよい。
　逆の意味で、採光を最大限に利用するのは拷問である。映画で見かけるが、暗殺者の手下を吐かせるために、取り調べ者の背後に強い光源の電灯を置く。すると、取り調べ者の顔は真っ黒になり表情が見えない。
　採光への配慮もいろいろな場面で応用できる。病棟で患者と立ち話をする時などでも、窓側に立つのは患者であって面接者ではない。

「なぜ」、「どうして」という質問をできるだけ避ける

　言葉を通して患者から得られる情報は、身体医学でも重要であるが、精神医学では、患者とのやりとりは言葉が中心となり、そこから得られる情報が極めて重要である。このやりとりは面接者が患者に質問をすることで進められる。ここで用いられる質問の形式は次の八つだけである[5]。

1. 「はい」、「いいえ」で答えさせる質問（yes-no question）
2. どちらかを選ばせる質問（which）
3. 「いつごろか」という時刻や時期を問う質問（when）
4. 「どこか」という場所を問う質問（where）
5. 「誰か」という人物を尋ねる質問（who）
6. 「何があったのか」などの物や出来事を問う質問（what）
7. 「どんなか」、「どうか」など出来事や物の状態を尋ねる質問（how）
8. 「なぜ」、「どうして」など理由を求める質問（why）

　患者に問いかける時、この八つのうちのどれかを必ず使い、患者が体験している事実、患者を取り巻く事態を探る。
　これは、言い換えれば情報収集だが、患者あるいは家族から情報を集める時に、この八つの質問形式をうまく使い分ける工夫が必要となる。
　ここで、どの形式の質問を用いるのかと考えることは、どのような内容の質問をするのかと考えることと同じ程度に重要である。
　質問の形式が重要な理由を次に述べる。
　まず、最も使いやすい質問形式として、「はい」と「いいえ」の答えを得る質問、二つ（あるいは三つ）のうちどちらか（どれか）を選ばせる質問がとても重要である。この二つの質問形式で、重要な情報のほとんどを得ることができる。筆者の経験では、小学校の低学年の患者に対しても、この質問形式を用いることにより、例えば抑うつ症状を捉えることができる。
　これらの質問の大きな特徴は、患者の言葉による返答を要求しないことである。つまり、「はい」の代わりに「うなずく」、「いいえ」の代わりに「首をふる」というしぐさだけで答えることができる。二つから選ばせる場合も、まず一つ目を言ってしぐさの反応を待ち、二つ目を言ってしぐさの反応を待つことで回答が得られる。これは、言葉の少ない患者、小さな子ども、口数の少ないことの多い青年期の中学生や高校生の患者などの場合に特に有用であると感ずる。

　医師：「昨日の夜は眠れましたか？」

5）神田橋條治：追補精神科診断面接のコツ．岩崎学術出版社，1995年，135-175頁．

患者：（うなずく）
医師：「おとといの夜は？」
患者：（首を振る）
医師：「この１カ月、眠れる日と眠れない日のどちらが多いですか？」
患者：「……」
医師：「眠れない日の方が多い？」
患者：（うなずく）
医師：「昼寝はできますか？　１時間とか２時間くらいの長い昼寝」
患者：（首を振る）
医師：「すると眠れなくて困っていると考えてよいかな？」
患者：（うなずく）

　例えば、このようなやりとりは、小学校の３、４年生なら十分に可能である。ここまでのやりとりにより、患者には不眠があると考えてよい。すると次は不眠の形態の質問に移っていく。寝つきが悪いのか、途中で目が覚めるのか、朝早く目覚めて眠れなくなるのか……。
　ただ、これらの質問形式は、面接者が主導権を有しているので、いわば誘導尋問になってしまう恐れもある。しかし、その点を自覚して気をつけていれば、実際は懸念されるほどではないと思う。
　「いつ」、「どこ」、「だれ」、「なに」を問う質問形式は、症状の具体的な骨格を得る時や症状の特徴を補足する時に使用される。

医師：「昨日の夜は何時に寝たの？」
患者：（傍らの母親の方を見ながら）「10時くらい」
医師：「今日の朝は何時に起きましたか？」
患者：「６時くらい」
医師：「８時間くらい眠れたと考えてよいかな？」
患者：（うなずく）
医師：「良かったね。今日の朝は何を食べたの？」
患者：（傍らの母親の方を見てから）「目玉焼き」
医師：「おいしかったですか？」
患者：（うなずく）
医師：「別の質問だけど、病院に着くまで何か嫌なことはあった？」
患者：（首を振る）

　患者のこころの状態は、少なくとも昨夜から現時点までは悪くないことが推測できる。
　以上の六つの質問形式は、次に述べる二つの質問（「どう」「どんな」を問うものと、「なぜ」「どうして」を問うもの）に比べて答えやすい。それが大きな長所である。
　では、残る二つの質問形式について考えてみよう。

まず、「どう」「どんな」について悩ましいのは、この質問を持ち出す時機である。この質問はかなり答えにくい特徴を有する。しかし、特に時間が限られている時に、使わざるを得ない場合が多い。「気分はどうですか？」という質問はできれば使いたくないが、「はい」、「いいえ」、あるいは「どっち」によって面接者が主導して、具体化していく作業は時間を要するので、「気分はどうですか？」と問いかけることにより、いわばボールを患者に渡して、気分の状態を言葉に表してもらう。また、初診ではなく、通院中の患者の診察は「具合はいかがですか？」の質問で始められることが多い。

　この場合、患者に主導権を渡しているので、患者はある意味で自由にしゃべることができるが、精神医学の症状をつかむためには正確性をやや欠き、確認のための補足質問が必要になるだろう。「気分はどうですか？」の質問に「落ち込んでいます」という答えが返ってきた時、うつ病における「抑うつ気分（憂うつな気分）」があると判断してはならない。「落ち込む」という言葉は精神医学的にあいまいであり、いろいろな意味を含む可能性があり、病的でない場合も多い。具体的にどのように落ち込んでいるのか尋ね、精神医学の症状に当てはまるのか判断するために、追加質問が必要となる。

　最後に、「なぜ」「どうして」という質問は、どのような特徴を持つだろうか？「なぜ」、「どうして」という質問形式はできるだけ避けたいが、その理由は二つある。

　第一に、この質問には大変答えにくい。例えば保育士として働いている人が「どうして保育士になったのですか？」と質問されても、多くの場合、回答は一つではなく、いろいろな状況が絡み合った結果として保育士という職業を選んだのである。答え方に迷うだろう。同じように「どうして学校に行かないの？」と尋ねられた中学生は、途方に暮れるだろう。回答は一つではなく、かつ自分でも分からないことがあるかもしれない。答えることが苦痛に感じられるかもしれない。面接は患者に余計な苦労を与えないことが原則であるから、「なぜ」「どうして」という質問はできるだけ避けたい。ただ、どうしてもこの質問をしなければならない場合があり、その時に工夫が必要となる。例えば離婚をした人に「どうして離婚したのですか？」と問うよりも「離婚に至った経緯を教えてください」と尋ねる方がよいと思うが、これは次の理由に直接につながる。

　理由の第二は、「どうして」「なぜ」の質問は、私たちの日常生活では、相手を叱責する、相手の言動は納得できないという場面で多用されるからである。「どうして遅刻したんだ？」という言葉は、遅刻の理由を知りたいというよりも、遅刻した者を叱責する意味を強く含んでいる。「何であんなことをしたんだ？」という言葉は「あんたのやったことは理解できない」という意味と同じである。「どうして」「なぜ」が、その本来の意味、つまり「何かを知りたい」という好奇心、「どうしてお月さまは黄色なの？」と子どもが問うような意味で使用される頻度は、日常生活の中でとても小さい。他者から「どうして？」と質問された人は、多少とも気後れするだろう。逆の意味で、嫌な例だが、相手を参らせるためには、感情的な反発を覚悟の上で、この質問を連発することが効果的である。

　以上より、患者に質問をするときは、「どうして」「なぜ」をできる限り避けるのが理にかなう。

丁寧語を交える

　ここで丁寧語とは「です」「ます」である。
　90度に座っても、診察室や相談室では、面接者が強い立場、患者が弱い立場にいることは変わらない。しかし人間としては面接者も患者も対等である。この間の矛盾とでもいうべき落差をできれば小さくしておきたい。そのための工夫はいろいろある。患者が診察室に入ってきたら、こちらから「こんにちは」とあいさつすること、診察が終わって患者が会釈をして退室する際に、面接者も頭を下げることは知らず知らずのうちに行われているだろう。
　丁寧語の使用もその一つである。
　丁寧語の使用は気づかれにくいかもしれない。中年以上の患者には診察者もおのずから丁寧語を使用する。注意すべきは面接者よりも年下となる青年期の患者や子どもの患者の場合である。彼らに丁寧語の質問を多用するのは不自然かもしれないが、時々交える工夫はかなり有用である。なぜなら、面接の重要な原則の一つは、面接者が世間の人々とは異なる考え方を持っているという姿勢を、いろいろな場面で患者に示すことだからである。

　話が前後するけれども、自分が相対している診察者が世間の人々とは違う、と患者が感ずるように工夫することは、診察室において患者と会う時に念頭に置くべき最たるものである。今までに述べた項目について考えてみると、例えば誰かの相談に乗る時、世間の人々は、おそらく相手との位置関係は考慮しない。採光への配慮もないだろう。「なぜ」「どうして」を多用する可能性が高い。面接者もそれと同じであると、世間の人々との違いを示せない。患者が「この人も世間の人と同じだ」と思っても不思議ではない。それでは、せっかく病院まで足を運んできた意味がない。患者が「おやっ、この人はちょっと違うな」と感じる、それはとても重要だと考える。

　青年期の患者や子どもの患者は、彼らの日常生活において、家族や教師などの大人たちから丁寧語で問われる経験をあまりしていないだろう。すると面接者が丁寧語を使った質問をすることは、世間の大人と違っている姿勢を示すことになり、また形だけであっても、相手と対等の立場に立とうとしている姿勢をも表すことができる。8歳の子どもに「今日うんこは出たの？」ではなく「今日うんこは出ましたか？」と尋ねる。
　診察者と患者の関係は、最後まで対等の立場になり得ないものであるが、対等に近づこうとする面接者の努力は、面接者が患者のことを真剣に考えている証拠として、患者の信頼感に結び付くという利点もある。

常識心理で考えない

　例えば、ある高校生が受験勉強中に抑うつ状態になり自殺を図ったとしよう。
　世の中の人々は、マスメディアも含めて、次のように考えるかもしれない。「受験勉強

が負担だったのだろう」。この高校生の場合、事実は異なっていた。彼は勉強が好きで、喜んで受験勉強に取り組んでいたのである。「神経質な性格だったのだろう」。事実は異なる。彼はひょうきんで活発な明るい性格の青年だった。「家族が干渉しすぎたのだろう」。事実は異なる。本人が好んで熱心に勉強しているので、家族は口出ししていなかった。「教師が厳しくて重荷になったのだろう」。事実は異なる。教師は彼の勉強に関する質問に懇切丁寧に答えていた。このような場合に、教育体制、受験社会などに話を広げるとますます事実から離れていく。

このような即断はいわば個人的意見であり、井戸端会議の雑談であり、診察で最も大事な「目の前の一人の人間としての患者に起こっている事態は何か、何が事実なのだろう、それを捉えよう」という誠実な姿勢から遠く離れている。患者の複雑なこころが短時間の面接により分かることは少ないだろう。

面接者は事態を普通の常識から考えてはならない。精神疾患、あるいはその症状を、常識的に考えて誤る例はとても多いのではないかと思う。

精神疾患に限らず、身体疾患でも同じことと思うが、病気になるということ、それは落とし穴のような非日常の世界に陥ることを意味する。そこでは、日常の常識的な心理、私たちの社会における物事の普通の考え方が通用しにくい。

専門家は常識心理により判断しない。専門家の考え方を昔は病態心理学という言葉で表した。現在は精神病理学と呼ぶ。しかし、実際上は症候学によって立つことが重要である。症候学、つまり患者の示す症状を扱う学問は現実的であり、多様な内容を含み、診断に直結し、それだけでも魅力的である。本書ではこの「症候学」を最も重視する。これについては、「V．いろいろなこころの病気」の項で詳細に述べる。

常識心理に従わない姿勢は、患者に、診察者が世間の人々と異なる考え方を持っていることを示す、前述の重要な原則に該当する。これは、患者の家族とこころの病気の関係を考える時に最も発揮されるので次に述べる。

家族が病気の原因であることは極めてまれである

ある人がこころの病気になると、世間の人々の多くはその原因を家族、特に親に求める。「育て方が悪かったのだろう」、「家族関係の問題だろう」など。しかし、筆者は、治療を行う上で、家族に原因があると考えた方がよいこころの病気を一つも思いつかない。こころの病気の原因を家族に求めることは、家族が悪い、あるいは控えめに言って、家族の対応が十分でなかったと述べていることと実際上は同じ意味だが、この考え方はほとんど間違っており、治療を妨げる。これは重要な事柄なので以下に考えてみたい。

1．家族は病気の原因ではない

「親などの家族が病気の原因となるか？」という問題の証明はとても難しい。

証明につながる一つの方法は、ある年に生まれた赤ん坊数百人を対象に、定期的に親の養育態度を調査し、20年間経過を追い、つまり20歳になるまで調査を続け、その間にある病気（例えば、うつ病）になった者とならなかった者の親の養育態度の違いを探る。この

ような研究をコホート研究（cohort study）と呼ぶ。

　時間と費用を要する研究だが、そのような研究が実際にある[6]。ここでは、ある1年間に生まれた約1,000人の赤ん坊が26歳（！）になるまで、2, 3年ごとに追跡調査が行われた。すると、14歳までにうつ病を発症したが改善し、26歳まで再発しなかった者（これをA群とする）、14歳までにうつ病を発症し改善したが、26歳までに再発した者（これをB群とする）、17歳以上でうつ病を発症した者（これをC群とする）、26歳までうつ病を発症しなかった者（これをD群とする）の四つの群が得られた。これらの群に対する調査項目の概要は「発育状況」、「両親の特徴」、「家庭の状況」、「9歳までの行動上の問題」である。

　その結果、A群とB群は、C群に比べて難産などの出生前後の問題、運動面の発達の遅れ、両親の犯罪歴が統計学的に有意に多かった。一方、C群はD群と比べて多くの点で異ならなかった。

　この研究は、「14歳までの年少者に発症するうつ病と17歳以上の年長者に発症するうつ病の背景に、何か違いがあるかもしれない」という仮説を検証するために行われたものであるが、この研究の結果から、「年少に発症するうつ病に両親の犯罪歴が何らかの影響を及ぼしている可能性も完全には否定できない」とは言えても、「年少に発症するうつ病の原因は両親の犯罪歴である」とはとても言えないだろう。

　また、うつ病は比較的頻度の高い病気なのでこのような研究が可能だが、やせ症など頻度の低い病気では、より多くの、おそらく1万人単位の対象者を集めなくてはならず、彼らが生まれてからの過程を20年近く追う研究は不可能に近い。

　親が病気の原因であることを確かめる作業は、極めて難しい。

2．家族の様子は分からない

　育児は、実際にやってみれば体感でき、実際に体験していなくても想像できるが、子どもが生まれてから毎日毎日、1日24時間、1年365日、20年近く続くものである。その様子をうかがい知ることは難しい。実際に家庭の中に入って見続けなければ分からないことが多いからである。親子関係は、診察室での様子を見ただけでは分からない。本人や親から何回か話を聞いても把握できない。

　家族とは、外から観察しただけで判断できるような単純な存在ではない。

　家族の中に入り込み、長い期間、家族を観察するという実行の極めて難しい方法をとらず、少し見ただけで「親に原因がある」、そこまでいかなくても「親の態度がこころの病気に関係している」と述べる人は、医学的な真実ではなく、単に自分の個人的な意見を言っているにすぎない。このような意見を患者本人や家族に伝えることは、治療的な態度とはいえず、医師として誠実な態度とはいえないだろう。

---

[6] Jaffee SR, Moffit TE, Caspi A, Fombonne E, Poulton R, Martin J: Differences in early childhood risk factors for juvenile-onset and adult-onset depression. Archives of General Psychiatry, 2002; 58: 215-222.

3．再び家族に原因はない

　こころの病気の子どもを持つ親の多くは専門家ではないので、「自分の育て方が悪かった」と自らを責めている。そこに投げかけられる「親に原因がある」という言葉は、いわば追い打ちであって、親をさらに嘆きの底に沈ませる。

　筆者は、普通に見れば、育児にその原因があると思えないことが誰の目にも明らかな病気である知的障害や自閉症の子どもを診察する機会が多いが、その親が、周囲の人々の、おそらく何気ない、このような言葉によって深く沈んでいる姿を幾度となく見てきた。これは残酷な事態である。診察者が同じようなことをすれば通院は途絶えるだろう。治療の糸が切れてしまう。筆者は子どものこころの病気を診る機会が多いが、初診の時に、「育児や家庭の雰囲気に原因はない。今までのやり方は間違っていない。これからも今の対応を続けるのがよい」と、ほとんど断定的に、親に伝えている。

4．家族を指導しない

　治療経過の上で、親が診察者から、例えば「もっと優しくしてあげた方がよい」、「不安を和らげてあげた方がよい」といった言葉をかけられる場合がある。これらの言葉は自然に聞こえるが、よく考えると、不自然である。

　「もっと優しく」とはどの程度まで優しくするのか、優しいとはどのようにすればよいのか、「かわいい子には旅をさせよ」も優しい態度ではないのか、つまり「優しい」とはあいまいな言葉であり、言われた方はどうしたらよいのか分からない。

　もし使うのならば、日常生活の中でこの時とこの時にこうしなさい、と言わなければならないが、一つだけでは済まないので、例えば10項目を列挙する。「朝、顔を合わせたら必ず笑顔で『おはよう』と言おう」、「からだの病気になっていないか、毎週、体温を測ってあげよう」、「毎日、必ず、子どもの話を20分ほど聴いてあげよう」などなど。しかし、これらが果たして優しい態度といえるのか。そもそも親身になって話を聴いてあげようとし続けてきたのにもかかわらず、何らかの理由で子どもが話をしなくなったのではないか。さらに、親が優しくしたつもりでも、子どもの方は優しくされたと感じないかもしれない。また、こうした態度が病気の治療に有効だと確かめられているのか、何か科学的な根拠があるのかという点を考えると、結局あいまいで、明確なことは何も言えないのではないだろうか。「不安を和らげる」も同じようにあいまいな言葉である。

　このように、治療の過程で、日常生活上の家族の振る舞いに言及する言葉は、とかく不自然になりやすい。何も言わないこと、あるいは家族に「どう接すればよいのですか？」と尋ねられたら、言い方に工夫が必要だが、「今のままを続けるのが一番よい」という内容を含んだ答えを返すことが現実的である。

5．家族を治療に関与させない

　診察者が、病気の成り立ちに家族が多少とも関与していると誤解して、治療課題として家族と患者の関係を取り入れようとすると、治療はたいてい失敗するだろう。その背景は少なくとも二つあると考える。

第一、家族を外から制御することは極めて難しい。家族内には長年にわたって積み重ねられた慣習というべきものがあり、専門家といえども、その慣習を変えることは容易でない。長年続けてきた行動様式について、医師から「こんなふうにしてはどうですか」と言われ、「はい、そうします」と答え、実際に従う家族がいるとは思えない。今までの慣習を変えるということは、家族でなくとも、誰にとっても困難なことである。言い換えると、家族を治療に関与させることは、治療に制御困難な変数を組み入れることを意味し、2次方程式をわざわざ3次方程式にして解答を得にくくするようなものである。

　第二、結果として、かなり陰湿な状況の生まれる可能性がある。というのは、仮に治療が失敗した時に、治療者の側に「治療が失敗したのは、自分のせいではなく、家族が自分の指示するようにしなかったからである」という言い訳が生まれないとも限らないからだ。治療者があらかじめ逃げ道を用意しておくようなものであり、これは責任転嫁といえる。潔い態度とはいえない。治療が失敗したのは、家族が悪かったからではなく、治療者のやり方が悪かったのである。

　確かに家族療法（family therapy）という言葉がある。その内容は多様であるが、一つの例を簡単に取り上げると、家族を構成員からなる有機的なまとまりと仮定して、ある構成員の変調（例えば、こころの病気）を各構成員相互のつながりの中から生じてきたものとする。ここで変調を生ずるようなつながりは、繰り返される「癖」ともいえる慣習に染まっているかもしれないと考える。その慣習をあえて取り上げ、家族を構成する人々の言動が変化すれば、相互作用的に相乗効果を及ぼし、慣習から「癖」が剥がれ落ちていき、その結果としてその構成員の不調が改善していくことが期待できる。言い換えると、家族の日常のやり取りの中には、病気をつくるような特徴があるので、家族が日ごろから意識して言動を変えれば、病気をつくるような特徴が消えるのではないかと考える。ここで重要な点は、「家族の日常のやり取りの中には、病気をつくるような特徴がある」という部分は仮説であるということだ。仮説は正しいかどうか分からない。ところで、このような家族療法を行うためには、十分な研鑽と経験が必要なことが容易に想像できる。

　従って、病気の成り立ちや治療に親などの家族を関係させることは、理屈の上で根拠を示すことが困難であり、臨床上も治療の道筋を損なうことが多いだろう。筆者の経験では、患者本人に集中すれば、あえて家族を関与させなくとも、治療は十分に成立する。もちろん、例えば、朝、起床できない子にひとこと声をかけること、食が細くなっている娘に食べやすい食事を作ること、元気を失っている夫の代わりに職場へ連絡をすること、物忘れの目立ってきた母の持ち物を見やすいように整理することなど、家族だけができる援助は必要である。しかし、このようなことは治療というより、治療を下支えする行為であり、指示されなくても家族はたいてい行っている。しかも、このような行為は常に必要なわけではない。仕事が忙しすぎて帰宅の遅い母親が、娘に食べやすい料理を作ってやれなくても、それは仕方のないことであろう。

　最後に、診察者が家族関係に言及することは、自分が世間の非専門家と同じ考え方を持っていることを意味してしまい、患者の信頼を得にくい。診察者が患者に「自分は世間の人々と違う」という態度を示すことはとても重要である。

自らの体験談を持ち出さない

　異動してきた人が前の職場の良い点を述べ続けたならば、その人は新しい職場の中でなじみにくくなっていくだろう。これは日常の社会生活の中で結構頻繁に体験される事柄である。

　「自分も受験の時はとても緊張したけれど、合格したから心配はない」と言われても、言われた受験生の心配は消えない。

　患者は一人の人間であり、他の誰でもない、患者自身の一回きりの人生を送っている途中であり、今は自分の苦しみを和らげてもらいたいと願っているのだから、そこに他者の体験談を持ち出されても、患者はうれしくないだろう。診察者は、他者を持ち出さず、目の前の患者に集中することが肝要である。

　ただし、患者の方から「私と同じ病気になった人は多いですか？」、「自分のような病気になって、治った人はいますか？」などと尋ねてくる場合は異なる。例えば前者の問いには有病率を念頭に置いて事実を答える。後者の問いへの答え方はさまざまだろう。自らの臨床体験を答えとするか、研究結果を答えとするか、考えどころであるが、基本的な姿勢として「患者に希望を与える」、「絶望させない」という見方を交える工夫が必要かもしれない。というのは、すべてではなく、また極めて対応困難な例もあるが、多くの精神疾患は治る可能性を持っているからであり、研究結果がどうであろうと、目の前の患者の将来がどうなるかは理屈の上で不明であり、これはどんな場合も治るかもしれないという意味になるからである。

秘密を守る

　「秘密を守る」ということは、相手との約束を守るというより、相手のことを他人に伝えないという守秘義務として捉えられるが、臨床上は二つの意味を持つ。

　一つには、患者の言った言葉、行った行動をむやみに、つまり患者の同意を得ずに、第三者に伝えないということである。これは分かりやすい。しかし、もう一つの意味があり、これを実行せねばならない。それは、第三者が患者について言った言葉や行った行動を患者に伝える、ということである。

　この二つを行うことが、「秘密を守ること」の本意である。

　例を挙げてみる。ある不登校の中学生について、担任教師から相談を受け、話し合った。次の診察日に、その中学生に「この前の水曜日に担任の先生が病院に来て、あなたのことを話し合いました。その内容はこんなことでした」、などと伝える。そうするためには、担任に会う時に、話し合いの内容を中学生に伝えるということを、あらかじめ言っておく必要がある。また、そもそもの前提として、担任と会うことの承諾を、あらかじめ中学生と家族から得ておくことも大事である。

　このように「第三者が患者について言った言葉や行った行動を患者に伝える」ことが重要である理由は、もしこれを行わないと、患者の知らぬところで患者の話題が出ている、

つまり、治療の対象である患者抜きの状況が生まれてしまうからである。

　ただし、例外はあり、患者が自殺の強い意志を口にした時、あるいは患者が他者に危害を加える強い決意を述べた時は、患者抜きに周囲の人々に注意を促し、対応策を考えねばならない。

特別患者を作らない

　診察者も人間なので、すべての患者にまったく同じように接することは不可能である。
　相性の良し悪しはどうしても起こり得るし、関心を引く患者、あまり興味のわかない患者がいてもおかしくない。しかし他方では、すべての患者にできるだけ平等に接することが望ましい。この矛盾、あるいは葛藤にどう対応したらよいのか。
　まず診察時間を皆同じくらいにする工夫が挙げられる。病状の悪い患者の診察時間が長くなり、病状がそこそこに安定している患者の診察を短く済ましがちになることは仕方がないが、これ以外の要因で診察時間が長くなったり短くなったりすることを、できる限り避けるのである。その意味で、ある特定の患者のためにあえて時間を作り、長い期間診ていくことは、いわばその患者を特別な患者とすることになり、好ましくないであろう。
　一方、相性の合わない患者、関心のあまり湧かない患者の場合はどうなるのだろうか？
　それでも、そのような患者と相対する時でも、これまで述べてきた工夫を行うことは可能である。それを地道に続けていくことになるだろう。

その他

1．言葉の量

　患者の話す言葉の量よりも、診察者の話す言葉の量を少なくする、つまり診察者がしゃべりすぎないことを、筆者は心がけてきた。十分な根拠はない。しかし、多くを話した場合に、専門家ではない患者が果たして全部を理解してくれているだろうかという心配が生ずる。できるだけ言葉少なにしておこうという姿勢は、患者の、言葉を理解する能力に配慮していることを間接的に示しているので、患者との関係を作り上げていく際に意味があると思う。もっとも、この工夫は患者が寡黙な場合には困ってしまう。

2．声の大きさと高さ

　診察者の声は、患者の話し声の音量よりも小さく、音質はより低くすること、これも十分な根拠はないが、心がけてきた。私の周囲の優れた臨床家は、患者と接する時の声が、日常の彼らの声と異なり、小さく、かつ低かった経験から学んだことである。
　例外はあるかもしれない。例えば躁状態の患者の場合、彼らの声は普通大きく、かつ口数も多い。機嫌が悪くなると本当に大声で怒ることがある。このような場合には、大きな、はっきりとした口調で、手短に患者に話しかけなければ、耳を傾けてくれない可能性がある。

まとめに代えて

　以上に述べてきたのは、先達の経験を取り入れつつ、筆者が心がけてきた、いわば我流の工夫である。しかし、第一に、科学的な根拠をもち、あるいはそのような根拠のないものでも体験的な裏付けがあり、日本の教科書にはあまり書かれていないので、価値があると考える。第二に、診察の要点は患者の苦痛をできる限り小さくしようとする配慮である。この配慮は、難しくなく、煩雑でなく、時間を要さないものである必要がある。上述の工夫はこの条件にほぼ合っていると考える。第三に、専門家が世間の非専門家と同じような考え方をしていては患者にとってありがたみがない。工夫のいくつかは世間の考え方と異なるが、患者や家族の信頼を得やすい点で重要である。

　ところで、上述の工夫は「しない」、「避ける」などの否定形的な表現がなされる項目が多い。これは診察の際の工夫は「容易であること」という条件を頭に置くと、今までしていなかったことを新たに「する」よりも、今までしていたことを「しない」方が易しいからである。

III. こころの働きを八つに分ける

はじめに

　病気の症状を捉えるには、こころの働きをいくつかに分類しておいた方が分かりやすい。いろいろな分け方があると思うが、ここではある成書[7]に従う。

　病気は症状の集りなので、症状を捉えなければ診断をつけることができない。症状はこころの働きのすべての変調ではなく、ある部分の変調である。やみくもに症状を捉えようとするよりも、こころの働きをいくつかの角度から整理して、症状を捉えようとする方がやりやすく、また合理的である。以下、八つの観点からこころの働きを整理するが、ここでは概観にとどめ、個別の症状と病気の関連については、後述の「V. いろいろなこころの病気」の項で詳しく述べる。

考えること

　難しくは「思考」という。頭の中の考えである。

　私たちがあることに集中している、あるいはとらわれている場合を除いて、頭の中でいろいろ考えても、その考えは断片的で、漂うように出ては消え、後で思い出そうとしても十分には思い出せない、しかし苦痛は感じないという特徴を多くは持つだろう。私たちは考えについて普段は気にもせず過ごしている。ところが、考えることに変調を来すと、違和感が生じ、時に苦痛となり、考えについて気にせざるを得なくなる。

　考えに不調が生じるといろいろな症状が出てくるが、ここでは思考を次の三つの観点から考える。一つ目は頭の中の考えの出方、二つ目は考えの数、そして三つ目に考えの内容である。

1. 考えの出方

　ここでは一部をある論文に従う[8]。この論文では考えの出方が次の五つの側面から考察されている。（ⅰ）自分が考えているという感覚があるか。（ⅱ）考えの内容が自分のものであるという感覚があるか。（ⅲ）考えが頭の中にあるか、外にあるか。（ⅳ）考えが声の性質を帯びているか。（ⅴ）考えが文章に書き表されるように明瞭か。

7）濱田秀伯：精神症候学　第2版. 弘文堂, 2009年.
8）中安信夫：背景思考の聴覚化：幻声とその周辺症状をめぐって. 内沼幸雄編：分裂病の精神病理14, 東京大学出版会, 1985年, 199-235頁（中安信夫：増補改訂　分裂病症候学：記述現象学的記載から神経心理学的理解へ. 星和書店, 2002年に所収）.

ⅰ）普段は気にも留めていないが、考えが頭の中にある時、私たちには「自分が考えている」という能動的な感覚、あるいは実感が、とりあえず、ある。とりあえずとは、改まって尋ねられると、そのような感覚や実感は明瞭でなく、あやふやなものであるが、それでも自分が考えているという他はない、という性質のものだから、という意味である。これは、逆の場合を、つまり病気の場合を考えてみるとはっきりしてくる。

頭の中に考えはあるが、自分が考えているという感覚や実感がない場合を想像してみよう。おそらく頭の中に考えが予期せず出てくる、突然に出てくる、意志と無関係に出てくる、と感じられるだろう。これははっきりと違和感を覚えさせる体験である。また考えが自分のものではないことになるので、次項に直接つながる。

ⅱ）これも普段は思ってもみないことだが、「今考えている内容が、『自分の考えている内容である』という感覚があるか」という観点からの観察である。普通は、もちろん、考えている内容が自分のものであるという感覚が確実にある。何を食べようか、これは安いのか高いのか、今が船を出す時機だろうか、あの人はどんなつもりであんな言葉を使ったのだろう、などと考える時、その考えの中味は自分の考えたものである、という感じがある。

この感じが薄れると、あるいはなくなると、どうなるだろうか。頭の中の考えが自分のものかどうかあやふやだ、自分のもののような気もするけれど違うような気もする、誰か別の人の考えかもしれない、あの人の考えが自分の頭に出てくるのは変だ、など、いろいろな場合がありそうだ。これも違和感を与えられる体験である。

ⅲ）不思議に思われるかもしれないが、考えが頭の外にあるように感じられる場合がある。もちろん普通は自分の頭の中に考えがある。この時、二つの可能性がある。一つは考えが自分の頭以外のからだの中にある。例えば、おなかの中など。他方は考えが自分のからだの外にある。後者では自分と考えの距離がさまざまになる。自分の考えが隣の家にある、歩いて10分ほどの公園にある、数10km離れた街中にある……。あるいは別の人の頭の中に……。ここまでくると、「何であの人が自分のことを知っているのだろう」、あるいは「自分の考えが別の人に伝わってしまっている」という体験に近づいてくる。

ⅳ）考えが声のような性質を帯びることがある。考えている時に、頭の中の考えが言葉のように体験される。これは病気でなくても起こり得ると思う。考えの割合が大きく、言葉の割合が小さければ考えとして体験され、考えと言葉の割合が同じ程度ならば両者として体験され、考えの割合が小さく、言葉の割合が大きければ言葉として体験される。この間の両者の割合はさまざまに変わるだろう。後者の方に行けば行くほど、考えが声的になる。ところで、後者の方は幻聴と呼ぶ症状である。しかし、ここで重要なことは、幻聴が認められただけでは病気とは見なされないことだ。病気であるためには、ほかのさまざまな症状が同時に存在しなければならない。世間の人々の中にも、考えを言葉のように体験している人がいる可能性がある。しかし、医者は病気でない人に会うことはとても少ないので、彼らのどの程度の割合の人々が、考えを声的に「聴いている」のか、知るすべがない。ところで、幻聴を一つの症状として有する患者に「それは考えなのか声なのか、どちらなんだろう」と尋ねると、「どちらかよく分からない」という答えが返ってくる場合がある。考えでもあり、声でもあり、つまり考えが聞こえるという体験に近く、言い換えれ

ば、考えが声のような性質を有しているのである。
　ⅴ）私たちは、普通、1日の多くの時間をずっと集中し続けているということはない。ぼんやりと過ごす時間が間に挟み込まれる。ぼんやりしている時、頭の中の考えは断片的で、浮遊しており、文章に表すことは難しい。つまり不明瞭である。逆に、あることにとらわれている場合、同じような考えが繰り返されるので、文章として表せるほどに明瞭となる。

2．考えの数

　「頭の中の考えは多いか？　少ないか？」という、単純な質問は診断に際してかなり役に立つ。
　考えが多くて困っている時には、いろいろな内容の考えがある結果として考えが多い場合と、同じような考えが繰り返される結果として考えが多い場合の二つがある。
　考えが少ない場合は、考えようと思っても考えが出てこないという体験が考えられる。
　例えば、うつ病と診断されている患者が、「たくさんの内容の考えが頭の中を渦巻いていてつらい」と言った場合、うつ病の診断は正しいのかという疑問が生ずる。本当のうつ病ならば、頭の中の考えは少ないか、あるいは同じような考えが繰り返されるはずである。

3．考えの内容

　普段、私たちはいろいろなことを考えるので、その内容はさまざまである。人には言えないような不謹慎なことも、もちろん考えているだろう。しかし、どんなことを考えても、それは自由であり、また不謹慎な内容であっても、行動に移さなければ社会的な問題とはならない。また、考えの内容は、本人が話してくれなければ、あるいは書いてくれなければ、他人には分からない。
　従って、患者の考えの内容が病気の症状であるかどうかの判断は、患者の話や文章からの推測に基づき、容易な例から難しい例まで広い範囲に及ぶ。
　容易な例は、金沢に住む患者が、「自分の考えが東京に住む人々にまで伝わっており、かつ自分があることを考えると東京の人々も同じことを考える」と語った場合であり、これは病気の症状と判断される。
　難しい例は、「そんなことは起こるはずはないと思いながらも、誰かが侵入してくるのではと心配なので、自宅のドアの鍵がかかっているかどうかを、毎日、朝晩3回ずつ、確認しています」と語られた時などである。これは単なる習慣ともいえるので、専門用語にいう「強迫症状」と判断してよいかどうかがまぎらわしい。判断のためには、いろいろな追加質問が必要になるだろう。
　人々が考える内容は実にさまざまであろうから、病気の症状としての考えの内容も、とても多くの種類に分けられることが想像できる。

気持ち、気分、喜怒哀楽といったこと

　難しくは「感情」と呼ぶ。

臨床上、感情は、持続時間のより短く、振幅の大きい「情動」と、より長く、振幅の小さい「気分」に分けられるが、実際上はどちらともいえない、分けがたいと感じられることもよくある。

感情の大きな特徴の一つは、自らの意志で制御（コントロール、control）しにくいことである。

ある感情が心の中に出てきた時に、その感情を意志の力で消すことは難しい。目標が達成できて喜んでいる時に、その喜びの感情を抑えろと言われても、表情や言葉は抑えられても、こころの中の喜びは消せないだろう。ある試みが失敗して落胆している時、そんなに悲しんでいる場合じゃない、気合いで気持ちを持ち直せ、と言われても、落胆の感情を消すことはとても難しい。しかし、そうした感情も時間が経つと自然に消えていく。つまり、嫌な感情を消したい時の対処法としては、消極的に思われるかもしれないが、時の流れに任せれば自然に消える可能性が高い。例えば、嫌なことがあって落ち込んだ気分を、気持ちを持ち直すことで徐々に回復させられるかもしれないが、時間が経ったために回復したともいえる。

ただ、情動をひどく揺さぶられた時は、その感情はなかなか消えないかもしれない。いつまで経ってもふと思い出される。しかしそれでも、普通は、こころの中でその感情が占める時間は徐々に短くなっていくだろう。記憶の中に（消えはしないものの）少しずつ埋没していく。

このような意味で、感情は、自らの意志ではなく、時間が制御しているといえる。

ところが、こころの病気の場合の感情の不調は、時間の経過を待っていてもなかなか消えない。例えば、うつ病の主要な症状である憂うつな気分、専門用語でいう「抑うつ気分」と呼ばれる気分は、かなり長い時間を待てば消えることもあるが、いつ消えるか分からず、それまでの間、患者は苦しくてたまらないので治療の対象となるのである。また、例えば命を失うおそれのあるほどの大きな恐怖の体験をし、かつその際に自分が無力であると恐れおののいた場合、その恐怖体験がいつまでたっても消えず、こころのさまざまな変調を来してしまう状態になることがある。この状態を心的外傷後ストレス障害と名づける。英語表記（post-traumatic stress disorder）の頭文字をとってPTSDとも呼ばれる。

以上より、感情は意志から独立しているということもできる。逆に意志が感情からかなりの影響を受けることも分かる。悲しくてたまらない時に、仕事を普段と同じようにはできないだろう。感情は意志から独立しているが、意志は感情から独立していない、といえるかもしれない。

さて、「不安」という症状は、含めるとすれば、この感情の項になるだろう。不安と感情はかなり密接な関係を有している。不安が高まると感情も動揺する、感情が平穏ならば不安も軽減する。ただ、不安は、からだの症状、例えば動悸、息苦しさ、発汗などの形で現れることが多い。不安は、すべてではないが、からだの症状に置き換えられて表面に出てくる。そして、からだの症状が理由もなく出てきた時に味わう恐怖感、強い違和感を同時に認める。これらが「不安が存在する」ということである。不安は、自らの存在基盤を揺るがすような体験である。従って不安があると、こころは大きく動揺する。その意味で、不安は、感情の中の「気分」よりも「情動」に近い性質を有している。こころが大きく揺

さぶられて情動に不調が起こると、からだも強く反応するからである。

何かをやろうとすること

　難しくは「意欲」という。日常語では「やる気」である。
　やる気がありすぎて困る病気もあるが、やる気が足りなくて困る場合がまず分かりやすい。これは日常語の「おっくう」の語感がよく当てはまる。ただ、おっくうは病気でない人にも頻繁に認められる感覚である。あの人に会うのは気が進まない、こんな仕事は面倒くさい、理由はないけれど今日は何となくやる気が起こらない、など。病気との境目はどこにあるのだろう。
　厳密に分けられないこともあるが、病気のおっくうは、特に理由もなく、日常生活の大部分について、1日だけでなく何日も続けて、やる気が出ない状態を指す。日常生活の大部分とは、入浴や歯磨きなどの身の回りのことから始まり、趣味や楽しみなど好きだったことも含めるので、当然、仕事や家事もおろそかになる。そして、これが長く続く。ただ、時には数日や数時間で消える場合や、楽しい出来事の最中だけは消える場合もあるが、やる気のない状態が何回も繰り返して、例えば1週間に5回、1日の半分以上認められれば、実際上は意欲のなさが続いていると考えられるだろう。
　ここで注意すべきは、「からだが重い」という感覚である。臨床上は意欲よりもこちらの感覚の方が重要で、かつ分かりやすい。
　からだがだるくて、つまり倦怠感があるために、おっくうになると述べる患者がいる。だるいとはややあいまいな言葉であり、気持ちがおっくうなのか、風邪をひいた時のような本当のからだのだるさなのか、あるいは次に述べるからだの重たい感覚なのか、区別する必要があるように思う。第一は、「おっくうなこころの感覚」が「だるいからだの感覚」と患者にとっては区別がつきにくい場合であり、意欲が低下している状態と実際上は同じと考えてよい。第二に、「やる気はあるのだけれども、からだがだるくて、動かせない状態」が考えられる。これは、からだの病気がある時によく認められる状態である。しかし、からだの病気がない場合には、どうなるのだろう。この場合、多くの患者は次の第三の感覚に近いと述べる。第三、「やらなければならないと分かっているのに、からだが重くて動かせない状態」である。「からだが重い」という表現に同意する患者は多い。これは意欲の問題と言うより、身体感覚の問題と考えられ、次の項に述べる「知覚」の働きの不調に近い。このからだの重い感じは重要である。
　次に、やる気がありすぎて困る病気について考える。やりすぎて（たいていは周囲の人々が）困る場合は、二つに分けられる。
　一方は、言葉の通り、意欲に満ちあふれ、寝食を忘れて、さまざまなことに手を出し、収拾がつかない。多くは普通以上の高揚した気分があり、周囲が受け入れられないほどの自信過剰の感覚を伴っているだろう。意欲があるのは良いのではないかと思われるかもしれないが、ありすぎると近くにいる人々は辟易するのである。
　他方は、日常語にいう「こだわり」の度が過ぎて、かつ非現実的な方向にいく場合である。ここで言うこだわりとは、ある特定の事柄に集中する状態である。その特定の事柄へ

のやる気はとても大きくなっていて、それが生産的な活動ならば不都合でないが、そうでない場合、例えば、長距離走に関心を持ち、毎日、朝晩、長い時間を走る練習に費やし、国内だけでなく国外の大会にも参加し、その度に多額の金銭を使い、仕事もおろそかになって、ついには借金をするほどになり、家族の生活費もままならない、というような場合には、やはり問題となるであろうし、「それもその人の人生だから、そのままでいいのでは」とは言い難いだろう。

いわゆる五感

　難しくは五感よりも広くとらえて「知覚」と呼ぶ。
　聞くこと（聴覚）、見ること（視覚）、味わうこと（味覚）、嗅ぐこと（嗅覚）、触れること（触覚）を五感と呼ぶ。五感の他にさまざまな知覚がある。皮膚の知覚として、押されたときに感ずる圧覚、痛みを感ずる痛覚などがあり、からだの内部の知覚として平衡感覚、内臓の感覚などがある。ここでは、からだの内部の感覚を、正確を欠くが、身体感覚とまとめてしまう。そして、臨床的に観察されることが多いという条件により、「聴覚」、「視覚」、「触覚」、「身体感覚」、そして「痛覚」だけを取り上げる。

1．聴覚、視覚、触覚

　この三つの知覚は二つの側面を持つ。
　一つの側面は、受動的というか、おのずと感ぜられる場合である。つまり、「聞こえる」、「見える」、「触れられる」。他方は、能動的というか、その感覚を自分から求める場合である。つまり、「聴く」、「見る」、「触れる」。
　ここには、専門的な意味での「注意」が関与している。注意は後述の「意識」と関連が深い。受動的な場合は、注意が低くても構わない。ぼんやりしていても、見えるものは見える。能動的な場合は、注意をある程度まで高めなければならない。見損なわないように準備しておかねばならない。野菜売り場をただ散策していると、大根、白菜、ニンジン、ジャガイモなどが、目に映る、ただ見える、その時、ふと新鮮そうなレタスに気が向いたとすると、それを手に取り、すばやく品定めをする。この時は、ただ見えるのではなく、見ているのであるから、注意は低い方から高い方へ移っているはずだろう。精巧な模型を作っている時は、接着剤の付いた小さな部品を定められた部位にずれることなく取り付けなければならないので、極度に注意を高め、凝視する。
　「聞こえる」と「聴く」の場合も同じである。ぼっとしていても聞こえるものは聞こえるが、聴くためには耳を傾けなければならない。
　春のそよ風を頬に感じ、冬の木枯らしとは違うなと思う。化粧の前に頬の肌触りを確かめる。前者と後者は触覚の異なる側面である。
　知覚は、前述の意欲とも結び付いている。今夜の献立は何にしようか、それによって買うべき野菜が決まるのだが。作ろうとする献立が決まっている場合には、必要な野菜を探すために見回さなければならない。
　ここで注意の水準や意欲の程度は刻々と変化している、つまり時の流れとともに漂うよ

うに揺れ動く重要な特徴がある。あることに集中していても多くは1時間も続けられず、ふとため息をついたり、他のことを考えたり、あるいは他の考えが出てきたりするので、注意を高い水準に維持しておくことは難しい。何かの拍子に注意の水準は下がる。

意欲も同じである。意欲の程度を、長い時間、大きく保っておくことは難しく、ふと「こんなことしていても意味があるのかな」という考えが出てきたりすると、意欲の程度は小さくなる、そして持ち直す。実際、この変化は複雑な動きを示すだろう。

すると知覚を受動的、能動的と二分するのは不自然に思えてくる。「見える」と「見る」の二つではなく、見える程度もさまざま、見る程度もさまざま、見えたり、見たりが、時々、あるいは頻繁に入れ替わり、時間の流れに乗っていく。

このように考えると、幻聴という症状が典型的なように、患者は幻の音や声が聞こえているのか、幻の音や声を聴いているのか、診察者が簡単には判別できないことになる。どちらであっても幻聴は幻聴と言ってしまうのではなく、病気によって幻聴の現れ方が異なるかもしれないと考えることが必要である。異なるならば診断に役立つだろう。従って、幻聴の現れ方を詳しく把握する、それが必要であろう。

2．身体感覚

身体感覚は前述の知覚とかなり趣が異なる。

第一に、漠然とした感覚である。食べ過ぎて胃が膨らみ過ぎて痛い時や、急性腸炎になっておなかの下の方がシクシク痛む時などは漠然としていないが、普段は、内臓の具合や関節の位置関係の感覚や筋肉の張り具合を意識させられることは少ない。

第二に、先述の知覚と異なり、受動的、能動的という分け方になじまない。すべてが受動的である。

第三に、漠然としており、受動的であるが、だからこそ、不調を起こすと苦痛は大きい。漠然とした感覚がうまく働かないと、あまり大したことは起こらない、のではなく、漠然という感覚の質が異なることを意味するので、いわば調和の保たれた漠然が秩序の乱れた漠然となる。ところが漠然とは調和や秩序といった言葉がなじまない状態である。つまり身体感覚の不都合はすぐには理解できない感覚を生むことになる。体の内部が変な感じなのだが、うまく言葉に言い表せない。足が地に着いていないような感じがする、からだがフワフワと宙に少し浮いている感じ、皮膚の下を虫が這っているような強い不快感、脚の中の方がむずむずとして座っていられないなど、さまざまな訴えがあり得る。「脳が溶けてしまったような感じがしてとてもつらい」という訴えが、「脳が溶けてしまった」という確信になると、知覚の不調から思考の内容の不調に移り変わったことになる。

3．痛覚

痛みは二つに分けることができる。

第一、指を包丁で切って痛い、脛を柱にぶつけて痛い、胃潰瘍で腹が痛い、心筋梗塞で胸が痛い、クモ膜下出血で頭が痛い、という場合は、痛みの原因がはっきりしている。切り傷は目に見える、心筋梗塞は目で直接には見えないが、心電図の波形から心臓に血液が通っていない所見が得られる。ここで心筋梗塞の痛みは前述の身体感覚の不調だが、この

場合は漠然としているのではなく明瞭である。

　第二、患者は頭が痛いと言っているが、検査で原因を見つけることができない、あるいは症状から診断をつけることができない場合がある。おそらくからだの中の極微のところでは何らかの異常が起こっているのだろうが、今の検査技術では極微のところを特定できないので、異常はないと言わざるを得ない。

　後者、つまり身体感覚としての、原因の見つからない痛みは、臨床上、時々、経験される訴えである。頭のどの辺りが痛いのか問うても、患者は頭のこの辺りですと特定できない、しかし頭痛ははっきりあるという。これは理屈に合わず、医学は理屈に合わない事態からは手を引く傾向にあるので、気のせいだといって軽視されかねない。このような痛みは、こころの病気によく現れる。例えば双極性障害は、昔、躁うつ病と呼ばれた病気であるが、痛みによる苦痛がかなり頻繁に訴えられる。初診の時に痛みを主訴に受診した場合、背後の双極性障害に気づかない可能性がある。同じことはうつ病や統合失調症にもいえるだろう。

覚えること、そして思い出すこと

　「記憶」のことである。

　記憶は、他のこころの働きとは異なり、地味な存在かもしれない。しかし、記憶がなかったとするととても奇妙なことが起こるので、その重要さがよく分かる。

　記憶がないとどうなるか。

　直前の出来事が次から次へと消えていくので、その人は今にしか生きていないことになる。

　急須にお茶の葉を入れ、湯を注ぎ、湯呑に入れ、すする。湯を注いでいる時にはお茶の葉を入れたことは頭にない、湯呑に入れている時には湯を注いだことは頭から離れている、すすっている時には湯呑に入れたことを覚えていない。香りの良いお茶だと味わっている時に、お茶の葉の香りであることは忘れているので、（何の香りか分からないまま）今の香りが良いのである。しかも、飲み終わった後に、香りのことは消えている。

　あるいは、桜の花の芽が出つつあるのを見て、昨年と同じような美しい桜並木となるだろうとは思わないので、桜の花の芽はただ桜の花の芽である、というか何か妙なでっぱりにすぎない。

　記憶がなければ私たちの日常生活は成り立たない。するとヒトに限らず生き物にとって記憶は重要だろうと推測できる。

　雄のマウスは雌のマウスと出合うとにおいをかぐ。同じ雌のマウスと出合うことを何回か繰り返すと、においをかいでいる時間が短くなっていく。においか、何か他の知覚を使用して、相手を記憶していったのである。別の雌のマウスと出合うと、においをかぐ時間は元に戻って長くなる。前のマウスと異なることを識別している。前のマウスのことを覚えていないと今のマウスとの違いを区別できない。

　ミツバチは、遠く離れた花畑で仕事をして巣に帰る時に、その場所を何らかの方法で覚えていなければ戻れなくなるだろう。

このように記憶は極めて重要なので、研究の結果から生まれ出る理論的な考察は大変に深く、普通の臨床医には理解が難しいほどになっている。そこで簡単に分類するにとどめよう。
　記憶には三つの段階がある。つまり、「覚える」、「覚えておく」、「思い出す」。
　記憶の検査をする場合に、質問は「思い出す」ところに焦点を当てざるを得ないので、思い出す前の「覚える」、「覚えておく」部分の不調があるかどうかを確かめるのは意外に難しい。
　三つの単語を言って、それを繰り返させる質問があるが、言ってから繰り返すまで数秒の話なので、その数秒の間に「覚える－覚えておく－思い出す」が凝縮され、ある意味で覚える部分の働きを検査していることになるかもしれない。しかし、それでも思い出す働きに不調がないことを前提としておかなければ、この検査は成立しない。
　従って、次のようになるだろう。三つの言葉をすぐに繰り返させる検査と数分後に繰り返させる検査を組み合わせる。前者で正答し、後者で誤答したならば、思い出す過程は前者の質問により問題がないと言えるので、覚える過程、あるいはもしかしたら覚えておく過程に不調のあることが想定できる。物忘れとは思い出す過程をも含めた不調である。
　記憶の不調の典型的な例は認知症に明瞭に認められるが、それだけにとどまらない。
　注意力が散漫になっている場合、例えば時間に追われてひどく慌てている時には記憶力が低下する。
　遅刻になってしまう、早く家を出なければ、持ち物はみな持っただろうか、服はきちんとなっているか、時計を見つつ準備を進める、急がなければ、電話が鳴る、なんでこんな時にかかってくるんだ、ふと手にしていた車の鍵を下駄箱の上に置く、電話が鳴り止む、靴はどれがよいか、ああ時間がない、戸をあけて家を出る、駐車場まで走る、車にたどり着いた時に鍵のないことに気づく。家に戻り、いろいろ探して、下駄箱の上の鍵を見つけるだろうが、ああそう言えば電話が鳴った時に置いたんだったと、うっすらと思い出すかもしれないが、まったく思い出さないかもしれない。
　また、「解離」という状態がある場合にも、記憶の不調の現れる可能性がある。例えば、日常用語の「記憶喪失」は解離症状の一つである。自分の年齢や出生地や名前などを思い出すことができない。
　さらに、意識の水準が低下している場合、例えば、てんかん発作の多くは発作の間に意識がなくなるので、発作が始まってから、少なくとも発作が終わるまでの記憶はまったく途切れている。
　情動がひどく揺さぶられた場合には、例えば、火事の際に自分がどうやって自室から近くの空き地まで逃げたのか、その途中の行動の記憶が途切れ途切れになってもおかしくない。危うくなった自らの命を助けることだけに注意が集中していると、逃げ道がどうかではなく、空き地にたどり着くことが最も重要である。どのように煙の中を逃げてきたか思い出せない可能性がある。ただし、情動の影響については、逆に記憶の能力が高まりすぎて、いつまでも記憶が残ることがある。思い出したくないのにもかかわらず思い出してしまう。忘れようと思っているのに忘れられない。大きな天災、陰湿な強姦、予期せぬ交通事故などの被災者や被害者に当てはまる事態である。

このような記憶を、日本で一番高い山はどこか、電球を発明したのは誰かなどの、広く知識と呼ぶことのできる記憶と、自分はどこで生まれてどのような生い立ちをたどってきたかなどの、自分自身に関する記憶とに分ける方法は臨床的に有用である。先述の世間において記憶喪失と呼ばれる「解離性健忘」という病気では、前者の記憶は残り、後者が失われる。

さらに、自分自身に関する記憶を、最近の出来事の記憶と遠い昔の記憶とに分けることも役に立つだろう。認知症では前者の記憶から侵され始め、後者の記憶は初めのうち残る。

頭がはっきりしているかどうか

1．意識の不調の程度

「意識」という言葉は日常生活の中で比較的よく使用される。例えば、「あの彼、あなたのことを意識しているみたいよ」、「人前に立つと意識してしまって緊張する」、「私の上司は環境問題への意識の強い人だ」などのように。あるいは哲学や心理学の主題にもなる。例えば、精神分析学は「意識」や「無意識」の語を多用する。

しかし、本書で述べる「意識」とは、日常用語の意識や哲学における意識ではなく、医学的な意味における意識である。簡単にいえば「頭がすっきりしているかどうか」、「周囲の出来事がはっきりと分かるかどうか」ということである。そして、意識の働きが不調になる時に、その原因として、脳あるいはからだの働きの不調が認められる場合が多い。例えば、高熱にうなされていると、頭はぼっとして、周囲で起こっている出来事の細部がぼやけて把握しにくい。どんな人でも意識がうまく働いていなければ、その人らしさを発揮できない。意識は、記憶と同じように、日常生活を送る際の最も基本的なこころの働きの一つということができる。

意識の不調は程度の問題なので、最も軽い不調から最も重い不調まで広範囲に及ぶ。ここで、最も重い場合は、境界がある程度はっきりしており、隣には「死」が接しているのに対し、最も軽い場合は、境界があいまいであり、意識の不調があるのかないのかについての判断が難しいことは重要である。精神医学の臨床では軽い方の意識の問題によく出会う。

昏睡、特にやや難しい言葉だが深昏睡の患者は、強い痛み刺激がからだに与えられても、顔をしかめたり、手足を動かすことがない。声も上げない。まったく反応しない。背後に重篤なからだの病気が原因として隠れているので、それを早く見つけて、治療に結び付けなければならない。

深昏睡の先には脳死があるのだろうが、脳死には臨床上推定される脳死（脳の働きが回復の不可能なほどに低下した状態）と、臓器移植を念頭に置いた、法律により定義された脳死（臓器移植を前提として、一定の手順を踏んだ後に判定される状態）があり、深昏睡の先にあるのは臨床上推定された脳死の方である。脳死の先には個体としての死がある。これらは、昏睡－深昏睡－脳死－死と段階づけられ、深昏睡であっても、そこから回復する可能性があるが、脳死になれば生命の回復する可能性はない。以上より、重い方の意識

表1　Japan Coma Scale

現在、Japan Coma Scaleと呼ばれる意識障害の評価法。大きく3段階に分けて、それぞれをさらに3段階に分ける。上に行くほど意識障害の程度は重くなる。ここでは、Japan Coma Scaleの原型である論文［太田富雄、和賀志郎、半田肇、斎藤勇、竹内一夫、鈴木二郎、高久晃：意識障害の新しい分類法試案：数量的表現（Ⅲ群3段階方式）の可能性．脳神経外科、1974; 2：623-627］から改変した

```
刺激を与えても目を開けない
  痛みを与えても反応しない
  痛みにより手足を動かす、顔をしかめる
  痛みを与えると払いのけようとする

刺激を与えると目を開ける
  痛みを与えると目を開ける
  大声をかけたり、体を強くゆすると目を開ける
  普通に声をかけると目を開ける

刺激を与えなくとも目を開けている
  自分の名前や生年月日が言えない
  見当識の障害がある
  意識が清明とは言えない
```

の不調は境界がはっきりしていると言ってよいだろう。精神医学の臨床に限定すれば、このように重い意識の不調が問題となることはほとんどない。

　では、軽い方はどうなのか。

　臨床においてよく使用される意識の不調の程度の分類の一つ（Japan Coma Scale）では、重い方から軽い方へ、①刺激を与えても目を開けない、②刺激を与えると目を開ける、③刺激を与えなくとも目を開けている、の3段階にまず分ける（**表1**）。ここでの刺激とは、声をかける、からだをポンポンと叩く、手足をつねって痛みを与えるという意味である。

　この分類では、それぞれの段階をさらに三つずつに分けるのだが、ここではその詳細のすべては記さないでおく。先ほどの深昏睡は、強い痛み刺激にもまったく反応しない、つまりぴくりともからだを動かさない状態を指すので、1番目の段階の最も重い一つ目にあたる。

　さて、3番目の段階、つまり「軽い意識の不調」を少し詳しく記したい。この段階は、程度の重い方から、「自分の名前や生年月日が言えない」、「見当識の障害がある」、「意識が清明とはいえない」の三つに分かれる。

　他人の名前を忘れることは病気でなくてもよくあるが、目は開いているのに、自分の名前を思い出せない場合はやや深刻なこころの状態にあることを思わせる。従って、ここでは原因となっているであろう、からだの病気を探す必要がある。

　「見当識」は専門用語である。「見当」は、「ほぼこうであろう」という見立ての意味、「識」は認識の意味と考えてよいと思われ、さらに患者のこころの状態を表すので、「見当識」は、患者が「自分は今このような状態にあるのだろう」と識別する能力、というような意味となると考えられる。

臨床的には、患者が、「自分は今いつごろにいるのだろうか」、つまり「時」、「今どこにいるのだろうか」、つまり「場所」、そして「今の自分についての判断」、つまり「名前や年齢や生年月日を正しく識別しているかどうか」、という意味になる。自分の名前よりも、今は西暦何年かを答える方が難しい。前の前の段落で「自分の名前や生年月日が言えない」という段階があったので、その次の「見当識の障害がある」は、「今は何時か？」、「何月何日か？」、「何年か？」、「ここはどこか？」といった質問に答えられないことを意味する。

　最後の段階（程度の軽い方）の「意識が清明とはいえない」は、考えてみるとあいまいな表現である。臨床経験を積めば分かるが、そうでないと分かりにくい。「清明」は、ここでは、はっきりしている、すっきりしている、きっちりしている、というような意味だろうか。すると、名前も年齢も生年月日も今の場所も答えられるのだから、意識がはっきりしている「とはいえない」とは、どのような状態を指すのだろう。これも分かりにくい言い回しではあるが、何か、どこか、少しぼんやりしている様子に見える、しゃきっとした感じがない、ということになろうか。すると、誰だって少しぼんやりとしている、しゃきっとしない時はあるではないか、という意見があるかもしれない。しかし、それはやはり正しいとはいえない。意識の不調があるのとないのとでは区別されるべきであり、なぜなら背後にからだの病気があるかないかということにつながるからである。ただ、意識の不調が数日の間だけ出現し、その後に治る場合、例えば持病のない成人がインフルエンザにかかった場合など、頭がぼうっとして、うまく働かない、集中力も続かないなどと、どこか普段の頭の状態とは異なるので、ごく軽い意識の不調があるとも考えられる。しかし、この場合のインフルエンザはそのうちに治るので、意識の不調の問題をそんなに持ち出さなくてもよい、となるのだろう。

　意識のごく軽い不調は、意識に問題がない状態との間の境界が不鮮明である。このあいまいな部分を解説した良書[9]を参考に、意識の軽い不調を見分けるための簡単な方法を一つだけ挙げると、「100から7を順番に引いていく」という課題に取り組んでもらうことが役に立つ。「100引く7」は「93」、「(93)引く7」は「86」、「(86)引く7」は「79」……。意識の軽い不調がある患者は、途中で不自然に言い淀んだり、少し間違えたり、例えば「86」を「96」と答えたりする。しかし、ここで判断しにくいのは、「100から7を順番に引いていく」という課題は単純だが、病気でなくてもやや難しいので、この課題ができなかったからといって、意識の不調があるとすぐには結びつけられないことである。軽い意識の不調の有無について境界を引くことは難しい。

2．意識の不調の特徴

　前述のように意識の不調は連続的に推移するが、それをまず3段階に分け、次にそれぞれを三つに区分し、合計9段階の枠をつくることは、かなり大きな意味を持つ。

　臨床的な意味の第一は、判定しやすく、かつ判定者が異なってもだいたい同じ結果になる、判定者によって結果が一致する確率が、このような基準のない場合の確率と比べて高いということである。救急車の隊員が「第2段階の2番目」と判定して、病院で待つ救急

9）原田憲一：意識障害を診わける　改訂版．診療新社，1997年，50-52頁．

医に報告すると、医師は患者の意識の水準がどの程度か分かり、患者の病態を推測でき、心構えができる。救急車が病院に到着し、その時、「第3段階の1番目」の水準だったならば、この間にどうして変化したのか頭をめぐらすことができる。つまり医療関係者の意思疎通が円滑になるのである。ただし、専門的な話になるが、Japan Coma Scaleは評価者による判定の違いが無視できないほどに目立つことがあり、Glasgow Coma ScaleやEmergency Coma Scaleという評価法を使用することがある。

　第二に、意識の不調の水準は時間の経過とともに変動する特徴があるので、その状態を的確に把握するための基準として意味を持つ。ある時は自分の名前を言えず、ある時は名前は言えるが自分が今いる場所が答えられず、別の時は目を閉じていて、声掛けをすると目を開けるが、自分の名前を言うことができない。縦軸に意識の水準、横軸に時間経過のグラフを描くと、波線を打つだろう。大ざっぱに言うと、ここが認知症と異なる点である。認知症では波線を打たず、長い時間をかけて悪い方向へ進む。これは意識の不調ではなく、記憶の不調である。

　意識の不調の程度が変動することは、患者と長い時間にわたって共にいる機会の多い看護師の方がよく気づくであろう。日中はかなりすっきりした表情だったのに、夕方のたそがれ時になるとぼんやりとして言動がまとまらない、などと。

　第三に、記憶の不調を多少とも伴うことである。意識の重い不調の最中のことは、後で意識が回復してもまったく思い出せないだろう。意識の軽い不調の場合は、その最中の出来事をまったく思い出せないことはないかもしれないが、十分に覚えていない、一部分は覚えているが全部は思い出せないとなるだろう。ただ逆は正しいとは限らない。記憶の不調があるので意識の不調もあったとは言えない。

3．からだの病気が原因ではない意識の不調

　意識の不調の原因の多くは、脳やからだの病気である。しかし、そうではない場合もある。こころそのものの不調ということになる。

　典型的で分かりやすいのは、こころが情動的に強く揺さぶられた時に起こる意識消失、つまり失神である。

　熱狂的な雰囲気の中で行われた人気歌手のコンサート会場で若い女性が失神する、家族の急死の知らせを聞いて母親が失神する、サッカーの決勝戦で終了間際の勝ち越し得点を目撃して観客が失神する、などは起こって不思議でない光景である。失神の直後は2番目か3番目の段階の、「意識の重い不調」に該当しているだろう。しかし心臓の働きを調べても異常はなく、てんかんを起こすような脳波の異常な波は見られず、慎重に調べても失神を起こすからだの病気が見つからない。さらに何時間も失神し続けていることはなく、そのうちに自然と目を覚ます。ほとんどは突然に始まり、比較的に短い時間の間に回復するので、発作という言葉がよく当てはまる。意識消失発作、失神発作と呼ばれる症状の中には、このようなからだの不調を認めない意識の不調がある。

　しかし、このような分かりやすい理由で起こる失神のために精神科を受診する患者はまれであり、理由のすぐにはつかめない失神の患者が治療の対象となる。病名は難しい言葉だが「解離性障害」、主症状が「意識消失発作」となる。意識消失発作は居合わせた人々

を驚かす事態であり、何らかの深刻な背景のあることをうかがわせるが、その理由、原因を捉えるのは簡単でない。

しかし、このような失神によく出くわすとはいえず、精神科の外来に受診する患者の中では少ない。他方、時々見られるのは、もっと軽い解離性の意識の不調である。例えば手首自傷は典型的だと感ずる。

手首自傷は、いろいろな背景があるだろうが、臨床上、最も多い例は、死ぬ目的があるのではなく、遊びのためでもなく、切るとスッキリするからでもなく、「何となくぼんやりしている時」に刃物で、多くは肘から手首までの間の内側、これを医学用語では前腕の腹側と呼ぶが、この部分をごく浅く、長さ数センチメートルから10センチメートルほど横に切る。この「何となくぼんやりしている時」のことを詳しく尋ねてみると、あまりはっきりと覚えていない。切ったことは覚えているけれど、詳しくは思い出せない。医師は手首を切っている現場に立ち会うことはまずないので、その時点での意識の水準を確かめることはできないが、1段階目の1番目（意識が清明とは言えない）か2番目（見当識の障害がある）に該当する可能性はある。

自分というもの

これはなかなか分かりづらいかもしれないが、専門用語で「自我意識」と呼ぶ領域のことである。

日ごろ気づきもしない、自覚もしない、こころの働きだが、この働きが不調を起こすと、多くは患者にかなり強い違和感や苦しみを与え、時に周囲の人が戸惑う。

四つに分けて考えてみよう。

1．自分は昔から今まで同じ自分である

「今日の自分と昨日の自分がつながっているか？　切れているか？」と尋ねられたら、「つながっている」と答えるだろう。1年前の自分ともつながっている。中学時代の自分とはつながっているか？　もちろんつながっている。生まれてから今まで、自分は自分であり続けている、ずっとつながっている、途中で切れたりはしていない、という、いわば時間経過の流れの中の「自分はいつも自分である」という感覚は、当然のこととして、普段は考えもしない。

これが不調を起こすと都合が悪くなる。

例えば、昨日の自分と今日の自分とが切れており、つながっていないとしよう。今日の自分は昨日の自分のことを覚えているだろうか？　切れているのだから覚えていないはずである。今日の自分と昨日の自分のどちらが本当の自分なのだろう？　これは分からない。自分をよく知っている周囲の人々に尋ねる方法はある。「今日の自分と昨日の自分とは、どちらが本来の自分だったのですか？」。ただし、からだは一つなので、正解は自分Aと自分Bがいたのである。自分がその時その時たびたび切れてしまうと、ある時は自分A、ある時は自分Bがいて、自分Aは自分Bのことを知らず、自分Bは自分Aのことを知らない。この時、仮に自分Aと自分Bとがまったく同じだったとしよう。すると、周囲の人に

はAとBは同じなので、その人がずっといるように見える。一方、自分にとってもAとBとは同じなので、いわばつながっている。すると別にAとBとに切れている必要はなくなる。従って、自分Aと自分Bとは多少とも異なっていなければならない。すると、周囲の人から見ると、ある時には自分Aという人がいて、別の時には多少とも異なっている自分Bという人がいることになる。

これは奇妙な事態である。ある人が急に別人になるのである。自分にとっても自分Aの時は自分Bを知らず、自分Bの時は自分Aを知らないので、これは想像もしにくい事態である。これを俗に二重人格と呼ぶ。よく考えてみると実に不思議な状態にあることが分かる。ところで、このような患者を診たことがある医者は、少なくとも日本では、ほとんどいないと思われる。つまり極めてまれと考えてよい。

俗に二重人格、もっと一般化して多重人格、専門的には「多重人格障害」という病態は、病気と呼ぶにはある弱点を有している。というのは、強固な意志を持った、演技力の優れた人が、ある事情のために、意図的に、つまりわざと、別の人格をつくり出すことができる可能性があるからだ。別の人格のことは知らないと嘘をつき通す。これは「詐病」だが、「多重人格障害」と臨床的に区別がつかない可能性がある。

これと異なり、例えば、うつ病患者になりすましても、専門家は見破るだろう。うつ病を演技することは難しい。うつ病を発症する前の状況、発症してからの経過、患者背景には特徴があり、専門家でなければ捉えにくい。さらに統合失調症患者になりすますことは極めて難しい。一方、多重人格障害では、人格AとBは普通の人なので、病者を演技する必要はなく、使い分ければよく、また人格Aを演技した時に、人格Bのことは知らない、人格Bのやったことは知らないと言い続ける。利害関係の絡んだ強い事情があれば、多重人格障害患者として、長期的には難しいだろうが、ある程度の期間は嘘をつき通せる可能性がある。従って、臨床上、詐病としての多重人格障害は、専門家であっても見抜けない可能性があり、診断に慎重さを要求される病態である。

自我意識の不調に関連して、臨床的に意味が大いにあると思われるのは、「記憶がとぶ」という訴えである。尋ねると、ある時期の記憶がまったくなくなっているわけではなく、「うっすらと覚えている」と答える。しかし自分が何をしていたかについては十分に覚えていない。これは、ある時の自分とその後の自分をつなぐ線が、切れてはいないが、一時的に細くなったような状態と考えられる。

2．自分は一人である

現実には、自分はここにいるが、同時にあそこにもいる、という状態は存在しない。自分が職場の事務室で仕事をしており、同じ時刻に隣町の小売店で買い物をしている、これはあり得ない。

では、自分の中にもう一人の自分がいるという感覚を抱くとどうなるか。これは普通でもあり得そうである。例えば、「反省」とは自分の言動を自分で振り返り、評価する行為とも考えられる。この時、後者の自分は前者の自分とわずかながら異なっているだろう。まったく同じならば評価のしようがない。しかし、異なっていると言っても、それはわずかであり、自分で違和感を覚えるような異なり方ではないと思う。

自分に違和感を与えさせるほど異なっていると、ある出来事に一人の自分と他方の自分とが別々の感想を抱いたり、一方の自分が別の自分に干渉したり影響を与えたりすることになる可能性があるが、二つの自分は同時にお互いの存在を認識しているだろうから、かなりの苦痛を与えると想像できる。

3．自分は周囲の物や人とは別のものである

「あなたは傍らにいる人とは異なるか？　同じか？」と尋ねられたら、たいていの人が「異なる」と答えるだろう。もちろん世間のすべての人と自分とは異なっている。これは考えてみると不思議である。自分はなぜ自分であって、他の人ではないのだろう、という問いには容易に答えを出せない。ただ自分が自分であり、周囲の物や人と違うことは、普段は考えもしないが、自明である。

ここで自分とそれを取り巻く世界との間に境界があると考えても、ある程度は同じことになると思う。自分と周囲が異なっているのは、この境界がしっかりしているからだ、あるいは境界がうまく働いているからだ。

この境界がぼやけ、うまく働かなくなると、例えば傍らの桜の木と自分とが違うのではなく、どこか同じところがある、あるいは区別がつきにくいことになる。自分は桜の木のようだ、という感触はとても違和感を与える事態だろう。物ではなく、人になると、例えば隣にいる女性と自分との区別がつきにくい。これは、前述した自分が二人いる例とは異なり、自分とその女性の二人がいるのであるが、この時、自分の言動が自分のものなのか、女性のものなのか、あいまいになるだろう。いずれにせよ違和感は強い。

自分と他者との境界があいまいになる感覚は、次の項と密接に関係している。

4．自分が何かをする時、それは自分がしているのだ

何かを考えようとしたり、何かを行おうとしたりする行為、あるいは大ざっぱにいって、自分の言動は、自分がしている。これは日常生活の中で程度の幅の広いこころの働きであり、あることに集中している時、例えば将棋の難しい局面でいろいろな指し手を考える必要のある場合、自分が考えているという感触はとても強いだろう。一方、日々繰り返される半ば自動的な言動、例えば日中に起こった出来事を反芻しながら食器を洗う時、反芻しているのは自分だという感触はあるが、自分が食器を洗っているという感触は弱いかもしれない。しかし、後者であっても、食器を洗っているのは自分ではないとは思わない。

この感触がなくなると、どうなるだろうか。自分の言動は自分が行っているのではない、そこまでいかなくても、自分が行っている感触が薄れている。

あり得そうな事態は、第一に、自分は思ってもいないのにもかかわらず、ひとりでにしゃべったり、行動したりしている。第二に、前述の例のように「自分と隣にいる女性との境界を感じる」という働きもなくなっていると、しゃべったり、行動したりしているのは自分ではなく、その女性だ。第三に、しゃべったり、行動したりしているのは自分だが、自分で望んでそうしているのではなく、何かの力が加わって、あるいは誰かの影響を受けて、そうさせられている。特に一番目の場合は、「あれ？　何で自分はこんなことをしているのだろう、してしまったのだろう」ということになるが、これは二番目、三番目の根

っこにもある、基本的な不調ということができる。

知的な能力

「知能」のことである。

知能の定義はけっこう難しい。

知能の程度は知能検査により測定される。検査を受ける側から見ると、いろいろな問題が出され、それに答え、検査をする人が確立された方法で数値を出し、結果（知能指数）を教えてくれる、という流れである。

詳しい知能検査の問題は10個以上の項目に分かれ、それぞれやさしい問題から難しい問題にまで及ぶが、単純に言い換えて、多くのコンピューターゲームと同じで、課題をクリアして次に進むという構造になっている。クリアできなくなったところが能力の限界である。10個以上の分野でそれぞれ限界を定め、年齢を特に重視した一定の方式を使用して計算し、その結果、知能の程度、つまり知能指数が算出される。年齢を重視するのは、小学生が高校生と同じ問題に同じように答えることは当然できないからであり、年齢による差を補正しなければならないからである。

知能検査の問題を実際に見ると、知識の問題、記憶力の問題、社会常識の問題、物語の時間経過を把握する問題、はめ絵に似た問題、図柄をできるだけ早く見分ける問題などが含まれている。

知能検査は、多数の人を対象に検査を行っては問題を作り直すという作業を繰り返して完成されたものなので、結果として出てくる知能指数はかなりの正確さを有しているが、その数値は、いわば大ざっぱにいって日本人の中における自分の知能の程度の位置を表す数字である。

しかし、「これで本当に知能が測れるのですか」という疑問に答えることは、難しいと思う。

例えば、でたらめに並んだ記号の下に、あらかじめ約束事として示された、それぞれの記号に対応する数字を、できるだけすばやく書き込んでいく、という問題が知能検査にあるが、一方、ゆっくりとした流れ作業の工程の中で、目の前に現れる複雑な工作物を、時間をかけてもよいので、できる限り正確に点検していくという検査が仮にあったとして、どちらが知能を代表しているか。それは分からない。

つまり、知能検査は、知能を、「これこれこういうものだ」と仮定しておいて、その仮定に合う問題を作り、その結果を知能指数とする、という取り決めである。仮定が異なれば、その知能検査は通用しなくなる。従って、代表的な知能検査は二つあるが、一方の結果と他方の結果は、少しだが、数値が異なる。

でも、そう難しく考えるのはやめておこう。検査には常に限界が存在する。知能検査で、その人の優しさを測ることはできない、その人の能力すべてを決めることはできない。その限界を頭に置いておけば、知能検査の結果は十分な意義を有している。

知能指数が100の場合が中央値である。中央値はここでは平均値と同じと考えてよい。

大ざっぱにいって、知能指数が70以下の場合に知能の不調があるとする。これを行政用

語では「知的障害」と呼ぶ（行政上は、75以下を知能の不調があるとする場合もある）。ここで、知能指数が71以上の場合を不調がない、とするのではなく、71から84までを「境界知能」と呼び、85以上になって初めて「不調がない」とする。境界知能という区分を設けた理由はいろいろあるだろう。ここでは、例えば学校に行かない生徒が境界知能に該当した場合、ある程度の配慮が必要かもしれないと判断するなどの臨床上の意義に結び付く、とだけ記しておく。

　知能検査には別の活用法がある。知能指数そのものではなく、個々の問題の出来具合が病気によって異なるという点に着目するのである。例えば自閉症という病気においては、問題の出来不出来の細かな解析を病気の解明に役立てようとする研究が数多くなされているが、これは知能検査に大きな意義があることを示している。

　知能指数は個人個人で決まっており、固定していて、変化しないと言われていた。しかし、最近、少なくとも青年期の間は変化する可能性があり、それが脳のある一部の大きさの変化と関係していることが示された[10]。つまり知能指数は自然に変化する可能性がある。

患者に会った時、まず注意すべきこころの働き

　初めて患者に会う時、それは医者ならば診察室で、看護師ならば病棟で、作業療法士ならば作業療法室で、社会福祉士ならば地域や患者の自宅で、いろいろな所で出会うわけだが、前もって十分な情報がないことも多い。

　そのような時、本題に入る前に、患者のこころの働きのある部分に、まず注目する必要がある。それは「意識」と「知能」である。この二つに不調があるかどうかを確認する。もしこの両方あるいはどちらか一方に不調があったならば、本題についての、その後の患者とのやりとりに配慮が必要となるだろう。

　前述のように、軽い意識の不調は注意しなければ分かりにくいものだが、もしそれがあったならば、他のこころの働き、家族や仕事や学校など患者を取り巻く環境、患者の受けている精神的な負荷などは、まったく二の次の問題となる。何よりもまず意識の不調の背後にあるかもしれないからだの病気を探さなければならない。

　知能の不調は、それが軽度の場合、あるいは境界知能であった場合、やはり気づきにくいが、もしそれがあったならば、患者に対して「込み入った質問は理解されず、答えが得られないかもしれない」、「精神的な負荷に耐えられないかもしれない」といった配慮が必要となる。

　従って、患者の話を初めて聞く時は知能と意識の不調がないか、そして以降も会う時はいつでも意識の不調がないか、それを念頭に置くことが極めて重要である。

---

10) Ramsden S, Richardson FM, Josse G, Thomas MS, Ellis C, Shakeshaft C, Seghier ML, Price CJ: Verbal and non-verbal intelligence changes in the teenage brain. Nature, 2011; 479: 113-116.

Ⅳ．こころの病気を概観する

はじめに

　ここでは、こころの病気のすべてが、脳の働きの何らかの不調によって起こっていると仮定する。

　交通事故に遭遇し、頭部を損傷し、脳に傷を被り、生命が助かり、ある程度の時間が経過してから、事故に会う前と比べて人柄が変わってしまう例がある。頭の外傷が脳の働きの不調を起こし、結果として人柄が変化したと、ほぼ確実に言うことができる。

　統合失調症という病気の原因は、まだ確定した所見は得られていないが、数多くの研究から脳の働きの不調の結果であろうと、ほぼ推測できる。

　ところで解離性障害という病気がある。患者ごとに症状は異なるので、一例として挙げるが、意識消失発作を示す患者がいる。意識消失発作は重大な出来事なので、意識消失に至った経過を詳しく聞き取り、からだに何か病気があるかどうか、診察をし、いろいろな検査を行う。しかし、からだは何ともない、検査の範囲内では脳も何ともない、となると、からだの病気ではなく、こころの病気だろうと臨床上は判断される。解離性障害は、こころの働きのうち、前述したような意識、記憶、自我意識、知覚の不調によって起こるものだが、この例では、特に意識の不調が前面に出てきているといえる。しかし、臨床上も、研究上も、解離性障害が脳の働きの不調により起こるという根拠は今のところ乏しい。

　ここで、解離性障害が脳の不調によるものではなく、別の何かにより起こっていると仮定してみる。別の何かとは何か。脳を含むからだではないので、こころとなる。すると、こころの根っこの部分に原因となる何らかの不調があり、その結果として意識の不調、つまり意識消失が起こっているという筋書きとなるが、根っこの不調から意識消失に至る仕組みを理屈により説明しなければならない、あるいは説明を試みなければならない。この理屈による説明にはからだを介在させてはならないので、純粋にこころに集中しなければならないが、結果として、矛盾するようだが、理屈による説明になりにくい。なぜなら、理屈による説明は、どうしても対象そのものとは別の観点や立場からの視点を取り入れなければ成り立たないからである。

　例えば、ある人が受診し、うつ病と診断された。その患者は受診前の数カ月にわたって、劣悪な環境の仕事に携わっており、大きな負担を感じていた。この時、この大きな負担のためにうつ病になった、という説明は理屈による説明ではない。世間の人々が日常の常識に則って、そう考えても仕方はないが、そのような日常の常識が正しいとは限らないことは前述した。すると、大きな負担が加わってからうつ病になるまでのこころの働きを細かく調べ、誰もが納得できる説明としなければならない。例えば、うつ病の症状が現れた時、

たまたま仕事の多大な負荷があっただけではないかという疑問を解消しておく必要がある。これは難しい作業である。

ところが、架空の話だが、大きな負担のために、脳の一部の遺伝子の働きが悪くなり、その結果うつ病になりやすい下地ができた、という説明は、そのようなことが研究により確かめられていれば、あり得る。このような研究は、近年、盛んに行われている。この研究は遺伝子というもの（これはこころではなく、からだであるが）を介在させているので、理屈による説明となる（ここで余談として補足するが、遺伝子を世間でいう遺伝と考えない方がよい。人それぞれ微妙に異なる記号と考えた方がよい。1～2万個ある遺伝子をそれぞれ遺伝子型とし、血液型をものすごく複雑にしたようなものと考えると分かりやすいかもしれない）。

このように、からだからこころを対象化して説明することは可能だが、こころの働きからこころを見て、それを対象化することはとても難しい。

従って、こころの不調をこころの働きで説明するには、理屈による説明はしばらくおいて、ある前提を立てて、そこから説いていく形になる。その前提が理屈の上で正しいかどうかには言及しないのである。このようなやり方による研究は、これまでいろいろな巨匠が行ってきた。それは、さまざまな考え方をいろいろな形で表現しているので、人間を理解しようとする人々の心情に訴え、実り豊かな成果を上げてきたが、いまだにこころの病気を解明したとはいえない。

古代ギリシャ人はうつ病を、「からだ、特に脳の働きの乱れがこころの働きに現れたもの」と考えていたという[11]。「家族の不和のためにこころを痛め、うつ病になった」と考えるよりも、よほど理にかなっていると思う。

以上より、本書では、こころの病気のすべてが、脳の働きの何らかの不調によって起こっていると仮定する。

病気の分類

1．分類の必要性

病気の分類が必要な理由はいくつかある。

第一、臨床上、治療をするためには診断をつけなければならないが、分類がなければ診断に至らない。

例えば、口からかなりの血が出てくる状態において、胃から出てくる吐血と肺から出てくる喀血とは区別されなければならない。どちらも血が口から出てくるのは同じなので分ける必要がない、とはいえない。しかし、大昔は口の中の血がどこから出てきたのか分からなかったかもしれない。ところで肛門から血が出てくる場合もある。これも大昔はどこから出てきているのか調べられなかったかもしれない。しかし血が口から出てくる時に「病

---

11) Goodwin FK, Jamison KR: Manic-Depressive Illness: Bipolar Disorders and Recurrent Depression, Second Edition. Oxford University Press, 2007, p3.

気A」、肛門から出てくる場合に「病気B」という区別はつけられる。時代が進み、吐くようにして血が口から出てくる時と、咳とともに血が出てくる時とでは違うのではないかと考え、前者を「病気A１」、後者を「病気A２」と分ける。よく観察してみると、血を吐いている患者の中に肛門から血が出ることがあると分かり、「病気A１B」と名づけた。これは医者の戯れではもちろんない。適切な治療に結び付けたいという強い動機に基づいた作業である。

　このような分類のもとに診断がつけられる。
　第二、病気あるいは患者に関わる人々の判断が同じでないと困る。

　ある医者がある患者の病状を病気Aと診断し、同じ患者を別の医者が、別の分類に基づき、病気αと診断した。これはどちらかが正しいかという問題の前に、前提となる分類が異なっており、前者の医師は別の分類の勉強をしていなければ病気αが何を示すのか分からない。精神医学はこころの病気を扱う。こころは人間の営みの元となるもので、地域により、時代により、人間のこころの持ち様も変わるため、その分類が多少は異なっていてもおかしくないが、同時代共通の社会において、他の医師と意思の疎通を図ろうとするならば、分類は同じであった方が望ましい。

　第三、統計上、どこでも通用する分類があると有益である。

　どこどこの地方で脳梗塞が多く、別の所では脳出血が多かったが、さらに別のある地域では脳梗塞と脳出血の区別をしておらず脳卒中としてまとめていたとすると、前二者の間では患者数の比較ができるが、三つ目の場所を含めた三者間では比較ができない。3カ所とも同じ分類であれば、脳梗塞、脳出血それぞれの病気の本態に迫ろうとする研究がより有用となる可能性が高まるだろう。

2．分類の欠点

　分類はどうしても必要だが、短所がないわけではない（短所にとどまることは少ないだろうが）。

1）研究により知見が積み重なってくると、分類が変化していく。

　一つは細分化。病気Aが病気A１とA２に分かれたように、認知症は、昔、アルツハイマー型認知症と血管性認知症に分けられた。後者は多くが小さな脳梗塞がたくさんできることによる認知症である。

　一つは統合化。病気A１とBから病気A１Bが出来上がったように、昔、躁病やうつ病やそれによく似た病態が躁うつ病にまとめられた。その後、躁うつ病からうつ病が分けられたが。

　一つは構造変化。病気の分類そのものの考え方の変化によるが、例えば、アメリカ精神医学会の作っている分類（DSM、後述）は、1980年に大きな改訂がなされたが、この時、世間の人々も、日常用語として、本来の医学用語とはやや異なる意味で使っていたノイローゼ（Neurose, neurosis, 神経症）という病名がなくなってしまった。病気がなくなったのではなく、別の言葉に置き換えられたのだが、一対一の関係ではなくなっている。

　一つは新しい病気の追加。PTSDの用語で一般の人々にもなじみのある「心的外傷後ス

トレス障害」という病気は、前述のアメリカ精神医学会の1980年の分類に初めて現れた。

　分類が変わると、それまでの分類が通用しなくなり、理解しにくい。比べようとすると不便であるし、病名が変われば患者にも説明しなければならない。しかし、これについては、「研究結果の積み重ねによって分類がより適切な形に変わったのだから受け入れておこう」とする態度が現実的かもしれない。ただ、うつ病に代表されるように、分類に付随する診断基準に関して、「簡単には受け入れることができない」という意見を発端に議論の起こることもある。

　例えば、そもそもDSMの「大うつ病性障害」が、症状だけに着目して、抑うつ状態を呈した経過を考慮せず、さまざまな病態を一つにまとめてしまっているという批判がある[12]。

　あるいは、うつ病と対比される躁病は、DSMにおいて、症状の程度の軽い軽躁病という病態が別に分けて記載されているが、軽躁病の症状が続く期間は4日以上と定められている。細かな話だが、軽躁病の症状が、4日ではなく、2日あるいは3日だけ続く患者も軽躁病の特徴（発症年齢など）を有しているという研究がある[13]。一方で、期間を2日とすると軽躁病の過剰診断が起こり、不要な治療が行われるという意見がある[14]。これは、うつ病が、経過の中で（軽）躁病を呈していないという前提の上でなされる診断であるので、極めて根本的な問題となる。なぜなら、抑うつ状態を認める患者が、2日間の軽躁病を呈したことがあった場合、現在のDSMでは「うつ病」と診断され、上述の研究に基づけば「双極性障害」と暫定的に診断され、診断が異なれば治療も異なるからである。

　さて、こころの病気については、WHOと略称される世界保健機関（World Health Organization）の作った分類と、前述のアメリカ精神医学会の作った分類が頻用される。

　前者は、こころの病気に限らず、すべての病気の分類であるが、国際疾病分類（International Classification of Diseases）と称され、頭文字をとったICDの略称が専門家の日常でよく使用される。1990年に現在も使用されている第10版が発刊され、ICD-10と呼ばれる。2015年に改訂（ICD-11）が予定されている。

　後者は、精神疾患の診断と統計のための手引き（Diagnostic and Statistical Manual of Mental Disorders）と称され、これも頭文字からDSMがよく使用される略称である。1952年に発表された第1版（DSM-Ⅰ）、1968年の第2版（DSM-Ⅱ）、改定内容が議論を呼んだものの「精神医学の新たな時代を開いた」という位置づけの1980年の第3版（DSM-Ⅲ）、1986年の改訂版（DSM-Ⅲ-R）、1994年の第4版（DSM-Ⅳ）、そして2000年に現在（2012年）も使用されているテキスト改訂版（DSM-Ⅳ-TR）と続いている。かなりの構造変化の起こる可能性もある第5版（DSM-5）が2013年に出版される予定である。

　ICDもDSMも改訂が続けられ、分類が変更される。その度に覚え直すのは手間がかかるが、どこがどう変わり、その背景は何なのかと考えながら読んでいくと興味がわくかもしれない。

　追加となるが、病名の日本語への訳語が変更されることもある。長い討論の末に「精神

---

12) 中安信夫：うつ病の概念を考える：大うつ病（DSM-Ⅳ）概念の「罪」．精神科治療学，2002; 17: 991-998.
13) Benazzi F: Is 4 days the minimum duration of hypomania in bipolar Ⅱ disorder? European Archives of Psychiatry and Clinical Neuroscience, 2001; 251: 32-34.
14) Frances A, Jones KD: Bipolar disorder type Ⅱ revisited. Bipolar Disorders, 2012; 14: 474-477.

分裂病」が「統合失調症」に変わった。またDSMにおいて、一般の人々には「ADHD」としてなじみがあるかもしれない「注意欠陥・多動性障害」が「注意欠如・多動性障害」に、非行の一部を病気としていた「行為障害」が「素行障害」に、対人恐怖症の類縁と言える「社会不安障害」が「社交不安障害」に、などなど、注意を欠くと見過ごしかねない改変がなされている。

さらに追加として、日本語としてこなれていない訳語がついている場合もある。うつ病が典型的で、いわゆるうつ病は、DSMでは「大うつ病性障害（major depressive disorder）」と訳されているが、これは「おおうつびょう……」と読むのではなく、「だいうつびょう……」と読む。DSMの附録に「小うつ病性障害（minor depressive disorder）」という暫定病名があり、これと対をなすと分かっていれば「だい」と読むだろう。「小うつ病」を「ちいうつびょう」と読むはずはなく、「だい」と対となっていることを知っていれば「こうつびょう」とも読まない。「だい」と「しょう」の対比が自然である。精神科医以外の医療関係者は「大うつ病」をすぐに読めない可能性がある。しかし、それは仕方がないことである。日本語の「大」のつく熟語は「だい（たい）」と読む場合と「おお」と読む場合とがある。大問題と大所帯。一方、「小」のつく熟語は多くは「しょう」か「こ」と読み（小問題と小道）、「ちい」と読む場合は小さ子（ちいさご）、小さ刀（ちいさがたな）など例が少ない。「うつ病」という語は世間の人々でも知っているので、その専門用語になぜ「大」という字が付いているのか、分かりにくいと言われれば、そうである。患者には説明する必要があるだろう。

２）分類に浸る安易な流れを生むことがある。

分類をするからには、そこに含められた病気の説明をつけなければ意味がない。病気Aとはこれこれこんな病気である、病気Bはここはここは病気Aと似ているが、こっちとこっちは異なる、従って病気AとBは別の病気なので分ける必要性がある、などとしなければ、分類する意味はなくなるであろう。

分類の目的の一つは診断にあるのだが、分類された病気の説明が長々とした文章のままであると、読む人によって解釈が異なり、別の診断がつき、意思の疎通の妨げになるかもしれない。そこで、病気の説明の附録として、診断のために特化した項目の箇条書きがある。この箇条書きに従えば、標準的な診断ができ、複数の人々の間での診断の一致率も高く、従って意思の疎通の妨げになりにくい。これを「診断基準」と呼ぶ。

診断基準は意思の疎通を良くするかもしれない一方、軽視できない欠点を有する。第一に、誰でも診断がつけられるような錯覚を生むことがある。

例えば、患者が「人の声が聞こえる」と言ったとき、医師が「幻聴がある」と考え、「統合失調症の診断基準のA項目を満たすためには、あと一つ特徴的な症状があればいいんだな」という道筋をたどったら、やはりまずいだろう。統合失調症の幻聴は、ある独特の構造を有しており（107頁参照）、その有無を確かめる必要がある。

「気持ちが落ち込んでしまって」と患者が口にするのを聞いて、大うつ病性障害の診断基準として重要な症状である「抑うつ気分」があると考えたならば、やはりまずいだろう。抑うつ気分は、日常語の「落ち込んだ」と言われる気分とは、かなり異なる特徴を有して

いる（69頁参照）。

　これは、内科やその他の科の病気の診断基準でも同じだが、診断基準によって診断が容易になるように見える。しかし、診断基準の目的は診断を容易にすることではなく、「誰が診断してもその結果が同じになる確率を高める」ことなので、結局、診断基準を用いても診断しにくい例が出てくる。あるいは、ある診断基準に当てはまっても、診断はそれでよいのかという疑念が生じる。そのためには、基準の背景を知っていなければならない。診断基準によって診断が容易になるわけではない。

　第二に、ある診断基準に合わなければ、次の診断基準にと、あれかこれかと診断を探し回る可能性が高まる。

　まず、こころの病気はすべてどれかの診断基準で診断できるはずだという前提がある。もしそうでなければ分類とはいえないので、どの診断基準を使っても診断できない病状があったならば、新しい病気として分類に追加し、分類の体系はとりあえず揺るがない。

　ここで、ある診断基準に当てはまらなかったら、別の診断基準に移るだろう。それにも当てはまらなければ次に移る。診断を求めて漂流する。もちろんたいていの精神科医は診察を構築的に行うので、さまよい歩くことは少ないだろう。しかし、そうなってしまう例が、自戒を込めて、臨床上は、数少なくとも、ある。

3）分類に当てはまらない病状が余りとして現れる。

　口から血が出てくる状態を、血が出ている臓器によって「病気A1」、「病気A2」と分類し、さらに口の中のけがによる「病気A3」などと分けていって、しかし、血がどこから出てくるのか分からず、三つの分類のどれにも当てはめられない場合があり、それを「病気Aその他」とする。

　分類とは、多くの場合、ある特徴を有する状態、例えば口から血が出てくる状態、あるいは「不安障害」ならば不安症状を主とする状態などを、細かく切り分けていくので、最後に切り残し、余りの出てくることがある。前者では「病気Aその他」があり、後者では、DSMによれば「特定不能の不安障害」がある。

　この「残り」が「くず籠的診断」と揶揄されることがあるが、筆者はこの意見に与しない。残り物は分類のいわば宿命であり、仕方がない。仕方がないことを優劣を含意する言葉で表現したくはない。さらに、残り物から重要な病態が出てくる、あるいは残り物の方が重要になる可能性もある。

　例えば、DSMの「特定不能のうつ病性障害」という、残り物のうつ病の中に、「月経前不快気分障害」という病態が含まれている。月経の始まるしばらく前からうつ病によく似た状態となり、月経が始まると速やかに良くなってしまうことを繰り返すのだが、このような症状を訴える患者はけっこうおり、臨床上、軽視できない。

　さらに、「広汎性発達障害」と総称されるが、一般の人々には言葉として十分に知られていない、対人交流の本質的なぎこちなさ、別の言葉で言えば社会性の不調を主要な症状とする病態がある。これは「自閉性障害」、「レット障害」、「小児期崩壊性障害」、「アスペルガー障害」、そして「特定不能の広汎性発達障害」を含む。最初の病気は自閉症のこと、2番目、3番目はまれだが、児童精神科医は知っておかねばならない病気である。ところ

で最後の残り物の基準に当てはまる患者数がかなり多い。従って自閉症の研究はこの「余り」を含めてなされることが多く、「余り」を念頭に置かねば意義が小さい。

4）分類は時に〝人工的〟となる。

　分類されたものの境目は明瞭でなければならないので、よく似たもの同士が一見すると不自然な形に分けられる場合がある。

　「統合失調症」の症状は、DSMでは6カ月以上存在しなければならないとされている。6カ月未満だったらどうなるのだろう。「統合失調症様障害（傍点筆者）」という病気は統合失調症と同じ症状が1カ月以上6カ月未満続くことが要求されている。1カ月未満だったらどうなるのだろう。「短期精神病性障害」という病気は統合失調症とよく似た症状が1日以上1カ月未満続くことが要求されている。

　ある患者を診察した時、統合失調症と同じ症状が3カ月間続いていた。診断は統合失調症様障害である。その患者を治療したが良くならず、6カ月目に入った途端に、診断が統合失調症に変更される。これは見方によっては作為的である。しかし、臨床とは時間の流れの中の作業なので、6カ月に入る前に良くなる場合と良くならない場合とは意味が異なるという研究結果を踏まえれば、診断名の変更は作為的ではなく、必然的ということができる。

5）分類余話

　「境界とは両側から定められなければならない」という考え方は重要であると思う。

　ある土地の境界線を引いたとする。こちら側は住宅地とし、向こう側は商業地とする、というように。

　ここで、境界線ははっきりしている。なぜはっきりしているのか。こちら側と向こう側の両方から見ることができるからである。住宅地から見た境界線はここにあるが、商業地に移動して、そこから見た境界線もそこにある。両方から見た境界線は同じである。なぜなら両方の土地から見て、同じだからだ。

　ところで、向こう側に行けず、かつ向こう側が見えなかったとする。こちらから見た境界線はここにあるが、果たしてここでよいのだろうか。向こう側の人に聞けば、やりとりをしておおよそに定めることができるかもしれない。しかし向こう側の人もこちら側を見ることができないので、やりとりはある程度の推測に基づいた合意になるだろう。

　向こう側に人がいなければ、境界線を定めようがなくなる。

　宇宙に果てはあるのか、ここまでが宇宙です、という境界線があるのか。もしあるとすると、ではその向こうは何なのですか？　という疑問が出てくる。しかし向こうは宇宙ではないので、この世が宇宙であるとすると、向こうはこの世でなくなる。宇宙の果ての定義は、実際にはこのような簡単な話で済むものではないであろうが、この疑問は専門外の人にも理解できるのではないか。

　病気は宇宙と異なるが、その分類を考える時に境界線という考え方に沿うと有益と思う。

　病気の分類は、例えば、「この病気はこの範囲までを指し、ここに境界線があります」という作業と同じである。この境界線は、病気の側から見た境目である。病気同士の話な

らば境界の位置決めは可能である。病気Aと病気Bとは、両方を見ることができるので、病気Aと病気Bの境はここです、と明示できる。というか、診断は取り決めなので、これを境界としましょう、と取り決める。

しかし、「病気がある」状態と「病気がない」状態の境界を定めることは難しい。ここで「病気がないという状態は定義できない」ということが重要である。「病気がある」は定義できる。「病気はない」は定義できない。「病気がある」は自明である、しかし「病気がない」は自明ではない。すると病気と病気でない状態との境界線は、定義できるものと定義できないものとの境界になるので、つまり両側から定められないので、理屈上は定められず、定めようとすれば、どうしても妥協的になる。もちろん研究結果に従って妥協するのだが。

検査でもし肺がんが見つかれば、それは確実である。しかし、いくら調べても肺がんが見つからない時、「肺がんではありません」と断定はできない。極微の世界で肺がんの細胞があっても検査に引っ掛からなければ分からない。分からないところを何とかして分かろうと研究者は日々の努力を続けるが、現時点で分からなければ、悔しいけれど分からないとする。定められない境界を定めようとすれば、現時点では、「検査上、肺がんはありません」とすることになる。

職場や地域で毎年行われる健康診断は、健康であることを診断するのではなく、病気、あるいは病気の可能性があるかどうかを診断するものである。

こころの病気の分類も、境界線を定めるものであるが、病気同士の境目は取り決めであり、病気でない状態との境目は妥協的なものである。

自分が精神的に正常であるという診断書を書いてくださいという依頼は、無理な依頼である。「正常」を「病気でない」とすると、正常の定義はできない。そのような診断書は理屈の上であり得ない。「調べた範囲では病気は見つかりませんでした」という診断書は書けるが、それはその人が正常であることを示すものではない。

別の言葉で言えば、診断とは正常か異常かを区別するものではない。これは極めて重要な事柄である。

境界線の話は、うつ病や自閉症について考える時に役立つだろう。

3．DSMについて

前述のように、アメリカ精神医学会が作成した分類は、2012年現在、第4版のテキスト改訂版（DSM-IV-TR）が発刊されているが、DSMと略称されることが多く、本書でもこれに従ってDSMと略記する（TRは「Text Revision」の頭文字をとったもの）。ここでDSMについて留意する必要があることを記す。

1）DSMの診断は正確で、治療に結び付くか？

DSMの分類に記された診断基準により、すべての病気が容易に診断できるとは言いがたい。診断基準に書かれていない事柄を取り入れなければならないことも多く、そうしなければ、適切な診断、つまり治療に役立つ診断に至らない。

例えば、うつ病のDSMによる診断名は「大うつ病性障害」だが、この診断をつけるこ

とは実際のところ難しい。仮に診断基準に当てはまる高校生がいたとする。彼の父親はかつて「躁うつ病」（DSMの現在の分類では「双極性障害」）の診断で治療を受けていた。彼の診断は「大うつ病性障害」でよいのか。医者によっては、家族歴を考慮して、「もしかすると双極性障害かもしれない」と考えるだろう。両者の治療法は異なるため、なおさら診断に慎重にならざるを得ない。DSMによる診断が成り立ちにくい場合がある。

あるいは、「過敏性腸症候群」と呼ばれる病気がある。中学生や高校生に多いが、他の年代にも見られる。朝、学校に行く前にお腹の下の辺りが痛くなり、トイレに行くと便が出る。便は下痢だったり、うさぎの糞のようだったりする。トイレから出てしばらくすると、またお腹が痛くなってくる。トイレに行く。便が出る。トイレから出る。お腹が痛くなる……。これを何回か繰り返す。学校に行かなければならない時間が迫ってくる。慌てて家を出る。日曜日にはこのようなことは起こらない。病院に行くと、過敏性腸症候群という病気だと言われ、そのための薬が出される。しかし、それでも良くならない場合があり、「『精神的』なものかもしれない」と、精神科を紹介されることがまれにある。

DSMでは、このような病態は「身体表現性障害」という章に載せられた病気の一つに当てはまる。「身体表現性」とは、からだの病気はないのだが、からだの症状が出ている、現れている、つまり表現されている、という意味である。からだの病気がないのだから、こころの不調があるのだろうと思われがちである。しかし、こころの不調がかりにあったとして、「それは何か」と尋ねられても、具体的に分からない。こころの不調があると考えてしまうと袋小路に入る。さらに「こころの不調のためにからだの症状が出ているのですが、こころの不調を具体的に言うことはできません」では、患者の方が戸惑うだろう。あれこれ考えてしまうかもしれない。最近、何か嫌なことがあったかな、などと。このような意味で使われる「精神的」という言葉ほどあいまいな言葉は少ないと思う。

ところで、過敏性腸症候群が時にパニック障害を主とする不安障害を合併していることがある。お腹が痛くなっている時、あるいは別の時に、パニック発作が起こっている場合があるが、例えばこれを見逃すと、DSMの診断基準によれば「身体表現性障害」という診断がつく。これもDSMにより正確に診断がつけられるとは限らない例である。

病気の分類に限らず、どんな分類でもそうだろうが、一般に分類はどうしても「カテゴリカル」になる。「カテゴリカル」とは「categorical」という欧文の単なるカタカナ表記だが、この言葉は時々いろいろな文章に出てくるので覚えておいた方がよいだろう。categoricalを「はっきりと区分けされた」という意味に捉えると、分類された病気はそれぞれ区分けされており、その境界ははっきりしていると考えることができるだろう。はっきりと区分けされているので、病気Aでなければ、病気Bか病気Cかそれとも他の病気ということになる。

もし、すべての病気が遺伝子の配列により決まっており、遺伝子の配列を調べれば病気の診断ができるのならば、区分けは高度にはっきりとしており、明瞭である。しかし、現在の医学の水準ではそこまで到達していないので、便宜的に区分けがはっきりしているように見せる、あるいは現時点ではこの区分けまでしかできないが、それを踏まえて境界をはっきりさせておく。これが現時点での分類の限界である。従って、便宜的にはっきりと区分けされているように見える診断基準を使って、病気Aでなければ、病気Bか病気Cか

それとも他の病気と診断することになる。

　ところで、categoricalな分類は人工的である。区分けをはっきりさせているために、病気同士の境目もはっきりしているが、病気がある場合とない場合との境目もはっきりさせている。この境目の付け方が、仕方のないことだが、恣意的に見える人もいるだろう。例えば、うつ病の症状面の診断基準は九つの症状のうち五つ以上があることとされるが、五つと四つの1個の差で一方は「うつ病」になり、他方は「特定不能のうつ病性障害」、あるいは現在では検討課題とされている別の病気である「小うつ病性障害」に当てはまる。

　また、これらの症状のために日々の生活にかなりの支障を来していることを条件とする場合が多い。症状があっても支障を来していない場合があるとする。前者は病気となり、後者は病気とならない。「支障を来しているかどうか」の判断は揺れ動く可能性がある。境目ははっきりしているが、見方によっては、はっきりしていない。

　さらに、うつ病の重要な症状である「抑うつ気分」について、診断基準ではこの抑うつ気分があるかないかで状態を分ける。そうせざるを得ないからだが、現実の抑うつ気分は、「ある」か「ない」かではなく、多くの場合は程度の問題だろう。重い抑うつ気分から軽い抑うつ気分まで。誰でも気分がゆううつになることはある。ところで、うつ病の抑うつ気分は独特の、やはり病気の症状と言ってよい特徴を持っている（例えば、「落ち込む」という気分はうつ病の気分ではない。何も原因がないのに「悲しい」、「寂しい」、「一人ぼっち」という気分が数週間続く場合がうつ病の気分に当てはまる）。従って、臨床的には、病気でない人がゆううつになった気分と、うつ病の人の抑うつ気分との境目を分けることはだいたい可能だが、それでもなお、分けることが難しい場合があり、「両者は断絶しているので厳密に分けられる」とは言い難い。

　さらに一歩進んで、うつ病の抑うつ気分の程度はごく軽い例からとても重い例まで切れ目なく続くだろう。どこからを病的とするのか。ここは一種の語義矛盾であって、「抑うつ気分」は「病的」なのだから、本来はごく軽くても病的なのだが、実際の臨床場面では簡単に割り切れず、ごく軽くても病的なのか、ごく軽いので病的でないのか、判断に迷うことが出てくる。「病的」の中に病的なものと病的でないものの両者が存在する。臨床判断の場面では、必ずしも理屈が通るとは限らないのである。

　上述のような病気のカテゴリカルな分類の他に、別の見方の分類もできる。この別の見方を「ディメンショナル」と呼ぶ[15]。「ディメンショナル」も「dimensional」という欧文の単なるカタカナ表記だが、この言葉もしばしばさまざまな文章に出てくる。

　例えば、病気の始まる年齢（これを「発症年齢」と呼ぶ）を考えてみよう。統合失調症は15歳頃から35歳頃に発症することが多い。小学生や中学生の子どもや40歳50歳の壮年の人々がこの病気になることは、もちろんある。ただし、まれである。双極性障害は小学生から老人までの年代に現れておかしくはないが、10歳代や20歳代に発症することがもっとも多い。こころの病気の多くは、興味深いことに、すべての年齢にわたって同じように発症するのではない。すると「発症年齢」という基準から、こころの不調を見渡すことがで

---

15) Kraemer HC: DSM categories and dimensions in clinical and research contexts. In: Helzer JE, Ktaemer HC, Krueger RF, Wittchen HU, Sirovatka PJ, Regier DA (edited): Dimensional approaches in diagnostic classification. American Psychiatric Association, 2008, pp 5-17.

きそうである。誕生してから5歳までにどんな病気があるのか、6歳から10歳までにはどんな病気が起こりやすいのか、という調査が可能である。同じうつ病と診断された患者を、それぞれの発症年齢により分けて、比較することができそうだ。30歳代発症のうつ病と50歳代発症のうつ病とは似ているのか、違う点があるのか、といったように。

　あるいは、男性、女性という性別の観点から考えてみよう。選択性緘黙は女子に多い。しかし自閉症は男子に多い。摂食障害は女性に圧倒的に多い。このような男女の比率だけでなく、産後のうつ病や月経前の不機嫌（DSMでは「月経前不快気分障害」と呼ぶ）は女性だけが罹る病気である。「性」という基準からも、こころの不調を考えることができそうである。

　さらに、うつ病の症状の数から見ると、八つの症状がある場合と、四つの症状がある場合とでは、うつ病の特徴が異なるかもしれない。うつ病の主な症状である「抑うつ気分」の程度を軽い方から重い方まで4段階に分けて、うつ病の治りやすさと「抑うつ気分」の程度の関係を調べることもできる。

　病気をいろいろな観点、様相、あるいは特質から考えていく。「dimension」の語には「観点、様相、特質」という訳語がある。これを病気のdimensional（ディメンショナル）な捉え方とみなすことができるだろう。

　この考え方を取り入れて診断分類の参考とすることができる。

　例えば、「大うつ病性障害」の診断基準に該当した高校生の父親が双極性障害の治療を受けていたので、診断にあたって「双極性障害」の可能性もあると考える時、これはcategoricalな考えではない。なぜなら、家族歴という別の要素を加えて、診断の区分に従わなかったからである。これはdimensionalな考え方である。

　すると、診断のための分類の区分けがはっきりとしなくなってくる。病気Aをある時は家族の特徴から考え、ある時は患者の性格から考え、ある時は症状が出始める前の生活状況から考え、ある時は家族の特徴と患者の性格から考え……と延々と続くので、区分けをはっきりさせようとすると、家族の特徴から見た病気Aの診断基準、家族の特徴と患者の性格から見た病気Aの診断基準、などとしなければならず、とても煩雑である。いろいろな角度から見るとは、かなりたくさんの角度から見ることになるだろうから、診断の分類の本は分厚くなって、時間に限りのある診察には向かない。

　しかし、dimensionalな考え方は、診断にあたってどうしても必要である。DSMの診断基準には、性格のことも、発症に至る経緯のことも、家族のことも書かれていない。DSMでは、患者が生まれてからどのように生きてきたかの概略をとらえずにすますために、時に適切な診断に至らないことがある。前述した簡単な例を再び挙げると、DSMを守り通せば、たとえ双極性障害のため治療中の父親がいても、そのことが考慮されず、息子の高校生は「大うつ病性障害」の診断基準を満たすのでそのように診断され、治療が失敗に終わる可能性も大きいだろう。

　精神医学には、短く見ても150年余りの歴史がある。地域を日本に限定して、これまでに日本語で書かれた研究だけを見ても、数多くの実りある研究結果を探し当てることができる。それを脇に置いてDSM一本で行くよりも、その成果を組み入れてDSM診断に役立てる方がよいと筆者は考える。つまり、DSMの区分けにただ従うのではなく、区分けに

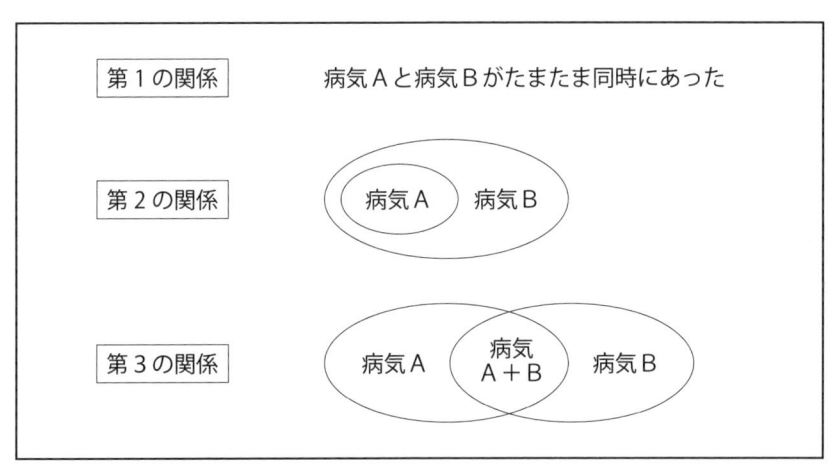

```
第1の関係    病気Aと病気Bがたまたま同時にあった

第2の関係    （病気A  病気B）

第3の関係    （病気A （病気A＋B） 病気B）
```

図2　2つの病気の診断が重複した場合の可能性
2つの病気の診断が重複した場合、図のように3つの可能性が考えられる。

彩りを添えるのである。

2）二つ以上の診断基準に当てはまる場合が出てくる

　区分けをしたのにもかかわらず、ではなく、区分けをしたからこそ、ある病気の診断基準に該当し、かつ別の診断基準にも該当することがある。これは区分けという行為に本質的に伴う出来事だろう。この出来事を「診断が重複した」と言う。

　一人の患者に二つの診断が重複している時、少なくとも三つの関係が考えられる（**図2**）。第一、偶然に二つの病気が重なっている。第二、病気Aが必ず病気Bを伴っている。しかし、病気Bは病気Aを伴っていないことがある。この場合、病気Bが病気Aを含んでいるとも言え、病気Bの一部が病気Aと深い関係を有している可能性がある。第三、病気AとBとが一部で重なっている。病気Aだけ、病気Bだけ、そして病気A＋Bとなる。これも病気Aと病気Bとに何らかの関連があるといえるかもしれない。

　DSMは、例えば、「病気Cと病気Dの診断基準が同時に満たされた場合は、病気Dを無視して病気Cだけにしなさい」、「病気Eと病気Fとが同時にあった場合は、両方の診断をつけなさい」というように、場合によって異なる指定をしている。

　統合失調症と診断するためには、うつ病や双極性障害の基準に当てはまっていないことが必要になる。両者は併存できない。これは、統合失調症という病気の範囲が狭いことを意味する。一方、強迫性障害はうつ病や双極性障害と同時に存在してもよい。自閉症（DSMでは自閉性障害）と（ADHDという方が通じやすい）注意欠如・多動性障害の診断基準を同時に満たしたならば、後者でなく前者の自閉症の方を採用しなさい、と記されている。ただ、近く出版されるDSMの新しい版（DSM-5）では、自閉症と注意欠如・多動性障害の併存を認めるようだ。病気の分類が完璧でないことの一つの証しである。

　このようなDSMの診断基準では、病気によって重みが異なる、あるいは同列に論じられないと意味づけられているようにみえる。診断基準は数多くの研究結果の大筋のとりまとめの結果である。大筋を取りまとめる時に、研究者により意見が異なるだろう。ここで意見が「異なる」のは、それぞれの病気について、誰もが納得するような決定的な本質が

まだ示されていないからだが、そのために、ある場合には優先順位が付けられ、別の場合には対等と見なされる。

　もし順位付けがなされなければ、一人の患者につけられる診断は多くなるだろう。こころは脳と同様に複雑なので、さまざまな症状が同時に現れる。それぞれに病気を考えると、一人あたりの病気の数は増えてしまう。これをどのように考えるべきか。

　重要な前提は、病院に受診する患者だけを見ていると、診断の重複する患者の割合が常に大きくなることである[16]。診断が重複する本当の割合は、地域の人々を対象とした研究を行わないと分からない。

　ここでは、この前提が守られているとすると、診断が重複している場合の臨床的な考え方には次の四つがある[17]。第一に、病気Aと病気Bとが一つの、あるいはいくつかの共通の発症要因を持っている。発症要因とは、原因という言葉を使用するのはやや不正確なことを念頭に置いて、その病気を起こす可能性のある因子という意味である。第二に、いくつかの異なった発症要因が同時に存在した場合、それらが作用しあって病気Aと病気Bを形作る。第三に、病気Aだけの場合と、病気Aと病気Bが重複した場合とで、病気Aの治療法が異なる。第四に、病気Aがあると病気Bを引き起こす可能性が高くなる。

　診断の重複は、学問的関心を引くだけでなく、治療にも関わってくる。例えば、不安障害と診断された患者が、年単位の時期をはさんで、気分障害（うつ病や躁うつ病）を発症し、診断が二つ重複することがある。不安障害の一部に有効とされている抗うつ薬は、うつ病を重複したのならば処方は続けられるが、躁うつ病を重複したのならば、抗うつ薬を続けるべきかどうか悩まされる問題となる。これは、抗うつ薬を初めに処方する時に、将来をも念頭に置く必要があることを意味する。

3）症状があるだけで病気と言えるのか

　DSMの診断基準を概観すると気づくだろうが、多くの病気において、症状のために本人がかなり悩んでいること、あるいは日常生活上にかなりの差し障りがあること、という基準が含まれている。これは「症状があっただけでは病気と見なさない」という意味である（このような基準のない病気もある）。

　例えば、統合失調症の症状の基準を満たしていても、本人がその症状にさほど悩まされず、社会の中で瑕疵のない生活を送っており、ごく近しい周囲の人々も異常に気づいていなければ、その時点では統合失調症とならない。おそらく病院には行かないだろうから、統合失調症の症状を持った人はいるのだが、その人は病気ではない。

　ところで、統合失調症の人がどのくらい地域にいるのかを調べる、厳密で科学的な調査が提案されたとする。それは精神医学の上で重要な課題であるとされ、多くの市民も賛成し、ある地域を特定して、精神科医が各戸を訪問した。その時、統合失調症の症状はあるにもかかわらず、それなりの生活を送っている人がいた。このような場合に、その人を病

---

16) Berkson J: Limitations of the application of fourfold table analysis to hospital data. Biometrics, 1946; 2: 47-53.
17) Caron C, Rutter M: Comorbidity in child psychopathology: concepts, issues and research strategies. Journal of Child Psychology and Psychiatry, 1991; 32: 1063-1080.

気とするのか、しないのか、それは、調査者がかなり考えさせられる事態だろう。

　肺がんがあるが症状が出ずに普通の社会生活を送っている。まだ病院に行っていない。この人は肺がんという病気を持っている人なのだろうか。これは容易に答えの出ない事柄である。

　病気の根拠（統合失調症の症状、肺のがん細胞）はあるが、それは誰も見ていないので、今の時点で分からない。その人を病気を持った人と呼べるだろうか。

　「疾病性（illness）」と「事例性（caseness）」という専門用語がある。

　ここで、illnessやcasenessの"ness"はその性質や状態を表す名詞を作るための付属語である。この語の中の"ill"は病気であるという意味なので、illnessは病気という状態があることを示す。まさに病気そのものを指しており、「つらい」とか、「くるしい」とか、「仕事に行けない」という意味は含まれていない、ととりあえず考えておく。疾病性の「性」はある状態や傾向を持っていることを示す接尾辞である。例えば「酸性」のように。「疾病性」は、疾病つまり病気の状態にあることを示す。

　一方、caseは実例、つまり実際にあった例というような意味と考えられる。何らかの実例がある場合がcasenessである。事例性の「事例」は個別の例という意味であり、実例も個別の例、あるいはその集まりなので、事例は実例とほぼ等しい。事例性とは個別の例がある場面を指す。

　ところで、自分一人だけがいて、自分に向かって「実例があります」とは言えない。例があるとは、当人ではなく別の人が見聞きした結果である。「こんな例がありました」と言う時、それは言った人が見聞きした、あるいは自ら体験したことを別の人に伝えるのである。つまり、事例性とは、これこれこのような現実の例があります、と二人以上の人が共有することを意味する。

　従って、事例性とは、病気のために何か困った出来事が起こっていることを、病気以外の人が知ることである。「ゆううつで夜が眠れなくて苦しい」と、ある人が言って、家族が心配する。「ゆううつで夜が眠れなくて苦しい」と、家族や友人に黙って、病院を受診し医者に訴える。家族も医者も別の人なので、この時点で、事例となる、あるいは事例性が生ずる。本人が苦しんでいなくても、言動がまとまらないので心配だ、と妻が悩めば、そこで事例性が生まれる。

　相談機関でも医療機関でも、病気の人が相談や診察のために訪れれば、それは事例である。

　当たり前のように思われるかもしれないが、これは重要な考え方であり、念頭に置くべきである。

　ところで、DSMには、病気のために、「臨床的に意味がある程度」に、本人が苦しんでいる、周囲の人々が困っている、あるいは病気のために日常生活のさまざまなことがうまくできない、という意味の基準を含めている病気がある。この基準を、臨床的な意味（clinical significance）があるかどうかを定めるための基準とする。この基準は、日本語訳では「臨床的に著しい」と訳されているが、原語では「clinically significant」である。

　例えば、主に髪の毛を、まれには眉毛などの体毛を抜く「抜毛癖」という病気がある。ある女子中学生の母親が、娘の頭髪の一部が薄くなっていることに気づいた。この時点で

事例性が生ずる。この女子中学生の髪の毛の一部が薄くなっていることを母親も見て、その状態が共有された。娘にその訳をたずねたが答えてくれない。心配になった母親が娘を連れて病院に行った。受け付けをして、順番を待ち、自分の順番になり、診察室に入った。医者の診察を受けた結果、医者が「抜毛癖」という病気の可能性が高いと口にした。この時点で疾病性が生まれる。どんな病気であっても、医者が、患者と初対面である初診の時に、それほど長くない時間の診察の結果、こんな病気ですと「確定」診断を下せることは少ないが、それでもこんな病気だろうから、必要な検査などをしていこうという診断の方向性を定めることはできる。この医者は「抜毛癖」という病気の「可能性が高い」と判断しており、それは「暫定的」であっても「診断」である。この少女は「抜毛癖」という病気である。

しかし、診察をさらに進めていったところ、この中学生の日常生活は、家庭でも、学校でも、特に問題となるところがなかった。本人も「数カ月前から何気なく髪を抜いている自分に気付いたが、気にせずにいたら、最近は抜かなくなっている」と述べた。母親も「1カ月前は心配して受診の予約をしたのだけれども、今は髪の薄さも軽くなってきている」と言った。医者は、あえて治療に入る必要性を感じず、「念のために皮膚科医の診察の予約をするけれども、そこで何ともないと言われたら、病院に来る必要はありません。もし悪くなってきたら、その時にまた病院に来てください」と親子に伝えた。

この少女は「抜毛癖」という病気である。しかし、「臨床的な意味（clinical significance）」がないと医者が判断したので、DSMの基準に従えば「抜毛癖」という病気ではない。さらに病院受診の必要性がなくなり、母親も心配しなくなったので、事例性は消失した。

ところで、DSMではすべての病気に「臨床的な意味（clinical significance）の存在すること」を要求しているわけではない。病名だけを例として羅列するが、これが要求されている病気は、アスペルガー障害、注意欠如・多動性障害、分離不安障害、アルツハイマー型認知症、アルコール離脱、大うつ病性障害、パニック障害、強迫性障害、心的外傷後ストレス障害、性同一性障害、抜毛癖など、一方、「臨床的な意味（clinical significance）の存在すること」が要求されていない病気は、自閉性障害（自閉症のこと）、チック障害（チックのこと）、せん妄、アルコール依存、解離性同一性障害、神経性無食欲症などである。この区分けはどこに着目してなされているのだろうか。筆者が調べた範囲では、申し訳ないが、分からなかった。

例えば、「アスペルガー障害」と「自閉症」はとてもよく似ている病気である。専門家であっても、眼の前の患者が両者のどちらなのか、その区別がつけにくいと感ずる場合がある。「臨床的な意味の存在すること」の基準はアスペルガー障害では要求され、自閉症では要求されない。アスペルガー障害の症状の基準に当てはまっても、臨床的な意味がなければ、その人は「アスペルガー障害」という病気ではないとDSMは定める。

つまり、「臨床的な意味（clinical significance）の存在すること」は、「事例性」に近い考え方であり、「疾病性」とは関係がないということができるだろう。

病院や相談所を訪れる人だけと会っている医者や相談員にとって、疾病性や事例性の考

え方はあまり実感できないかもしれないが、例えば、医療福祉政策の立案を目的とした疫学調査の担当者にとっては、事例性基準は避けて通れない課題である。

アメリカで実施された精神疾患の有病率（病気を持っている人の割合）についての大規模な疫学調査を比較し、結果が異なっていることの背景を検討した論文[18]があるが、その中で、生まれてから調査時点までに何らかの精神疾患の症状を認めた住民の割合は、一つの調査において32.7％、他方の調査において48.0％であった。

ここで結果が異なっていることはひとまず脇に置き、数字自体に注目してみると、「32.7％」や「48.0％」は途方もなく高い数値である。1/3から半数近くの人がこころの病気の症状を現在持っている、あるいは過去に持っていたことを示している。

この理由の一つは調査方法にあるかもしれない。大規模な調査のために経費削減も考えなければならず、精神科医ではなく訓練された調査員が担当している。症状があった時に、それが臨床的な意味（clinical significance）があるかどうか、調査員には判断が難しかったために、臨床的な意味がなくても病気としてしまう傾向があったからであろう[19]。

繰り返しになるが、臨床的な意味（clinical significance）があるかどうかが事例性の考え方に通じている。

ここで臨床的な意味があるかどうかは、とてもあいまいであり、境界線が示しがたいと思われるかもしれない。しかし、逆説的だが、あいまいな所に、あいまいでない境界線を示せるのは、専門家である精神科医だけである。とりあえず境界を定める、それが臨床的判断であり、事例性の考え方に近いであろう。先ほどの統合失調症の症状を持ちながらも、瑕疵のない生活を送っている人は、精神科医がその家を訪問すれば、病気と判断しない可能性が高い。

あるいは、アルコール乱用の診断基準を満たす住民のうち、そのためにかなり苦しんでいる、あるいは生活にかなり支障を来している人は約25％、少し苦しんでいる、あるいは生活に少し支障を来している人は約45％であった[20]。これは、残りの約30％の人は、アルコール乱用の診断基準を満たしながらも普通に生活を送っていることを示す。約25％は病院や相談所に助けを求めに行くかもしれないが、残りの人は行かない可能性がある。するとアルコール乱用という病気を持ちながら、そう診断されず、つまり事例にならずに生活を送る人が出てくる。

---

18) Regier DA, Kaelber CT, Rae DS, Farmer ME, Knauper B, Kessler RC, Norquist GS: Limitations of diagnostic criteria and assessment instruments for mental disorders: implications for research and policy. Archives of General Psychiatry, 1998; 55: 109-115.
19) Frances A: Problems in defining clinical significance in epidemiological studies. Archives of General Psychiatry, 1998; 55: 119.
20) Beals J, Novins DK, Spicer P, Orton HD, Mitchell CM, Barón AE, Manson SM, Big Crow CK, Buchwald D, Chambers B, Christensen ML, Dillard DA, DuBray K, Espinoza PA, Flemming CM, Frederick AW, Gurley D, Jervis LL, Jim SM, Kaufman CE, Keane EM, Klein SA, Lee D, McNutly MC, Middlebrook DL, Moore LA, Nez TD, Norton IM, Randall CJ, Sam A, Shore JH, Simpson SG, Yazzie LL; AI-SUPERPFP Team: Challenges in operationalizing the DSM-IV clinical significance criterion. Archives of General Psychiatry, 2004; 61: 1197-1207.

4）DSMその後

　DSMは近く第5版、つまりDSM-5が出版される（2013年予定）。版を表す数字が、これまでのローマ数字（DSM-IVの「IV」など）からアラビア数字（DSM-5の「5」）に変わった。これは、コンピュータ上の入力や表記や集計の際に、ローマ数字であると制限のある場合があり、また、ローマ数字だと修正版を示すのにTRとして1回しか使えないが、アラビア数字なら「5.1、5.2、……」といったように複数表記ができて都合がよいからという理由のようである。改訂の過程はホームページに載っている[21]。現在の版とどのように異なった分類となるか興味を引く。

症状と病気

　病気は症状の集まりである。
　患者が訴える主観的な不調を「症状（symptom）」、診察で得られる客観的な所見を「徴候（sign）」と呼び、合わせて「症候」というが、日常の話し言葉でよく使用されるのは「症状」である。従って、本書では以降、簡便のために統一して「症状」の語を使用する。これは本来の「症候」の意味である。
　インフルエンザは突然の高熱、関節の痛み、強い寒気を特徴とし、他に咳や鼻水などの風邪の症状を併せ持つ。
　「インフルエンザではなく別の病気ではないか」と考えながら、診察の結果から診断を推測し、可能ならば簡便な検査をしてウイルスが見つかれば、診断はほぼ確実になり、治療に入ることができる。
　別の病気ではないかと考えることを、「鑑別診断をする」という。
　お腹の急激な強い痛みを訴えて来院した患者を「急性腹症」とまず診断して、緊急手術のような迅速な対応が必要なのかどうかを見極めなければならない状態がある。この時に強い腹痛の原因となる病気をまず探す。患者の訴えは腹痛だけかもしれないが、診察をするといろいろな徴候が得られる。腹部が全体に膨らんでいる、手指で押すと張っている、腹の一部を押すとひどく痛がる、聴診器を当てるが腸の動く音が聞こえない、など。さらに腹部X線撮影のような検査を行い、その結果を併せて診断確定を目指すだろう。腸のあるところが塞がって詰まっている（イレウス）か、下痢が続いており炎症が疑われる（急性胃腸炎）か、X線画像に石が写っている（尿管結石）か、などを検討する。これは鑑別診断である。
　こころの病気も同じ手順を踏む。
　1カ月前から寝つきが悪く、涙がすぐに出てくる、悲しくて、家事ができない。何もきっかけがないのでうつ病なのか、きっかけ（例えば母の死）の後に調子が悪くなっているので適応障害なのか、あるいは別の病気を考えた方がよいのか。これも鑑別診断である。
　つまり、症状が集まって病気を形作り、同じような症状の集まりと区別（鑑別診断）し

---

21) http://www.dsm5.org/Pages/Default.aspx

て、最終の診断が決まる。

　ここで留意しなければならないのは、第一、ある一つの症状から診断に至ることはほとんどない、第二、治療は病気に対して行われるもので、症状に対して行われるものは本筋ではない、の２点である。

　前者について、例えば、音や声が聞こえる「幻聴」とまとめられる症状がある。幻聴は統合失調症、うつ病、アルコール依存症、薬物の影響などいろいろな場合に現れ得る。前述のように強い腹痛でも数多くの病気の鑑別診断をしなければならないが、「幻聴」もそれと同じになる。幻聴＝統合失調症ではない。

　後者について、不眠に対して睡眠薬が処方されるというように症状に対して治療が行われること（これを対症療法と呼ぶ）も多いが、治療の目標は病気を治すことである。

　従って、診断をつけること、その前提として症状を集めること、そして診断に役立てるために症状の特徴をつかむことがとても重要となる。統合失調症の幻聴とうつ病の幻聴とアルコール依存症の幻聴のそれぞれの特徴が分かっていれば、適切な診断につながりやすくなるだろう。

　本書にはこれから、いろいろな病気、いろいろな症状が出てくるが、「この病気はこれとこれの症状がある」、「その病気はそれとそれの症状がある」というような包括的な記載はなされていない。そのような知識については、他の一般的な教科書に当たっていただきたい。本書では、「この病気の理解につながる症状」を記し、また「この症状からうかがえる病気を記す」。つまり、病気と症状を縦糸と横糸の関係のように表した。特に病気については、臨床現場からうかがえる患者像を、一般的な教科書とは異なる観点から記そうと心掛けた。

　また、ここですべてのこころの病気や症状を挙げることはしない。代表的な病気や症状だけを記す。そして、各々の病気の原因、治療を含めた病理的な解説をも目標としない。それは本書の目的と合わず、それほどの紙幅もないため、他書に当たっていただきたい。

　さらに、一つ一つの病気を「平等」に記していない。簡単に触れるにとどめた病気もあれば、詳しく述べた病気もある。前者には例えば「せん妄」と「認知症」がある。後者には例えば「気分障害」、「不安障害」、「統合失調症」、「自閉症」がある。

V. いろいろなこころの病気

うつ病を考える

1. はじめに

　うつ病は、こころの働きのうち、主に思考、感情、意欲の不調を示す病気である。知覚や自我意識の不調をもつ患者も時に経験される。
　ところで、「うつ病」という用語は一般の人々にもなじみのある言葉になっている。
　しかし、うつ病は、本当はなかなかつかみにくい病気である。この病気は、常識的に考えやすく、理解しやすそうに思える（例えば、誰でも落ち込むこと、何となく気持ちがふさいでいることがあり、うつ病の症状を理解できるように思える）。それにもかかわらず、ではなく、だからこそ、正しい理解になりにくい。
　うつ病を考える時、躁うつ病を考えざるを得ず、すると必然的に時の流れ（時間の経過）を考える必要が出てくる。「うつ病」、「躁うつ病」、「時の流れ」の三つが、中心となる言葉（キーワード、key words）である。しかし、その前にうつ病が誤解されやすいという話題を一つ示す。

1）うつ病はこころの風邪だろうか

　うつ病は「こころの風邪」という表現がなされる。これは誤解を招く、というより、うつ病の内実を基本的な点で正しく表現していない。
　第一に、風邪はおそらくほとんどの人が一生のうちに1回はかかる病気である。一方、ある調査[22]によれば、45歳から64歳までの人々のうちで、うつ病になったことがあるのは15.9％だという。おそらく調査がないので正確なところは分からないが、65歳以上から生涯を閉じるまでの人々も含めれば、うつ病経験者が16％を超えることは確かだろう。その場合でも、ほとんどの人、つまり少なくとも全体の90％以上の人がなる病気、とはとても言えないだろう。うつ病は誰もがなる病気ではない。
　第二に、風邪にかかって、それがこじれ、2週間たっても1カ月たっても治らない、というようなことはほとんどないだろう。もしかすると高齢の方や重篤な別の病気でからだが弱っている方ならば時に、そうでない方でもまれに、体験するかもしれない。しかし、ほとんどの場合、風邪は1週間か10日間ほどで治る。うつ病はこれほど早く良くならない。

---

[22] Hasin DS, Goodwin RD, Stinson FS, Grant BF: Epidemiology of major depressive disorder: results from the National Epidemiologic Survey of Alcoholism and Related Conditions. Archives of General Psychiatry, 2005; 62: 1097-1106.

ほとんどの人が1カ月以内で治るとはとても言えず、数カ月単位で経過を見ていかねばならない病気である。

第三に、「風邪にかかるととてもつらい」と言う人は結構多いかもしれない。しかし、うつ病のつらさが風邪のつらさと同程度とはいえないと思う。うつ病はひどくつらい病気である。うつ病を「こころの風邪」と表現することで、精神科や心療内科を気軽に受診する動機付けになるという利点はあるかもしれないが、実際にうつ病になった人から見れば、「こころの風邪」という表現はとうてい納得できないものだろう。

2）時の流れ

不謹慎な話に入り込むかもしれないが、先日亡くなられた三人の人の一生を振り返る。

――ある人は、40歳代の時、数カ月の間、気分がゆううつであり、おっくうで意欲が出ず、夜は眠れず、食欲は落ち、仕事の能率が低下し、次第に欠勤し、悲観的な話が多かった。このような姿が毎日毎日、数カ月にわたって続き、家族は心配した――。この数カ月の間の状態を、ここでは「うつ病」とする（後で別の言葉で置き換えられるが）。この人の一生を振り返ってみると、「うつ病」であったのは、この1回限りであった。

――もう一人の人は、50歳代の時、数週間の間、気分が高揚し、夜は数時間の睡眠しかとらず、食事も取らずに活動的にいろいろなことに取り組み、何ごとにも楽観的であり、自分は偉い人間なのだから、今の職場を辞めて、一大事業を起こすと宣言した。このような姿が毎日毎日、数週間にわたって続き、家族は心配した――。この数週の間の状態を、ここでは「躁病」とする（後で別の言葉で置き換えられるが）。この人の一生を振り返ってみると、「躁病」であったのは、この1回限りであった。

初めの人は「うつ病」にかかっていたことがある。後の人は「躁病」にかかっていたことがある。さて、三人目の人は、40歳代の時に「うつ病」にかかり、50歳代の時に「躁病」にかかった。ここが出発点である。

一生の間に、「うつ病」が1回現れる、あるいは何回も繰り返される。「躁病」が1回現れる、あるいは何回も繰り返される。さらに、「うつ病」と「躁病」が1回ずつ、あるいは何回かずつ、入れ替わり現れる。

このような病態を100年ほど前にまとめて「躁うつ病」と呼んだ。昔は「うつ病」も「躁うつ病」の中に含められていた。ややこしいところである。ただし、とても大事な部分である。

ここで別の観点から考えてみる。

「うつ病が何回も繰り返される」とは、1回目の「うつ病」がある時点から始まり、ある時点で終わり、しばらくして2回目の「うつ病」が始まり、ある時点で終わり、そして3回目の「うつ病」が続く、というようなことを意味する。これは時間の流れの中の話である。3回目の「うつ病」から振り返ると、「1回目はあの時に」、「2回目は別の時に」と示すことができる。しかし、1回目の「うつ病」の時は、2回目、3回目の「うつ病」がいつ現れてくるか予言できない。もしかすると「うつ病」はもう出現しないかもしれない。将来のことは分からない。

「うつ病と躁病が入れ替わる」とは、ある時点から「うつ病」が始まり、ある時点で終わるが、しばらく経つと、「躁病」が始まり、続き、ある時に終わることを示している。これも時間経過の中での出来事である。「うつ病」の時に将来、「躁病」が現れるかどうか分からない。

　ここで、混乱されるかもしれないが、考え方を転換する出来事が起こった。
　「うつ病」は「躁病」との関係がとても深いので、昔は両者をまとめて「躁うつ病」と呼んでいた。「うつ病」はなく、「躁うつ病」だけがあった。ところが、1900年代の半ば過ぎに、学術研究の結果、「躁うつ病」から「うつ病」が切り離された[23]。一生の間に、「うつ病」だけが現れる病態と、「躁病」と「うつ病」の両方が現れる病態（「躁うつ病」）とは、いくつかの点で異なっており、別の病気と考えた方がよいであろうとされたのである。このようにして、もともとの「躁うつ病」は、「躁うつ病」と「うつ病」の二つに分けられた。

　すると、次のように言わざるを得ないだろう。
　ある人の生涯のある時期に「『うつ病』が現れた」のではなく、「『うつ病に該当する症状』が現れた」。この人は、（不謹慎な言い方になるが）「うつ病に該当する症状」が現れる時期が、1回、あるいは何回かあり、生涯を閉じた。この時、初めて、この人はうつ病にかかっていた、とされるのである。なぜなら、もし、この人に「躁病に該当する症状」の時期が途中に出現したならば、病名は躁うつ病である。
　つまり、うつ病は、「私はうつ病です」という病気ではない。「現在に限定すると、私はうつ病です（より正確には、うつ病に該当する症状があります）」という病気である。なぜなら、将来に躁病が現れたら躁うつ病に診断が変更されるからである。変更になっても構わないのではと思われるかもしれないが、それは違う。後述のように、診断が治療に密接に結びついているからである。ここは極めて重要な部分であることを念頭に置いて読んでほしい。この点について、以下に、より詳しく述べる。

3）病相と言う言葉

　今まで躁うつ病、うつ病、躁病という言葉をそのまま使用してきたが、上述のように、それは不適切である。
　ある時から次の時まで、「うつ病であった」とするのではなく、「うつ病に該当する症状が現れていた」と定める。「うつ病に該当する症状」が始まったが、ある時間を経て終わった。この期間をエピソード（episode）の語を用いて表現する。例えば、DSMは「大うつ病エピソード」という言葉を使って表現する。エピソードの和訳は「挿話」である。挿話を一続きの物語ととれば、物語には初めがあり、終わりがある。それは時間の区切りと同じ意味であろう。時が流れる。本書では「挿話」ではなく「相」の語を使う。そう呼んだ方が分かりやすい。従って「大うつ病エピソード」は「大うつ病相」となるが、簡便の

---

23) Perris C: A study of bipolar (manic-depressive) and unipolar recurrent depressive psychoses. Acta Psychiatrica Scandinavica, Supplementum, 1966; 194: 1-188.

ために「うつ病相」とする。繰り返しになるが、うつ病相は、うつ病に該当する症状を認めていた期間を示す。

　DSMでは四つの病相を定義する。それは「うつ病相」、「躁病相」、「軽躁病相」、そして「混合病相」である。

　躁病相では、その間、躁病に該当する症状が認められる。軽うつ病相という言葉が定義されていないのだが、軽躁病相は定義されており、その間、軽い躁病に該当する症状が現れている。混合病相では、うつ病と躁病に該当する症状が「同時」に認められる。

　ここで、「相」の語を、ある書物[24]の前書きの比喩を借りて、次のように考えてみる。

　水は普通、液体だが、ある時には氷である固体となり、別の時には水蒸気である気体となる。これらはそれぞれ水の液体相、固体相、気体相である。

　水は、時に氷となり、時に水蒸気となる。道端の氷が融けて水たまりをつくり、水蒸気が窓ガラスに触れて水滴となる。これは、まさに時間の流れの中での話である。氷は昔、水であった。雪融け水はしばらく前に雪（氷と同じ）であった。必ず「昔」や「しばらく前に」という時間を表す言葉が入る。あるいは、寒波が襲来し、湖が凍り始める時、水と氷が同時に存在する。液体相と固体相が共存する。

　相とはある時点での姿である。そして、これらの相が入れ替わり現れるのは、時間の流れの中の出来事である。従って、「うつ病相」とは、現在、病気がうつ病に該当する症状の姿をとって患者に現れている、そしてそれはある時点から始まり今まで続いている、さらに将来のいつかの時点で消える可能性がある、という意味を含んでいる。

4）病相から診断へ

　現在までの生い立ちの中で、うつ病相だけが現れる場合をDSMは「大うつ病性障害」と名づける。ここでは「大うつ病性障害」を単に「うつ病」とする。

　ここで重要な事柄は、「この患者はうつ病という病気にかかっている」という時に、将来を留保している点である。うつ病相以外の病相が出現するかもしれない。躁病相が現れるかもしれない。軽躁病相が認められるかもしれない。うつ病相だけが現れたと決定できるのは、不謹慎だが、その人が生涯を閉じた時点である。相が時間経過の中での話なので、これは当然の理屈である。つまり、うつ病という診断は、本当は、患者の一生を俯瞰して、うつ病相だけが現れていたと確認された時に初めて確定される。

　ところが「躁うつ病」の診断は異なる。過去あるいは現在のある時にうつ病相があった。過去あるいは現在の別の時に躁病相、あるいは軽躁病相、あるいは混合病相が認められた。この場合、「躁うつ病」と診断される。ここで、「私は躁うつ病という病気にかかっていると診断されました」と述べる時に、将来を留保しなくてもよい。なぜなら、将来にどの病相が現れても躁うつ病の診断はそのままだからである。躁うつ病の診断は、患者の一生を俯瞰しなくても確定的である。

　うつ病の診断は最後まで暫定的であり、躁うつ病の診断は初めから確定的である。時の流れが関与する病気であるために、このような非対称性が生まれる。

24）クラウス・コンラート（山口直彦，安克昌，中井久夫訳）：分裂病のはじまり．岩崎学術出版社，1995年．

ある時にうつ病相が現れた。これだけではうつ病と言えない。加えて過去に躁病相、軽躁病相、混合病相がなかった時にDSMはうつ病とする。重要な点は将来を念頭に置いていないことである。将来は分からないので考慮しない（将来を考慮してしまうと、いつまでたってもうつ病の病名は使えない。これは実際的ではない）。もし将来に躁病相、あるいは軽躁病相、あるいは混合病相が現れたら診断はどうなるか。躁うつ病に変更される。

この時、診断が変更されるのはやむを得ないのではないか、将来は分からないので仕方ないのでないか、とはならない。なぜなら、厄介なことに、うつ病のうつ病相に抗うつ薬という薬が有効とされている[25]が、躁うつ病のうつ病相にはなぜか抗うつ薬がほぼ無効なことが分かっているからである[26, 27]。従って、現在のうつ病相が「うつ病のうつ病相」なのか、「躁うつ病のうつ病相」なのかの区別が極めて重要となる。

5）病相の出現の予測

すると、過去に躁病相、軽躁病相、混合病相が認められなかった患者が今「うつ病相」にあるとして、この患者が「うつ病のうつ病相」にあるのか、「躁うつ病のうつ病相」にあるのか、それが問題である。この問題は、「将来に躁病相、軽躁病相、混合病相が出現するのか、あるいはしないのか」を予測することと同値である。

この予測は可能だろうか。現時点で完璧な予測はできない。しかし予測につながる徴候はある。本書ではその一部を記す。

例えば産後のうつ病相。出産後1カ月も経たないうちに、母親の元気がなくなり、沈んだ表情で、からだの動きも重い、悲観的なことを口にする、子どもを育てられるだろうかと心配する、そのような母親が時にいる。

10カ月に及ぶ妊娠、出産という大きな体験、その間の母親の苦労が心身ともに大きい場合があるだろうことは容易に想像できる。大きくなっていくお腹を抱えながら、仕事をする、家事をする、親戚づきあいや近所づきあいをする、などの日常生活のさまざまなことを処理しなければならない。これは大きな負担であろう。病院でお産をして、順調ならば1週間ほどで退院すると、配偶者や親族の助けがあるかもしれないが、育児をしなければならない。これも負担である。妊娠と出産という大きな負担がかかったために、気分が落ち込むという状態が起こり得ると、常識的には考えられるかもしれない。

しかし、そのような常識が通じない場合もある。

産後1カ月以内に不調を来した母親の中に、もちろん全員ではないが、精神科医が診察をすればうつ病相に該当する母親がいる。彼女たちをどう考えるか。

---

25) Arroll B, Elley CR, Fishman T, Goodyear-Smith FA, Kenealy T, Blashki G, Kerse N, Macgillivray S: Antidepressants versus placebo for depression in primary care. Cochrane Database of Systematic Reviews, 2009; CD007954.
26) Sachs GS, Nierenberg AA, Calabrese JR, Marangell LB, Wisniewski SR, Gyulai L, Friedman ES, Bowden CL, Fossey MD, Ostacher MJ, Ketter TA, Patel J, Hauser P, Rapport D, Martinez JM, Allen MH, Miklowitz DJ, Otto WW, Dennehy EB, Thase ME: Effectiveness of adjunctive antidepressant treatment for bipolar depression. New England Journal of Medicine, 2007; 356: 1711-1722.
27) Sidor MM, Macqueen GM: Antidepressants for the acute treatment of bipolar depression: a systematic review and meta-analysis. Journal of Clinical Psychiatry, 2011; 72: 156-167..

研究は、産後発症のこころの不調は出産後2週間頃に多く、（すべてではないが）躁うつ病との関連が深い、としている[28]。うつ病のかなりの割合の患者もそうなのだが、特に躁うつ病は、本人の生い立ちや家庭環境や夫との間柄などが無関係な病気である。目覚まし時計が鳴るように、ある時に病気は始まる。産後に抑うつ状態となった母親に向かって「誰でもお産はつらいのだから、あなたも頑張りなさい」とか、その夫に向かって「あなたがもっと助けてあげなくては」という間違った言葉がけがなされないことが強く望まれる。まれに起こる心中という不幸な出来事を避けたい。また医療関係者は、産後の抑うつ状態にすぐに抗うつ薬を処方するという図式から離れ、躁うつ病の可能性はないかと診断をいったん留保し、鑑別診断の手続きを踏むべきである。

もう一つの例として青年期のうつ病相を記す。以前から躁うつ病は、うつ病よりも早い年齢で発症すると言われてきた。40歳前後の成人期にうつ病相のために受診し、躁うつ病と診断された患者、およびうつ病と診断された患者の、最初のうつ病相の出現時期は、躁うつ病において平均22.8歳、標準偏差10.6歳、うつ病において平均31.9歳、標準偏差14.0歳であり、躁うつ病にうつ病相が有意に早く現れていた[29]。

元気がなくなって病院を受診する中学生や高校生や20歳代の若者は数多い。彼らがもしうつ病相にあったならば、うつ病ではなく躁うつ病のうつ病相にある可能性が高い。

このような徴候があった場合、うつ病の可能性ももちろんあるが、躁うつ病をまず念頭に置かねばならない。うつ病相にあるからと抗うつ薬を処方して、もし躁うつ病のうつ病相だったならば、無効な治療を続けることになる。これは避けたいだろう。従って、このような場合、うつ病相の患者への抗うつ薬の処方にはかなりの決断を要する。

うつ病相がうつ病と等値ではないと考えることは、治療と関連しているだけに、極めて重要である。

2. 躁うつ病

「躁うつ病」の語を耳にしたことのある人は多いと思う。

「躁」は「うつ」と反対の状態を表す語である。躁は浮いている、うつは沈んでいる。躁は動き回っている、うつはじっとしている。躁は多弁、うつは寡黙。

躁うつ病には躁病相の時期がある。DSMはさらに分けて躁病相と軽躁病相があるとした。加えて、躁病相とうつ病相が同時に現れる場合がある。そんなことがあるのだろうかと思われるかもしれないが、現実の臨床場面では、両者の同時並立は重要な状態である。これを「混合病相」と呼ぶ（臨床上は「混合状態」の語がよく使われる）。混合病相を認めた場合も躁うつ病に入れる。

躁うつ病は、躁病相（軽躁病相）に加えてうつ病相、あるいは混合病相が現れる病気である。発症してから、本当に長い間、例えば躁病相のままであることは、（まれにあるか

---

28) Munk-Olsen T, Laursen TM, Meltzer-Brody S, Mortensen PB, Jones I: Psychiatric disorders with postpartum onset: possible early manifestations of bipolar affective disorders. Archives of General Psychiatry, 2012; 69: 428-434.

29) Akiskal HS, Benazzi F: Optimizing the detection of bipolar II disorder in outpatient private practice: toward a systematization of clinical diagnostic wisdom. Journal of Clinical Psychiatry, 2005; 66: 914-921.

もしれないが）あまりない。

3．双極性障害という言葉

　以前は「躁うつ病」と呼ばれていた病気は、現在、「双極性障害」と呼ばれる。「躁うつ病」と「うつ病」があったのだが、前者が「双極性障害」という病名に変更された。

　これまでの記述においては、分かりやすさのために「躁うつ病」の語を使用してきたが、これからは「双極性障害」の語を使う。

　「躁うつ病」と「うつ病」ならば、その病名から両者が近い間柄の病気であることは予測しやすい。「双極性障害」と「うつ病」とすると、あまり関係のない二つの病気があるようだ。「双極性」の語は、うつ病相だけが現れる場合に昔は「単極性」の語をあてていたので、その対となる語であった。その後、単極性の語が使われなくなり、双極性の語が残った。対となる語の一方が消えて、他方が残るのはいかにも分かりにくい。一方、双極性障害と単極性障害と名づければ均衡がとれているが、病名から内容がすぐにつかみがたい。

　現在は双極性障害とうつ病という言葉が使われてしまっている。双極性障害はなじみにくく、うつ病はなじみやすい。だが重要なのは双極性障害の方である。

4．双極性障害とうつ病の内訳

　うつ病相と躁病相が生い立ちの中で、どちらが先でもよいが、交互に現れている場合がある。DSMはこれを「双極Ⅰ型障害」と名づける。躁病相だけが現れる場合もここに入れる。うつ病相と躁病相とが同時に認められる場合、つまり混合病相がある場合もここにいれる。

　うつ病相と軽躁病相が生い立ちの中で、どちらが先でもよいが、両方とも現れている場合を「双極Ⅱ型障害」と名づける。やや不思議なのは、うつ病相と軽躁病相とが同時に存在する場合を、このような場合は臨床において数多く見られるにもかかわらず、DSMが規定していない点である。

　軽躁病相はあるが、うつ病相が認められない場合など、上記に含められない場合を「特定不能の双極性障害」と名づける。

　以上の三つをまとめて双極性障害と総称する（細かな病気が他にもあるが割愛する）。

　うつ病については、「うつ病」のほかに、症状の数や持続する期間がうつ病相とするには足りない場合があり、「特定不能のうつ病性障害」と名づけられる病気がある（ここでも他に病気があるが割愛する）。

　うつ病は、考えてみるとけっこう難しい。簡単にはうつ病を口にできない。実際の臨床場面では、過去に軽躁病相や躁病相がなければ、うつ病と診断するだろう。しかし、その場合でも、病前性格、発症の状況など、診断基準に書かれていない情報も合わせて診断するだろう。つまり「categorical」な考え方に「dimensional」な考え方を加える。うつ病は、DSMの診断基準による診断の難しい病気の典型である。

5．双極性障害やうつ病の病相に認められる症状

1）「落ち込む」とうつ病相の「抑うつ気分」は同じか

ⅰ）はじめに

　落ち込む、と人々が日常の生活で口にする言葉は、うつ病相の「抑うつ気分」と同じだろうか、それとも違うのか。
　うつ病相の抑うつ気分と専門的に記される気分は、かなり独特な気分である。つまり病気の気分なので、普通の気分とは異なると考えられる。ただし、その気分の内容自体は、病気でない人にも理解できる。

ⅱ）抑うつ気分

　日常用語の「悲しい」、「さみしい」、「やるせない」、「一人ぼっち」に、「重苦しい」が加わったような言葉で表される気分が抑うつ気分である。
　「落ち込む」という言葉には、例えば「悲しい」という語感は伴っていない。「気持ちがふさぐ」という言葉にも「やるせない」という語感はない。「憂うつ」という言葉は抑うつ気分に類似した感じを持つ。
　ここで重要なことは、「抑うつ気分」には、それが生ずるための、はっきりした、普通に理解できる誘因あるいは原因がないということである。誘因があるように見える場合はある。しかし、それが本当に誘因かどうか、確かめることが難しい。
　最愛の子どもを亡くした母親が、悲しく、さみしく、一人ぼっちになってしまった気分になったとしても、それはあってほしくないことだが、理解できる。しかし、病気としての抑うつ気分が現れる時、普通は、その前に何の出来事もなく、自然に現れる。
　もっとも、抑うつ気分の出現の前に、日常生活上の重要な出来事が、認められる場合がある。例えば転勤。支店の幹部に昇進し、転居した男性が、当初はそれなりに仕事をそつなくこなしていたが、数カ月後に悲しい、寂しい、やるせない、一人ぼっち、しかも重苦しい気分になったとする。専門的には抑うつ気分の出現に転勤が、原因ではなく、部分的に関与していた可能性を念頭に置く必要があるが、一般の常識からは転勤と抑うつ気分とがつながっているとは思いにくい。転勤、それも栄転がなぜ抑うつ気分と関連するのだろうか、と。周囲の人々はいろいろと原因を考えるかもしれない。支店長と相性が合わないのではないか、奥さんとうまくいっていなかったのではないか、子どもの受験が心配だったのではないか……。しかし、このようなことはどれも普通は関係がない。さらに、昇進して転居したことが抑うつ気分の出現に直接に関連しているのではないかと考えない方がよい。昇進と転居の数カ月後に、自然に気分が抑うつとなったのである。
　DSMは、うつ病相の二つの重要な症状のうちの一つとして抑うつ気分を挙げ、それが2週間以上続くことを要求する。

iii）イライラした感情

　約束の待ち合わせ時刻に相手がなかなか来ない、料理が手はず通りに進まずうまく作れない、するとイライラしてくる。イライラは怒りにつながる感情である。約束時刻に来ない相手を怒る、料理がうまくできない自分を怒る。イライラは強くなると情動と呼ぶにふさわしい。

　前述のように、感情は、大きく「気分」と「情動」に分けられる。分け方は程度と持続期間に基づく。「気分」は程度がさほど大きくはなく、持続期間は長い。「情動」は程度が大きく、しかし持続期間は短い。しかし気分と情動の分け方は見方によっては恣意的であり、境目は不明瞭である。どの程度以上になれば情動となり、何日以上続けば気分となるのか、はっきりと示すことはできない。

　ところで、悲しいどころではなく、打ちひしがれ、どうしようもなく寂しさが募るほどになると、抑うつ「気分」というより情動に近くなるだろう。「何も原因がないのに、なんで、こんなどん底になるのだ？」。しかし、この感覚は、情動と異なり、数時間で消えるのではなく何日も続き、そのうちにイライラに変わっていく。イライラは気分から情動への境目にある感情である。そしてイライラは情動としての怒りに通じる。

　つまり、抑うつ気分も程度が強くなると、臨床上、多くはイライラの要素を含むようになる。抑うつ気分は自然に出てくる気分なので対象がない。イライラにも対象はない。すると同じことになると思うが、イライラをぶつける対象は誰でもよいことになる。物でもよい。人でもよい。そして自分でもよい。壁を殴る、近くにいる人に当たり散らす、自分を責める。誰かに、あるいは何らかの出来事に怒っているのではない。ただ怒っているのである。

　重要なことは、この場合のイライラは、抑うつ気分を伴うので、怒りと同時に、悲しみ、寂しさ、孤独感、重苦しさを含んでいる。悲しく、かつ腹立たしい。

iv）気分の浮き沈み

　抑うつ気分が基盤にある状態が続き、そこにイライラが頻回に出ては消え、出ては消えるとどうなるだろうか。気分が、短い時間のうちに変動する、揺れ動くように見えるだろう。悲しんでいたと思ったら、怒りだす、そしてまた悲しむ。

　さらに、イライラを伴っていなくても、抑うつ気分の程度が上下しておかしくはない。うつ病相の抑うつ気分が常に2週間以上続いていなければならないことはない。これまでのある時期に2週間以上認められればよいのであるから、気分の定義に当てはまりにくいが、それ以外の時は数日であっても、場合によっては数時間でもよいことになる。

　ここで、細かな話だが、抑うつ気分の程度が軽い時に、気分が上下した場合を考えてみる。気分が上がった時に普通の気分になる、つまり抑うつ気分が消えることがあるだろう。この時、気分が普通以上に上がることはないのか。

　抑うつ気分とは病気の気分であるから、天井があってそれ以上は上がらないとするよりは、もしかすると上がるかもしれないと考えるのが、理屈の上では自然であり、臨床上もそうである。

普通の気分以上に上がるとはどういうことか。うつ病相と対比される躁病相の気分になるということである。理由や誘因もないのに、爽快で、高揚した気分になる。

患者から見ると、自分の感情がなぜか分からないが、自然に変動し、定まらないと感ぜられる。「気分の浮き沈み」[30]という言葉は、患者によく理解されるもので、しかも患者を苦しませる症状である。

抑うつ気分を考えると自然に気分の浮き沈みに至り、うつ病相の話の中に躁病相の話が混ざってくる。

しかし、一方で、抑うつ気分が揺れ動かずに長く続く方向も当然あり得る。数カ月も、時には1年以上も続く。これも患者を苦しませる。

v）高揚した気分

躁病相の気分は、もちろん抑うつ気分と異なるけれども、似ている部分もある。

DSMは躁病相の気分として高揚した気分、開放的な気分、あるいはイライラした気分を挙げている。

抑うつ気分と異なり、高揚して開放的な気分は分かりやすい。

高ぶった、広々とすっきりした、さわやか気分が、DSMは、「躁病相では1週間以上」、「軽躁病相では4日間以上」続くことを要求している。

ところで、患者は楽しくてしょうがないのだろうか。毎日毎日がうれしくてうれしくてたまらないのだろうか。そうとは思いにくい。病気の症状なのだから、どこかに苦しさがあるのではないか。

患者は、気分が抑うつの時には苦しいので、その苦しさの内容を訴えてくる。しかし気分が高揚している時に患者はとりあえず苦しくないので、問うてもあまり取り合ってくれない。しかし、この楽しい状態がいつまで続くのだろうか、いつか終わるのではないか、またあのつらく悲しい気分になってしまうのではないか、そう考えると苦しくなる、と述べる患者はいる。

楽しそうに見える患者も、その背後では、苦しみを抱えているのではないかと考えておくことが実際的であろう。

ここで、(軽)躁病相の診断基準に「イライラした気分」が入っていることは重要である。前述のようにうつ病相でもイライラが生ずる。うつ病相では悲しさに裏打ちされ、躁病相では高揚感が背後にあるという違いがあるが、両者のイライラは外見上よく似ている。繰り返すが、イライラは気分というより情動に近い。二つの病相は情動面においてよく似ているのか、あるいは似ていないのか、研究がなされていくだろう。

vi）気分のめまぐるしい動き

病棟行事で例えばバーベキューに行き、患者と長い時間を共にすると、診察室では分からない様子がうかがえる。そのような時に、双極性障害という病気の気分の移ろいやすさ

---

30) Benazzi F: Validating Angst's "ups & downs" personality trait as a new marker of bipolar II disorder. European Archives of Psychiatry and Clinical Neuroscience, 2004; 254: 48-54.

を実感できることがある。

　さっきまで他の患者の輪の中でよくしゃべり、にこやかに笑っていたのにもかかわらず、しばらくたって様子を見ると、沈んだ元気ない表情で「もうだめだ」とつぶやいている。開放的な気分から抑うつ気分に変わっている。そのうちに、ふと「資格試験を受けてみようか」とつぶやき、表情が明るくなって、「明日からやってみよう、受かるかもしれない」と上機嫌になり、しかしすぐ後に「やっぱりできないだろう」と暗い表情となる。仮に1日に4回気分が変わっており、それが長く続くとすると、1カ月に120回、1年では1,000回を超えることになる。

　このような気分のめまぐるしい行き来は次の項目に関連してくる。

vii）誘因のある気分の移り変わり

　抑うつ気分が続いても、楽しいことがあると、その間はゆううつでなくなることがある。友達に誘われて人気歌手の舞台を見に行った。その間はとても楽しくて、興奮した。気が乗らなかったけれど、家族に誘われて外食に行った。その間は話が弾んで面白かった。

　そんなの当たり前じゃないかと思われるかもしれないが、本来のうつ病は楽しい出来事があっても楽しくならない。周囲に関心がわかないので、楽しむまでに至らない。

　しかし、うつ病には普段は抑うつ気分が続いているが、面白い場面では抑うつ気分が消える亜型がある。病気でなければ、楽しいことがあって、しばらく余韻として残り、そのうちに普通の気分に戻る。ある患者は次のように述べる。舞台は楽しかったのだけれど、帰り道に急に悲しくなった、気分がすとんと落ちた。余韻が残らず、普通の気分ではなく抑うつ気分に戻る。短い時間のうち落差の大きな気分の変化がある。

　患者にとって違和感の強い、つらい現象であると理解できる。

2）考えがぐるぐる巡る

ⅰ）はじめに

　考え、つまり思考に関する症状はたくさんあり、学問的にそれぞれが実に興味深い。

　ここで取り上げるのは、頭の中の考えが多いか少ないかについてである。

　第一、あまり考えていない状態は普通にあり得る。ぼっとしている時、疲れた時、興味のない事柄が起こっている時、頭の中に考えが少ない、出てこない、そして違和感がない、それはあり得る、というか普通に起こっている。

　それでは、ぼっとしていない時、疲れてもいない時、興味を引くはずのことが起こっている時に、考えが頭の中に少ない、考えが出てこない、考えようと思っても考えが進まない。これは違和感を与える出来事になるのではないか。

　ひいきの歌手の舞台。楽しいかどうかは感情についての事柄なので脇に置き、何を考えるかである。普通なら、今日の衣装は野暮ったい、後ろの踊り子が可愛い、暖房が効きすぎて何か暑い、そんなに後ろから押すなよ、など何らかの考えが出てくる。何もなしに考えることはあるが、普通は何かを見たり、何かに出会ったり、何かをしたり、そのような時に、感情とは別に、何かを考える。そのような時に、考えが少なくなったらどうなるか。

違和感があると思われる。考えが出てこないのである。

第二、ぼっとしている時、疲れた時、興味のない事柄が起こっている時、あるいは普段の時に、頭の中に考えが多い、出てき過ぎる、考えようと思わなくても考えが出てくる、これも違和感があるだろう。

先の例では、「今日の衣装は野暮ったい」どころではなく、化粧、舞台への現れ方、照明の加減、とにかく目につくあらゆることに何らかの考えが出てくる。後ろの踊り子や暖房や込み具合も同様。眼を閉じてもあれやこれやと考える。これは頭の中の考えの多い状態と言える。

ここでは考えの多い方を検討する。

ⅱ）頭の中の考えが多い

おそらく二つの場合があるだろう。

第一、考えが後から後から頭の中に湧き上がるように出てくる。出てくるのを止められない。考えが頭の中で暴走している、あるいは考え同士が競争しているような感覚である。あるいは頭の中に考えがギュウギュウ詰めになっているとも言える。考えの内容の種類は多い。嫌な内容の場合、気分が沈むどころではなく、ひどく悲しく、いらだたしくなってくるだろう。嫌な内容でない場合、例えばこれからの計画が、着想が、しなければならないことが溢れ返るかもしれない。患者は「頭の中がぐちゃぐちゃになっている」、「考えを止められない」、「（急速に回転している）走馬灯のように考えが出てくる」といった表現をすることがある。

第二、考えの内容の種類が少ないが、考えの数が多い場合である。同じ考えが繰り返される。同じことを繰り返し繰り返し考える。反芻しているとも言える。内容が楽しいことならばさほど苦しくないかもしれない。しかし、例えば後悔を、それも数少ない後悔を繰り返すと、そのうちに悲観的になってくる。これからもだめだろうという方向に進む。

重要な点は、自分が考えているという感覚はとりあえずあるので、考えようとしていないにもかかわらず考えが勝手に出てくるのではないのだが、それでも考えがある程度に意志に関係なく出てくると言える。従って自分が考えている感覚が多少とも薄れる。これは特に第一の場合の、嫌な内容が溢れ返る時にあてはまる。専門用語の「解離」という状態に似てくる。もし「死んでしまいたい」という考えが少し出てくると、意志の力で抑えることができなくなるかもしれず、思ってもいないのに行動に出てしまう可能性がある。

もう一つの重要な点は、周囲から「考えるのを止めてみたら」と言われても、自分が考えている感覚が薄れているために、それが患者にとってはとても難しい、ということだ。

3）からだが重くて動かない

ⅰ）鉛様麻痺という言葉

この言葉は英語のleaden paralysisの訳語である。

Leadは鉛だが、leadenは「鉛の」という意味の他に「重い」という意味があり、「鉛のように重い」と考えてよいだろう。Paralysisは「麻痺」を表す。麻痺は、神経がうまく働

かなくて筋肉が動かないものだが、典型例は脳卒中の後の、左か右の上肢と下肢の麻痺である。左右どちらかの上肢と下肢がうまく動かない。ここではからだではなくこころが話題なので、麻痺するのは左右両方でなければならない。従って、leaden paralysisは「四肢が鉛のように重くて、麻痺したかのように動かない」という意味になるだろう。

　この語は、前述の楽しい時だけ楽しくなる亜型のうつ病相の診断基準に挙げられている症状だが、次の点で臨床的に重要だと考える。

ⅱ）朝、起きられない

　抑うつ状態のために精神科を受診する中学生、高校生などの若者は数多い。中には学校に行けずに不登校が続いている生徒も多い。

　彼らの睡眠の周期は、単に「昼夜逆転」という日常用語とはかなり異なる不規則さ、つまり乱れを示す。

　彼らの睡眠のもう一つの特徴は、朝、起きられないことである。睡眠の周期が乱れているのだから朝に起きないのは当然だろうと思われるかもしれないが、目立つのは寝ている状態から目が覚めて、さあ起きようという時に独特の起きにくさを感じていることである。独特の、という部分がleaden paralysisに似ている。

　もちろん、眠くて起きられない場合もある。目が覚めているが、起きようという意欲が出ないために、おっくうなために、起きない例もある。やや意外に感じられるかもしれないが、目が覚めないので、結果として起きない場合もある。一方、目が覚めていて、起きようという気持ちもあるのだが、からだが重く感じられて動かないので起きることができないという若者がかなりいる。

　重く感じるのは、からだ全体か？　手足か？　胴体か？　と細かく尋ねると、必ずしも手足、つまり四肢という答えが返ってこずに、からだ全体や胴体と答える例もあるので、典型的なleaden paralysisとは言えないかもしれないが、しかしよく似ている。からだが重く感じられる時に抑うつ状態にあるので、なおさらである。「手足に神経が通っていないかのように動かない」という答えはまさに麻痺と同じで、よく観察していると感心させられる。

　彼らが亜型のうつ病相に該当するかどうかは、他の診断基準も検討しなければならないので、別の検討課題である。しかし、「起きられない」という状態を考える時に、「眠いから」、「おっくうだから」、「そもそも目が覚めないから」、そして、「からだが動かないから」の四つの見方が必要である。

4）うつ病相と躁病相の同時存在

　DSMはうつ病相と躁病相が同時に存在する混合病相を定義している。

　臨床上、時々認められる重要な状態であるが、正反対のものが同時に認められるとは、すぐには理解しにくい。どのように考えればよいのだろう。

　抑うつ気分と高揚気分が「同時」に存在することはあり得ない。

　頭が働かず、考えごとが進まない状態と、いろいろな考えが湧き上がるように出てくる状態も「同時」に存在し得ない。　意欲低下と意欲増進が「同時」に存在することはでき

ない。
　DSMの記載は、うつ病相と躁病相の両方が「１週間以上、認められる」である。同時存在はあり得ないので、どのように考えればよいのだろう。
　これは、例えば、うつ病相が前半の３日間、躁病相が後半の４日間、見られるという意味ではおそらくない。それならば「相が交代した」と言うだろう。
　相の交代が、極めて頻繁に、短時間の間に起こっている場合を想像してみる。例えば初めの１時間がうつ病相、次の１時間が躁病相、次の１時間がうつ病相というように続いている場合、実際上は「ほぼ同時」に二つの相が出現しているといってもよいであろう。ただし、DSMには「急速交代化」という付属語があるので、混合病相とは呼べないかもしれない。
　DSMに厳密に従うと、例えば、うつ病相の症状としてイライラした気分、食欲不振、落ち着きがない、自分は罪深い人間で家族に迷惑をかけてきたという感じ、死んでしまおうという考えの五つがあり、同時に躁病相の症状としてイライラした気分、多弁でしゃべり続ける、注意散漫、何かをしようとあせって動き回る、買い物をし続けるという五つがあれば、両方の病相の症状の基準は満たされる。同時に存在してはまずい場合を除いた症状の組み合わせを作るのである。
　ところで、もともとの躁うつ病の概念を形作ったクレペリン（Emil Kraepelin）は、別の角度から見た混合病相を示している[31]。これはあまり顧みられないが、機械的に見えて、実は十分に発見的な考え方だと思う。
　彼は、感情、思考、意欲の三つをそれぞれ「高まっている、促進している場合」と「低くなっている、停滞している場合」の２方向、つまり上下に分け、$2 \times 2 \times 2 = 8$通りの組み合わせを作り、それぞれに当てはまる患者例を記載している（**図３**）。例えば、感情は高揚、思考も早まっている、しかし意欲は低下。あるいは感情は下がり、思考は早まり、意欲は低下、など。
　実際に、例えば青年期のうつ病相にある患者は、それはごくありふれているのだが、クレペリンの考え方を採用すると理解しやすい例が多い。
　そこで、一部をクレペリンに準拠して混合病相を考える。
感情、思考、意欲が一方の極から反対の極へと振り子のように振れ続けるとする。悲しくて気持ちがうちひしがれていたのに、ふと涙が消え、自分もこれから何かできるかもしれないと感じ、しかしすぐに気持ちが暗くなる。おっくうで腰を上げるのもやっとだったのに、ふとからだが軽くなり洗濯を続け、しかしまた寝込む。考えようとしても頭が回転しなかったのに、ふと受験勉強を始め、しかしすぐに考えが淀む。このようにめまぐるしく交代し続ける。感情、思考、意欲が一緒になって揺れ動いたかと思うと、それぞれが独立して揺れ動く。これが１週間続くとする。
　死にたいという希死念慮は出ては消えるだろう。家族などの周囲の人たちに申し訳ないと考えたかと思うと、自分はかなりの人物で何かできるかもしれないと考える。ぼーっと

---

[31] Kraepelin E: Manic-depressive insanity and paranoia (translated by Barclay RM), E & Livingstone S, Edinburgh, 1921, pp. 99-116.

感情	思考	意欲	患者の様子
↑	↑	↑	躁病相
↓	↑	↑	悲しいが、考えすぎて、動きすぎる
↑	↓	↑	楽しく、動きすぎるが、考えられない
↑	↑	↓	楽しく、考えすぎるが、臥床がち
↑	↓	↓	楽しいが、考えられず、臥床がち
↓	↑	↓	悲しく、臥床がちだが、考えすぎる
↓	↓	↑	悲しく、考えられないが、動きすぎる
↓	↓	↓	うつ病相

図3　クレペリンによる混合病相の考え方
　上向きの矢印は、感情、思考、意欲というこころの働きが、量的に増える、質的に高まることを示す。下向きの矢印は、その逆となる。文献31を改変した。

していたかと思うと、きょろきょろと視線が宙をさまよう。新聞を読んでいたかと思うと、放り投げて興味が湧かないと漏らす。何かしようと動き回っていたかと思うと、疲れたと寝込んでしまう。このような変動が短時間のうちに、ある時は整然と、ある時はそれぞれが独立して現れる。

　このようなことが起こると考えると、厳密ではないが、躁病の症状とうつ病の症状が「同時に」存在しているいえる。しかも急速交代化に該当せず、混合病相と呼べる状態であろう。

　この場合、感情、思考、意欲という人を人らしく見せる働きが規則的に、あるいは不規則に揺れ動き続け、他のこころの働きも伴って変動するので、人格の統一性が保たれていないように見えるだろう。別の言葉を使うと、「だらしなく」見える。本当はだらしなくなっているのではない。なぜなら病気が良くなると普通の常識的な人である。症状のためにそう見えてしまい、時には「性格の問題なのでは」と見当外れの間違った見方をされてしまう。しかし本人の苦痛は極めて大きく、自殺を企てる危険性のある注意すべき状態である。

　すなわち、混合病相を考える時、DSMに加えてクレペリンの考え方を念頭に置くと、役に立つ場合が出てくるだろう。

5）睡眠、食欲、性欲

ⅰ）はじめに

この中では睡眠が最も重要である。

睡眠は、食欲や性欲と比べると、意思に影響されにくい。

食べ続けないことは意志の力で可能な場合がある。性を断つこともやろうと思えばできる。しかし、眠らないでい続けることは困難である。「食べないでおこう」はできる。しかし「眠らないでおこう」は、おそらく、できないだろう。

つまり睡眠は生き物のかなり根源的な部分と関係している。

うつ病や双極性障害では、睡眠の問題がかなりの頻度で現れる。

ⅱ）睡眠の不調の諸相

睡眠の不調は大ざっぱに言って次の四つの形のどれか、あるいはいくつかの組み合わせにより現れる。

第一、寝つきがよくない。床に入ってもなかなか眠れない。悶々として2時間を寝床で過ごし、ようやく眠りに入る。これは理解しやすい。

第二、夜中に目が覚める。悪夢を見て、あるいは自然に眠りが途切れる。ここで、再び眠りに入れるか、眠りに入ることができた場合にどのくらい時間がかかるか、そして翌日に本人が前夜の睡眠をどのように評価するかが大切である。「何回か目覚めたがすぐに眠れたので睡眠はそんなに悪くなかった」と評価する場合から、「ぜんぜん眠れなくてつらかった」と表現する場合までさまざまある。

第三、早朝に目覚めてしまう。ここは二つに分けられる。普段よりも早く、例えば4時に目が覚めてしまうが、それでも大丈夫であり、「さあ何かやろう」と床からすぐに出て、からだが軽く動く場合と、目が覚めるが気分が憂うつで、涙が出そうで、「自分と家族の未来はないのではないか」と考え続けるような場合の二つである。

第四、睡眠の時間帯が不規則である。うつ病の睡眠の特徴は、寝つきは悪くないものの、朝早く目覚めてしまい、その時に憂うつな気分が強まるとされる。一方、双極性障害では睡眠がとても不規則になる特徴があるようにみえる。横軸に24時間の目盛りを入れ、縦軸に1日から31日までの目盛りを入れる。横軸は1日を表し、縦軸は1カ月を示す表ができる。これを「睡眠覚醒リズム表」と呼ぶ（**図4-1，図4-2**）。この表で、寝ている時間帯を鉛筆で塗りつぶしてもらう。1カ月が終わり、塗りつぶされた横方向の黒い帯が、上から下まで並ぶ。普通は帯の左側、つまり寝入る時刻と、右側の目が覚める時刻は毎日、多少のずれはあっても、だいたい一定している。双極性障害の患者の一部では黒い帯がてんでんばらばらに記され、およそリズムというものがないようにみえる。

うつ病も双極性障害も、生き物の根源的な働きと思われる睡眠の不調が見られやすいという事実は、からだの中の時計がうまく働いていないのではないかと推測できる。

6）自殺

ⅰ）はじめに

自殺は、その人を知っている人々、こころとこころのつながりが良い方に深かった人々に大きな衝撃を与える。ただでさえ死は、人間であろうと動物であろうと、こころの距離が近いものに影響を与える。自殺は、本人にとり不幸なだけではなく、ことのほか周囲の

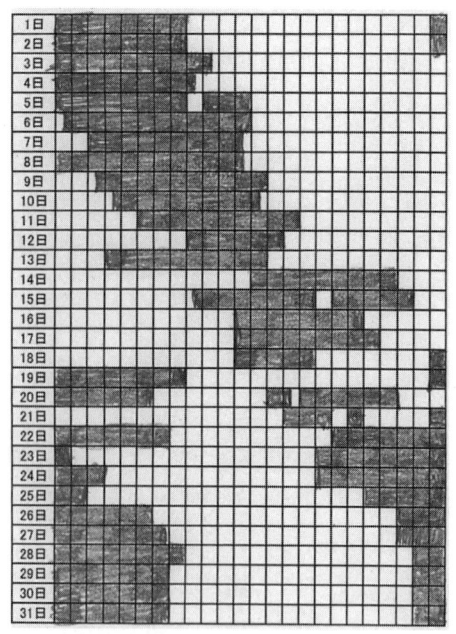

図4-1　睡眠覚醒リズム表
　横軸が0時から24時まで、縦軸が1日から31日までの表に、寝ている時間帯を鉛筆で黒く塗りつぶしてもらう。図の例では、睡眠時間帯が日ごとに少しずつ後方にずれていることが明瞭である。なお、これは架空に作った例である。

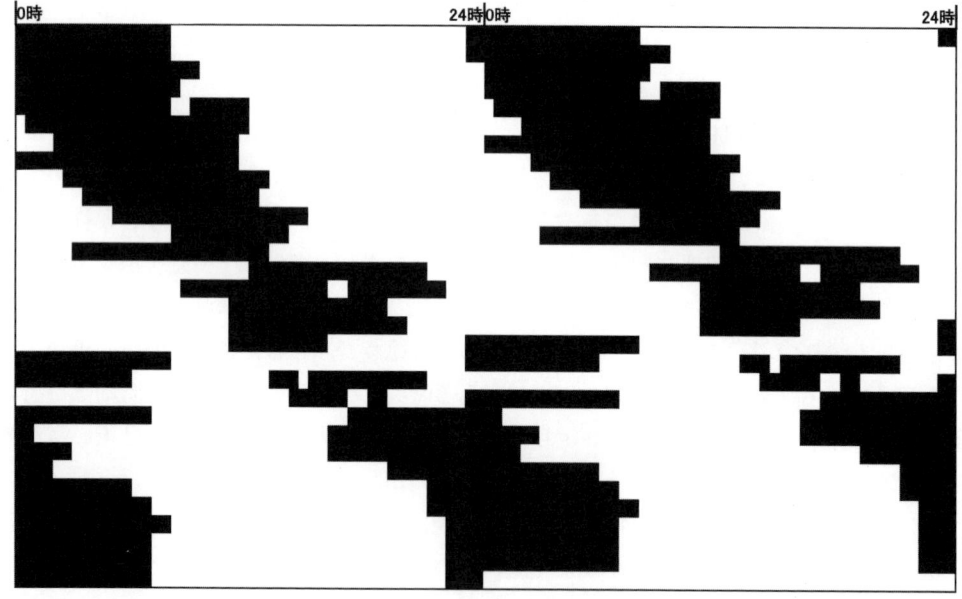

図4-2　ダブルプロット法による図示
　1行目は、1日目の24時間の後に2日目の24時間をつなげてある。2行目は、2日目の24時間の後に3日目の24時間をつなげてある。専門論文では、このように図示することがある。夜中の、日が変わる時間帯の様子が分かりやすい。

人々に強い悲しみを与える。
　でき得れば自殺をなくしたいと多くの人々は思う。
　自殺は次の四つの段階に分けて考えられる。

一つは、「死んでしまおう」という考えが頭に浮かぶ。一つは、死ぬための計画をする。もう一つは、死のうと思って実際に実行するが、死なない。最後は、実行して実際に死んでしまう。

どうあっても避けたいのは最後である。

ⅱ）双極性障害、うつ病と自殺

ここでは医療の現場の観点からのみ考える。自殺の背景はおそらく多岐にわたり、容易に記せない。治療中の患者に限定して、彼らを自殺に至らせないための注意点の一端だけを記す。

患者なので、皆、何らかのこころの病気の診断がついている。双極性障害やうつ病は自殺とつながりの深い病気の一つである。

躁病相、軽躁病相の時に自殺はおそらく企てられない。しかし、注意すべきは病相が変わりやすい時である。例えば躁病相が比較的長い期間続いており、時々短い期間のうつ病相が挟み込まれるとする。躁病相の中に短いうつ病相がある。うつ病相がとても短かった場合、よく観察していないと躁病相が続いているようにみえるだろう。仮にうつ病相になった時に自殺が企てられたとする。あんなに張り切って、しゃべりまくって、意気揚々とし過ぎており、こちらは迷惑を被っていたのに、なぜ自殺を、と周囲から思われる可能性がある。予想もつかない、まったく意外だ、ということになる。従って、躁病相であっても自殺の可能性を念頭に置く必要がある。

うつ病相や混合病相の時は自殺の危険性を常に考慮しておく。特に混合病相の場合、前述のように、感情、思考、意欲がそれぞれに短時間のうちに大きく揺れ動き、こころの統一性がゆるみ、患者自身が自らの行動を統制できなくなる可能性がある。死んでしまおうという考えが浮かび、行動に移そうとしかかった時に、感情と思考が変動して、気分が高揚し明るい未来を考えても、しかかった行動を続けてしまうことはあり得る。意欲を思考が抑えられない。

うつ病相における自殺企図への道筋には、いろいろな可能性が考えられるが、例として二つだけを挙げる。

第一、病状が重篤であると、気分がひどくゆううつで悲しく、頭が働かないながらも「死のう」という考えが出たが、からだを動かす意欲もないので、結果的に自殺企図に至らなかった。しかし、治療により、感情と思考はあまり改善していないが、意欲だけが少し改善したとする。するとからだを動かせるようになっているので、「死のう」という考えが実際の行動につながってしまうおそれがある。うつ病相の治っていく過程では、症状により治り方の早さが異なり、意欲の低下は最後の方で良くなっていくと言われるが[32]、可能性として挙げておく。

第二、うつ病相において「焦燥感」という言葉がある。そわそわして、じっとしていられず、部屋の中をうろうろ歩き回る。「ダメだダメだ、自分は終わったのかもしれない」と悲観的な話を続け、一つのところに留まっていない。動き回る。この時に死の考えが浮

---

32) 笠原嘉：軽症うつ病：「ゆううつ」の精神病理．講談社，1996年，172-181頁．

かぶと、からだが動いて実行してしまう可能性がある。

ⅲ）自殺のおそれ

自殺を口にしている患者が実際に自殺を決行するかどうかを予測する必要があるが、これから先の将来の予測はもちろん確実ではない。しかし、だからといって、自殺を口にしている患者を全員、保護し、例えば入院させるのは現実的でない。

現実的でない理由を、ある書物[33]の記述から、改変して以下に示す。

——自殺を口にしている100人のうつ病相にある患者がいたとする。そのうち、10人が実際に自殺を実行すると仮定する。さらに、極めてすぐれた自殺予知能力を有する精神科医がおり、その予知の確率は70％だったとする。100人の患者が診察を受けた。自殺を実行する10人のうち、7人は診察にて自殺をすると判定され、例えば入院となるが、3人は自殺をしない患者と判定される。一方、自殺をしない90人のうち、63人は診察により自殺をしないと判定されるが、27人は自殺をすると判定され、例えば入院となる。3人は必要な入院がなされず、27人は不要な入院を経験する。そこで、3人を避けたいので100人全員が入院となると、うち90人は不要な入院である。これは現実的ではない——。

従って、100人の集団で考えるのではなく、一人一人の患者のさまざまな観点からの診察による評価となる。実際の臨床もそうなっている。そして、時にその場はとても緊張を帯びた状況となるだろう。自殺を口にすると周囲の人はたじろぐ。心配し、焦り、何かしなければならないと思ってしまう。絶対の予測はないからといって、そこで考えることを放棄して、例えば安易に入院させると、臨床の能力が研ぎ澄まされなくなる。退院の判断も安易になる。「自殺しないと言っているので退院としよう」——。予測が困難な状況において、十分に考えて判断しようとすると、自分の判断が間違っている可能性を念頭に置くことになるので、緊張は高まる。しかし、それが現実の臨床現場である。

ⅲ）手首自傷

手首自傷には、前述したように、さまざまな背景がある。臨床場面では双極性障害の患者に手首自傷の多い印象がある。患者が述べる話をまとめると、抑うつ気分がある一方で、頭の中の考えはたくさんあり、悲観的な内容の考えが渦巻いて止められない。すると行動を意志により制御しにくくなり、手首を切ってしまう。

もちろん、手首自傷があれば双極性障害、ということではない。

6．診断の順番

1）厄介なこと

躁病相や混合病相が認められた時、診断は容易であり、双極性障害である。しかし、うつ病相があった場合、診断はとても難しくなる。

うつ病と診断するためには過去に躁病相、軽躁病相、混合病相がなかったことを確認し

---

33) 西山詮：精神保健法の鑑定と審査：指定医のための理論と実際　改訂版．新興医学出版社，1984年，82頁．

なければならない。特に注意すべきは過去の軽躁病相である。

　軽躁病相の時、患者は自分の調子が良いと感ずる。家族からも、本人が元気に動き回っているので異変と見なされにくい。過去の軽躁病相は見逃されやすいという研究は数多い。

　うつ病相がなければ軽躁病相はほとんど問題とされず、病院にも行かないだろう。軽躁病相が軽視され、見逃されやすいのは、世の中に「明るい人は良い、暗い人は悪い」という価値観があるからかもしれない。にこやかで元気な人は評価されやすく、表情が乏しく動きの少ない人は評価されにくいのかもしれない。すると病気でない元気の良さと軽躁病相の元気の良さは区別が難しい。軽躁病相にある人が「活発で調子は良かったよ」と、病気とみなされない、あるいは逆に病気でない多少の活動性の高まりが軽躁病相の症状とされてしまう。このあたりの臨床判断はとても難しいだろう。

　本人に元気がある時は周囲も心配しないが、元気がない時は、それが少し元気でないだけの場合でも周囲は心配する。DSMに「軽躁病相」の定義があって、「軽うつ病相」の定義がないのは、「元気がない場合」は少しでも見逃されにくいので、わざわざ定義しなくても大丈夫だが、「少し元気な状態」の軽躁病相は、定義しておかないと注意を向けてもらえないので、わざわざ定義しておくという側面もあると考える。

　繰り返すが、軽躁病相だけの場合は日常生活上、さほど問題とされず、病院にも来ないだろうから注意する必要性は少ない。

　しかし、軽躁病相とうつ病相の両方がある場合は十分に考えなければならない。なぜなら過去の軽躁病相が見逃されたうつ病相はうつ病と誤診され、見逃されなかったならば双極性障害と正しく診断され、かつうつ病と双極性障害は治療が異なるからである。

　ここで、さらに困難な点は、軽躁病相が4日間以上続くことと定義されていることである。これは4日間続けばよいという意味であり、例えば20歳の患者がうつ病相を示していた場合、少なくとも高校時代まで、時には中学時代までさかのぼる必要があるが、すると5年間、つまり1,800日余り、あるいは8年間、つまり2,900日余りの中から4日間を探すことになる。実際は、このような単純計算、無味乾燥な話ではなく、さまざまな観点から考えて診察をするが、理屈上はそうなる。言い換えれば、それほど慎重な診察が必要である、という意味になるだろう。

　さらに将来の躁病相、軽躁病相、混合病相を予測する必要もある。この点は前述したが、診断基準が触れていない部分なので、さまざまな研究結果を取り入れ、診断にあたる必要がある。

2）双極性障害がまずあり、うつ病はその次である

　うつ病相があっても、もしかすると双極性障害のうつ病相かもしれないと考えておくと、うつ病の診断は慎重になされるだろう。それは治療上も好ましいことである。これはうつ病よりもまず双極性障害を念頭においておくことにつながる。

　つまり、双極性障害とうつ病は並列の関係ではなく、前者が優先される。

不安を主とする病気

1．不安と心配

1）不安と心配の違い

　「不安」の語は日常でも抵抗なく使われ、なじみのある言葉であり、そのために病気の症状としての不安も「軽く」扱われがちだが、不安を正しく理解することはかなり難しい。

　私たちが日常の会話の中で使う「不安」という言葉の多くは、本当は「心配」という意味である。

　「あすの試験がうまくいくかどうか不安だ」、「なかなか仕事がみつからなくて、どうなるか不安です」などは、不安の語を心配の語に置き換えても意味が通じる。

　心配という言葉は二つの特徴を持つ。一つ目は、心配は、主に近い将来、時には遠い未来のことについて使用される。過去の出来事について使われることはない。「昨年の入試に失敗したのは心配だ」という文章はあり得ない。「昨年の入試に失敗したから、今年の入試も心配だ」という文章は、これから先のことが主題なのであり得る。また、今、つまり現在のことについても似合わない。「今、作っている企画書の内容が心配だ」はあり得ない。しかし「今、作っている企画書が採用されるか心配だ」はあり得るだろう。つまり、心配という言葉は、現在を含まない、これから先のことについて使用される。

　二つ目の特徴は、心配の言葉には必ず対象がある。入試などの試験や求職活動、企画書の採用などの結果がどうなるか、うまくいくか、できれば思い通りになってほしい、という意味が込められている。対象のない心配はない。「何か分からないけれど心配です」という文章は、使われるかもしれないが、理屈の上ではあり得ない。

　つまり心配は、これから先の出来事について、本人が考え、感じることである。

　ところで、精神医学で使用される「不安」という言葉は、心配と似ている部分もあるが、多くはかなり異なる。

　第一に、不安には対象がない。「何か分からないけれど不安です」という言葉は精神医学的にあり得る。ところで、もう少し深く考えてみよう。盲点かもしれないが、対象がないのだとしたら、不安になったらどうなるのだろう。不安と考えられることの対象がないのだから、その不安を訴えている当人はどういう状況に陥っているのだろう。これはとても理解しにくい状態である。

　第二に、不安は過去でも未来でもない、いま、現在にかかわる事柄である。当人は、対象がないのにもかかわらず、ではなく、対象がないからこそ苦しむのであるから、それは、今、従って現在でなければならない。なぜなら過去や未来は、あった出来事やあり得る出来事の集まりなので、不安ではなく、過去ならば後悔や思い出、未来ならば心配や希望が生まれるからである。不安は瞬間瞬間の時間が流れている現在の中に出現する。

　ここが、心配の多くは病気の症状ではなく、不安が病気の症状であることの境目である。

2）不安になった時、どんなことが起こるか

まず、心配事がある時のことを考えてみよう。

おそらく胸がどきどきし、体がほてり、緊張し、落ち着かず歩き回るだろう。しかし、それは心配事が近くにあるために感じられる、あるいは観察されるのであり、心配事が過ぎ去ったあとには（それはいずれ必ず過ぎ去る）、消えるだろう。

不安と呼ばれる状況になった時、こころの働きだけではなく、いやむしろからだの働きの方に、より多くの変調が現れてくる。

息苦しくなる、胸がどきどきする、頭がぼっとする、頭やからだがふらつく、吐き気がする、冷や汗が出る、おなかの調子が悪くなる、からだが震える、からだがしびれたり痛む、寒気がする、あるいはからだがほてる、といったからだの変調が、もちろんすべてではないが、その多くが現れる。

ここに、こころの変調が重なる。自分が自分でなくなるような感覚、死んでしまうのではないか、あるいはそこまでいかなくても、倒れてしまうのではないかという感覚、自分を制御できない感覚、気が狂ってしまうのではないかという感覚、などが、これも必ずすべてというわけではないが、現れてくる。

このようなからだとこころの変調を、対象もないのに、つまり理由もないのに感じたら、その人はどう思うだろうか。ここは重要な点であり、いくら強調しても、しすぎることはない。不安を抱いている人は、自分がどうにかなってしまいそうな感覚、つまり恐怖を覚える。「怖いですか？」という問いに患者はたいてい同意する。この怖さは、心配事のあるときの緊張感などとは比較にならない苦痛を与える。

不安の現れ方は大きく二つある。一つは、何ともなかったのに突然出現する。もう一つは、長い間だらだらと続く。前者を「パニック発作（panic attack）」と呼び、後者は難しい言葉だが「浮動不安（free-floating anxiety）」と記される。

3）不安の最中にいる人の不幸

不安による恐怖感は周囲の人に理解されないことが多い。何の理由もないのに、おびえ、落ち着かず、慌てふためき、人々に助けを求める姿は、真に心優しい人からはなぐさめられるだろうが（なぐさめによって不安が消えるわけではないものの、本人にとっては心強いだろう）、たいていは、哀れに見られたり、軽く見られたり、性格に結び付けられたりする。不安が何回も繰り返し出現し、あるいは長引くと、だらしなく見え（理由もない恐怖に打ちのめされて、だらしなくならない人がいるだろうか）、周囲からはだめな人間だと思われることもある。

これは不安を体験している人にとっての不幸である。つまり、不安自体の苦しみと周囲から理解されにくいという苦しみが重なるのである。

4）不安に耐えることは難しい

不安は生い立ち、性格、家庭環境、社会的地位、貧富などとは無関係に、運悪く不安が出やすい人に認められるので、例えば筋骨隆々の闘士も不安症状を覚え、理由のない恐怖

に恐れおののくことがあり得る。

　ここで、痛みや逆境や苦しい練習が、時には快感を生ずることがあるのに対し、不安が快感を生まないことは重要である。言い換えれば、「不安は兵（つわもの）も耐えることができない」。

5）不安についてのその他の注意点

　人々は、本来ならば「心配」の語を使うべき場合に、「不安」の言葉を使用することが多い。患者が「不安でたまらない」と言った時に、不安症状があると鵜呑みにしてはならない。不安と心配のどちらなのかを確認する必要がある。

　幸いなことに不安によって死ぬことはなく、またある程度に有効な治療法がある。不安症状を適切に捉え、治療に結び付けるべきであろう。

2．不安とこころの病気

　不安という症状が中心となっている病気をまとめて「不安障害」と呼ぶ。

　しかし、ここで考えてみる必要がある。

　不安は情動に近いこころの働きである。また、不安を抱けば分かるだろうが、思考、意欲、記憶、自我意識にも影響が及ぶ。

　不安を抱いて、平静に物事を考えることはできない。不安があると、足が地に着かず何かをやろうという気にならない。不安のもとでは注意力が散漫になり、見たり聞いたり、体験したりしたことを十分に覚えていないことがある。それは認知症になったのではない。周囲の出来事を一通り覚えておく作業は、こころがかなり安定していないとできない。不安は、その人の存在そのものを、統合失調症のような異質な形ではなく、世間の常識に近いが、それでも質が異なる形で、脅かす。足が地に着かない感覚は「自分が確かにいる」という感覚を損なわせる。

　従って不安障害の患者を診る時に、そこだけに集中せず、他のこころの働きがどうなっているかについて、目を配る必要性は大きい。

　例えば、不安を主とする不安障害と、双極性障害とうつ病という気分が代表的な症状である気分障害は、よく同時に存在し、二つの診断名がつく。

　不安を主症状としていても、うつ病や双極性障害があるかないか、そしてその逆を念頭に置かねばならない[34]。これは一例である。

　次に述べるパニック発作は、どんな病気でも起こっておかしくはない。統合失調症、物質依存など、いろいろな病気でパニック発作は起こり得る。

　従って、「パニック発作があった、だからパニック障害だ」と考えない方がよい。確かに他の症状がなく、パニック発作だけがあり、診断基準からパニック障害とみなし得る患者はいる。しかし、それでも他の可能性も考え、目を配ることは重要である。

---

34) Lamers F, van Oppen P, Comijs HC, Smit JH, Spinhoven P, van Balkom AJ, Nolen WA, Zitman FG, Beekman AT, Penninx BW: Comorbidity patterns of anxiety and depressive disorders in a large cohort study: the Netherlands Study of Depression and Anxiety (NESDA). Journal of Clinical Psychiatry, 2011; 72: 341-348.

つまり不安という症状はかなりありふれており、いろいろなこころの病気に併存する可能性がある。ここで繰り返すが、不安は精神医学の症状としての不安であり、日常会話で使われる不安（それは心配の意味である）ではない。

3．パニック発作（不安発作）

1）はじめに

「パニック」の語は日常よく使用される。

深刻な事態に陥り混乱して仲間に助けを求める、あるいはささいなことにどぎまぎしたけれども冗談として友人に笑って伝える、いずれにしても、予想外の出来事が起こり、多少とも気が動転した時に使われる。

しかし、パニック発作の「パニック」は、このようなパニックとはまったく異なる。

「パニック発作」というより「不安発作」と記した方が分かりやすいかもしれない。つまり不安が発作的に出てくる。発作的とは、それまで何ともなかったのに急に、と言う意味である。「急に」とは数秒から数分の間にと考えてよい。

第1回目の発作はさしたるきっかけがなく現れる。後から振り返れば、そういえば疲れがたまっていたとか、嫌なことが続いていたとか、きっかけらしきものを思いつくかもしれないが、重要なことはこれがきっかけとは限らないことである。後から思いついたことが正しいとは限らない。根拠がなければ意見にすぎない。従って、疲労がたまるとパニック発作が起こると考えるのは間違いである。「そうかもしれないし、そうでないかもしれないが、根拠がないのでどちらか分からない」と考えることが適切である。きっかけを探すのは、あまり意味がない。

大切なことは、ある日、予想もしていない時に、数秒から数分までの間にふわーっと、不安がその人に降りかかった、という事実である。これは多くの人がたじろぐ体験だろう。普通には理解できない出来事が起こったのである。

2）どのような症状が現れるか

不安というこころの症状と思われがちだが、パニック発作の診断基準を見ると、からだの症状の多く並んでいることに気づかされるだろう。

以下は少し前に述べたことである。しかし重要な箇所なので繰り返す。からだの症状として、胸がドキドキする、呼吸がしにくい、喉が詰まっているように感ずる、汗が出る、頭がぼーっとする、頭がふらつく、からだが震える、からだがほてる、寒気がする、吐きけがする、胸が痛くなる、腹が痛くなる、手足がうずく、などが認められる。からだに症状が出ているが、調べてもからだの病気は見つからない。

さらに、こころの症状として、自分が自分でなくなるような気がする、気が狂ってしまうのでないか、自分がどうにかなってしまうのではないか、死んでしまうのではないか、自分で自分を制御できないように感じる、などが認められる。

もちろん、これらの症状がすべて出てくるわけではない。4個か5個の場合もある。

重要なことは、発作の間とても怖いことである。強い恐怖感を伴っている。世間の人々

も知っている言葉、「過呼吸発作」の場合は恐怖感を伴わないことが多いと思う。ここが両者を見分ける一つの着目点だと思う。この強い恐怖は患者をかなり打ちのめす。

この恐怖感は周囲の人になかなか理解されない。戦争の恐怖は、実際に空襲に遭い、傍で爆弾が破裂する現場を体験しなければ、本当のところでは分からないが、それでも「怖いだろうな」と想像を働かせることは可能である。しかしパニック発作の恐怖感は実際に経験してみないと理解しにくい。かなり想像しても分かりにくい。従って、この発作はどうしても軽く扱われがちである。

3）パニック発作が起こると

パニック発作が何回も起こると患者はどのように考えるのか、あるいは感じるだろうか。「また発作が起こったらどうしよう」という心配が出てくる。事実、発作が起こる。「また起こってしまった。怖かった。これからも同じ怖い思いをするのは嫌だ」。しかし、また発作が起こる。これが繰り返されると、「発作が起こったらどうしよう」という心配がいわば固定化され、発作が起こっていない時も何となく緊張して、ゆとりのない感覚が続く。この心配を「予期不安」と呼ぶ。不安の語があるが、実際は心配を含んだ不安である。パニック発作が起こったら嫌だ、というのは心配である。しかし、その背後に緊張感や胸がどきどきする動悸や何となく体が宙に浮いた感覚などがあり、これは不安と呼ぶにふさわしい。波打ち際の波のように満ちては引く変動を示すので「浮動不安（free-floating anxiety）」と呼ばれる。

程度が軽ければ、予期不安も少なく、発作の頻度も低く、生活への支障も小さいだろう。不自由さを感じにくい。

しかし、ある程度に重くなると、生活の支障が大きくなる。部活動に励んでいても、家事をしていても、仕事をしていても、心配と不安が顔を出して、例えば食材の買い物で必要なものを買い残したまま早めに家に帰る、仕事の能率が落ちる、生徒ならば学校を休むかもしれない。極度になると家から出られなくなる。

不安は兵も耐えられないが、特にパニック発作が起こって動じない人は皆無であろう。体験してみれば分かる。あるいは発作中の患者を何人も見ていると、その恐怖感の凄まじさは容易に想像できる。

4）その他の留意点

パニック発作が起こっても病気とは言えない。パニック発作は症状であり、病気は症状の集まりなので、それだけでは病気とならない。パニック発作以外の条件が満たされると病気となる。

しかも、その病気は後述のパニック障害だけではない。別の病気でもパニック発作を診断基準に入れている場合がある。

例えば、患者が病院を受診することはまずないので架空の話に近くなるが、高所恐怖症を考えてみよう。この場合、高い所に行くと、足がすくむどころではなく、パニック発作の出現する場合がある。普通は高い所に行かなければよく、それは日常生活でかなり可能なため病気にならないが、もしこのためにひどく悩み、高い所に行った自分を頭の中で想

像するたびに不安に襲われ、日常生活にかなりの支障が出ているならば、パニック障害ではなく高所恐怖症と診断されるだろう。

5）広場恐怖

　広場恐怖はagoraphobiaという英語の訳語である。

　「広場」の語は、少なくとも私たちの日常の生活の中でほとんど使用されない。すると「広場恐怖」と言われても、その意味はよく分からないだろう。例えば高所恐怖症は、高い所に行くと不安が生じ怖くなる。広場が怖いとは、広場に行くとパニック発作が生じるので怖いという意味である。しかし広場の言葉自体が日常であまり使われず、そこで「広場とは何か」と考えると、校庭、街中の空き地、あるいは都会の駅前の空間など、人により広場について考える内容が異なるだろう。どういう意味なのだろう。

　ここは別の言い方で表す。まず、広場を、広い場所であり、人々が集う場所であり、かつ境界がある程度はっきりしていると定めてみる。

　校庭は広くて、境界がはっきりしていて、休み時間になれば児童や生徒がそれぞれに遊んでいる。夕方から夜の校庭は人が誰もいないので、怖くなってもおかしくはないが、広場恐怖とはそういうことなのか。そうではない。

　広場の具体的な例を挙げてみよう。映画館で人気の映画が始まると、上映場所はそれなりに広くて、たくさんの人が集まっていて、境界は極めてはっきりしている。長い橋の道路が車で混雑している時、橋はそれなりに広くて、人の乗った車が集まっていて、かつ境界もはっきりしているといえる。家族向け食堂は自宅よりも広く、混んでいれば人が多く、境界は明瞭である。研修会の会場も同じ。

　ここで重要な点は、校庭は比較的に自由にその場から離れることができる。疲れたら教室に戻る。しかし、映画館や渋滞した橋の上や食堂や研修会の会場では、自由にその場から離れることができない。「映画館なら自由じゃないか」と思われるかもしれないが、端の席に座っているのならばともかく、そうでなければ他の客に、「どうもすみません」と断らなければ席を立つことができない。さらにほとんどの観客が映写幕を見ている時に席を立つのも何か場違いだ。混雑した橋の道路でも、その場から離れることは難しい。運転手ならば車を置いて橋を歩いて逆戻りすることはあり得ない。食堂でも、食事が終わってないのにもかかわらず、席を立って食堂から出るのは周囲からは「何があったのだろう」と思われても不思議ではない、何となく出にくい。研修会の会場も映画館と同じ。

　つまり広場恐怖の「広場」の本意は、「何かあった時に、そこから立ち去ることが難しい」という点にある。

　ここで、広くて、人々が集う場所という条件を外して、境界がはっきりしており、そこからすぐには立ち去ることができないという条件を残すと、病気としての広場恐怖の「広場」によく当てはまる場所や状況をたくさん挙げることができる。バスの中、各駅停車ではなく特急電車の中、エレベーターの中、床屋や美容院の席に座っている時、歯医者での治療中、MRIという医療機器の中にいる時、とりわけ飛んでいる飛行機の中は特別であって、その場から立ち去ることは不可能である。

　このような場所でパニック発作が出現する。しかし逃げ出そうと思っても容易に逃げ出

せない。とても困るだろう。するとその場所には行かないようになる。特急列車に乗らない、エレベーターに入らない、飛行機に乗らない。これは、やろうと思えばできる。しかし、床屋や美容院や歯医者は、普段の日常生活の中で人々が気軽に行く場所である。そのような場所に行くことができない、とすると、例えば床屋に行かずに奥さんに髪を切ってもらう、歯が痛くなったら歯医者に行かずに鎮痛薬を飲む、しかし、これはかなり困る事態であるといってよいであろう。

「恐怖」という言葉には、時に「避ける」や「嫌う」という意味が含まれる。広場恐怖が軽度ならば避ける場所は少なく、生活の支障はさほど大きくはない。しかし極度に重くなると自宅から出られなくなるだろう。

近くの人が助けてあげればよいのに、と思われるかもしれない。「大丈夫だから安心するように」と声をかける。しかしパニック発作は短い時間だがその人の存在基盤を揺るがすように感じさせる事態である。常識的に考えない方がよい。安心させようとすることは重要だが、安心させることは難しいだろう。

別の見方をすると、このような恐怖、あるいは不安症状の出現は、生き物の長い歴史を振り返れば、生存に有利に働いたともいえる。何が起こるか分からない、逃げ出すことの難しい状況で、不安症状が出現しなければ生命が絶たれる危険性が高まる。広場恐怖を有する人は苦しいが、ある意味で、生物の進化を如実に体現しているのかもしれない。

6）パニック障害という病気

パニック障害はパニック発作が何回も起こり、予期不安を抱き、あるいは日常生活にかなりの支障が出ている状態を指す。不思議なことだが、広場恐怖を伴う患者と伴わない患者がいる。

この病気はかなりありふれている。名の知れた芸能人が告白している場合もある。また病院を受診することも多い。パニック発作が繰り返されると、普通はかなりの苦痛を覚えるので、「なんとかしてほしい」と考えるのも無理はない。

しかし、「厄介なことが自分に起こっているな」と思いながらも、例えば恥ずかしさのために他人に言わずに耐え忍んでいる場合もある。子どもや青年が自分に起こっている出来事をうまく言葉に言い表せず、ただおびえている、ただ混乱しているように見える場合もある。「もしかしたらパニック障害があるのでは？」と推測するには、かなりの臨床経験が必要だが、診察の際、この可能性を常に頭の片隅に置いておくことが大切である。

4．心配が多すぎる

心配は、たいていは病気の症状でないが、それが不自然に大きくなった場合、病気とされる。
心配の範囲が広がり、心配の時間が長くなり、心配の理由が分かりにくいと不自然になる。

心配は、おそらく多くの人が抱くこころの動きである。その元となる出来事を心配事という。そして、心配事があるために、その結果として不安症状が現れる場合がある。

今度の資格試験がうまくいくか心配だ。なんとか受かりたいし、勉強もそれなりにやってきた、しかし自信があるほどではない。近頃は胸がドキドキするし、夜もハッと目覚め

て熟睡できないこともある、なんとなくからだがフワフワした感じもある――しかし、試験日は必ずやってきて、合否も必ず分かる。すなわち資格試験の心配は少なくとも一過性である。

心配が長く続くこともある。漁師の夫が出漁した。半年は帰ってこない。無事に帰ってくるだろうか。毎回、必ず帰ってきたし、近所の主婦たちは「大丈夫だよ」と言うが、こころの奥底では夫が無事かどうか心配しては、心配が消え、また心配する。しかし、その心配事は限定的であり、たくさんあるわけではない。

心配事がたくさんあっても、それだけで病気と言えない。長男の成績、長女の友達関係、父親の病気、母親の苦労、家計など、これらは心配してもおかしくないことだ。

しかし、次のような例になると不自然と言わざるを得ない。

膝が痛むが老化だろうか、自宅の廊下が少したわんでいるような気がするが、しろありだろうか、近所の主婦たちとこれからもずっとうまくやっていけるだろうか、洗濯物はすぐに干さないと布地が悪くならないだろうか、掃除をしているのに風呂場がかび臭い気がするけれど風通しが悪いのだろうか、電気料金をもっと抑えないと家計に響くかもしれない、夫の給料でこれからうまくやっていけるのだろうか、となりの奥さんはあんなに頑張っているのに自分は主婦としての仕事をうまくできているだろうか、こんなにたくさんの空き缶があって不燃物の回収日に間に合わせられるだろうか、買い物の途中で道を歩いている時に行き来する車にはねられるのではないか、県外に就職した息子はうまくやっているだろうか、この前に息子に送った食料品は腐っていないだろうか、その息子は結婚できるのだろうか、このような心配が延々と続く。理屈の上では心配してもおかしくはないことだが、今そんなに心配する必要もないことや、心配してもどうしようもないことがたくさんありすぎて、周囲の人には分からない。心配性が強すぎる性格の問題だろうと片付けられるかもしれない。

このような場合に「全般性不安障害」の診断がなされる。「全般性」とは心配事が日常生活の中でとてもたくさんあるという意味である。ここでの「不安」の語は「心配」の語に置き換えた方が理解しやすい。

心配がこれほどになると不安が現れる。緊張感が一日中とれない、十分に眠れない、イライラしやすい、疲れやすいなどが診断基準に挙げられているが、これらは不安症状、あるいは不安に基づく症状である。

つまり、まず心配があり、その結果として不安が出てくる。

心配するというこころの働きは、生きていくために、あるいは社会をうまく成り立たせていくためにどうしても必要である。何も心配しない人ばかり集まっていると、事故が多発するかもしれない。心配が行き過ぎた場合が病気であり、必要な心配は病気ではない。

5．癖？　しないではおれないこと

1）はじめに

物事をきちんと行う人がいなければ、世の中はうまく動かない。

通勤電車の車掌が扉を閉める時に、縦列を組んだ列車を後ろから観察し、駅員と連絡を

とり、安全だと判断して扉を閉める器具を作動させなければ、けが人が続くだろう。
　会社の会計の表計算の数字を繰り返し確かめる人がいなければ、会社の信用は落ちる。
　きちんとする、とは世の中では「神経質」という言葉に結び付けられるかもしれない。しかし、神経質という言葉は意味があいまいであり、何を指しているのかが不明確である。物事を敏感に捉える傾向を指すのか、細かな点を詮索することを指すのか、あるいは他のことなのか。さらに、この言葉は陰性の印象を含んでいる。「神経質」を良い意味で使うことはあまりない。臨床上、「神経質」という言葉は使わない方がよい。「きちんとする」とは良いことである。

2）きちんとすること

　ところで、きちんとする場合もさまざまな程度がある。
　表計算の数字を5回確かめるのはよくあることかもしれない。しかし、50回確かめて、それも1カ月が経過しても終わらなければ、よくあることとはいえないだろう。
　きちんとするにもおのずと限度がある。ただし、限度はそれぞれ異なる幅を持つ。
　さらに、きちんとしようとしている人の気持ちの話も絡んでくる。
　ここで上司から「50回確かめなさい」と指示されている場合は除く。そのような指示がなくて、自発的に行う場合、その人はきちんとした人なのだから50回を繰り返すのだが、「これは重要な仕事なのだから50回繰り返さなければならない」と考える場合から、「重要だと分かっているけれど、さっき確かめたのだから間違えようがない、しかし見落としがあるかもしれない」と心配し、無駄に近いと自覚しながら、しかし繰り返さずにはおれない場合まで範囲は広がる。
　後者に近づくほど病気に近くなる。本人が強く困っている、あるいは周囲がひどく心配している時に病気となる。
　しかし、病気ではない程度のきちんとした行為は、繰り返しになるが、とても重要である。そうでなければ毎日の社会が進んでいかない。

3）確認を繰り返す

　ある人が、自宅の玄関の鍵を閉める。玄関のたたきから上がった時に、ふと、引き返して戸が閉まっているかどうか確認する。閉まっている。たたきから部屋に行こうとした時に、また戻って、鍵がしっかり横に倒れているか確認する、取っ手に手をかけてがたがた動かして開かないことを確認する。寝床に入る。ふと心配になり玄関に行き、戸が閉まっているか確認する。
　確認の回数が3度か4度ならばともかく、30回、40回になると当人も困るかもしれない。15分か20分を費やしてしまう。家人もおかしなことをしているなと思うかもしれない。しかし300回になると、さすがに普通ではないと誰もが思うだろう。
　しかし、これだけでは症状とはいえない。次のような特徴を持っていれば症状といえる。持っていなければ癖というべきかもしれない。
　第一に、この人はふと心配になり玄関に行くのだが、何が心配なのだろう。心配ならば対象があるはずだ。何だろう。鍵が閉まっていないと、誰かが侵入してきて家人に危害を

加えるかもしれない、だから確認する。ここに「念には念を入れて」という雰囲気はない。例えば将来のある小さな娘が乱暴されるのが、端的に、心配なのである。つまり、「確認をしないと大変なことが起きる」という考えがある。

　第二に、一方で、鍵が閉まっていることは分かっている。初めに閉めたところで、それはほぼ確実である。2、3回繰り返せば、「ほぼ」は消えて、鍵は確実に閉まっている。ただ「絶対に確実か」と問われれば答えに困る。世の中に絶対という言葉が使える事態は少ない。しかし当人には鍵は閉まっているという感触がある。

　第三に、確実に閉まっていることは分かっているのにもかかわらず、確認を繰り返すので、自分は無意味なことをしているな、馬鹿げたことをしているな、という感覚がある。ただ子どもの場合はこの無意味感は小さいかもしれない。

　第四に、ではなぜ確認を繰り返すのだろう。それは確認をせずに我慢してみると分かる。からだの底から、こころの中から、不安が湧き上がってくる。胸は動悸を打ち、腋の下は汗でぬれ、喉が詰まり、自分の居所がなくなるような、つまり、不安の症状が溢れてくる。前述のように、不安に耐えることは極めて難しい。従って確認をするのである。確認すれば不安は一応治まる。

　第五に、無意味だと思っていることを繰り返さなければならない。これは当人にとって苦痛だろう。確認をただ繰り返しているのではない。繰り返さないではおれないのである。これは、ある意味で、集中力がひどく高まっている状態である。注意がほとんど施錠に向かっている。自分が行っているという感触が大きすぎる。

　このような行動を、専門用語で、「強迫行為」と呼ぶ。

　強迫行為は確認にとどまらない。手を繰り返し洗う、トイレに行くたびにシャワーでからだを洗う、むやみに物を集める、あるいは捨てられずに自室がさまざまな物で溢れている、字を書いては消しゴムで消して書き直す、などさまざま行為がある。

　注意すべきことに、行為なので周囲の人々、多くは家族が気づきそうに思われ、確かに気づいている場合もあるが、家族の目を盗むように行われ、本人が口にしないと気づかれずに時が流れてしまう。

　逆に、強迫行為を自分ではせずに、家族に代わりにやらせる場合がある。施錠を母親に繰り返し確認させる、廊下が不潔だと兄弟に消毒液で拭わせる。このような例は「周囲を巻き込む」と表現される。程度が強くなると家族は疲弊するだろう。

4）繰り返し考える

　例えば、数字の7を目にすると卑猥なことを考えずにはおれない。ふと排泄物のことを考えてしまい、そのものの情景が浮かび上がる。子どもを見ると傷つけなければならないという考えを振り払うことができない。高速道路を運転していて中央分離帯に車をぶつけてしまえと考えずにはおれない。これが繰り返される。

　この場合に、考えないでおくと大変な出来事が起こるという心配はない。しかし無意味な考えを繰り返しているという感触がある。考えまい、考えまいとすると不安が生ずる。自分が考えているという感触が極度にある。意味のない考えを繰り返さないではおれないという居心地の悪さが強い。

このように考えを繰り返すことを専門用語で「強迫観念」と呼ぶ。

この考えを振り払うために、首を振る、咳払いをする、ある特定の情景を無理に思い浮かべるなどの行動は、患者なりの工夫、対処法である。首を振ったり、声を上げると、チックと見間違えられるだろう。

5）強迫行為と強迫観念の程度はさまざまである

行わずにはいられない、考えずにはいれない、つまり、意志に反しても、せずにはいられない。強制されているような窮屈感がある。程度が強くなれば、はっきりと、強制されているという感覚になるだろう。

せずにはおれないのは、しないでおこうという態度が一方にあるからである。しかし前者が圧倒的に大きくて後者がとても太刀打ちできないと、当人は屈服する。しないでおこうという態度がなくなる。せずにはおれないのではなく、延々と繰り返す。あるいは無意味なことをしているという特徴が薄れる、あるいは消える場合もある。繰り返しが続く。これらは症状が重篤な場合であり、頻度は低い。

軽い強迫行為や強迫観念は日常の臨床で時々経験される。さらに症状とまで呼べない程度だが、特徴のよく似た行為や観念はかなり多くの人が抱いているのではないかと思われる。そうなると癖に近くなる。

すると病気と呼べる程度と病気とは呼べない程度の線引きをしなければならない。それは事例性基準、あるいは臨床的に意味があるかどうかの基準である。その基準を満たした場合を「強迫性障害」と呼ぶ。強迫行為と強迫観念を併せて強迫症状と呼ぶ。

強迫症状の一つの特徴は、程度が一定ではないことで、強くなったり弱くなったりする。消えてしまう時期もあるだろう。治療の現実的な目標は、程度が弱くなり、それが続くことである。程度が弱くなれば患者の苦痛は減り、日常の生活を楽しむ余裕が出てくる。

6．人の中にいる、人の中で何かをする、人混みを見る

1）はじめに

無人島ででも暮らさない限り、多かれ少なかれ、自分の周囲には他人がいる。

他人にはいろいろある。家族、親族、友人、知人、近所の人、世間の見知らぬ人々。

他人の特徴の一つは、とてもよく知っている人（マスメディアを通して知っている著名人などは除く）から、まったく知らない人まで、知り合いの程度に大きな違いのあることだ。学校のクラスの親友は近い。名前と顔は知っているがあいさつする程度の同級生は中ほど。顔の見覚えはあるが名前は知らない他のクラスの生徒の距離は遠い。

私たちは、自分と他人という社会の中で生活を送っている。自分は一つ、他人はさまざま。その時に、自分の立ち位置を他人の中でどのように折り合いをつけるか、自分の振る舞いと他人の振る舞いの関係をどのようにするのか、多かれ少なかれ、自分にとって問題となるだろう。他人はどうでもよいので自分の思いのままにやっていこうとすると、その内容によっては軋轢の生まれる可能性がある。他人をこころに留めて行動せざるを得ない。

2）他人の近くで自分が何かをする

　大勢の人の前で話す。それは例えば、国語の時間にあてられて教科書を読む、新入社員として自己紹介をする、町内会の集まりで当番であった司会の役割を果たす——このような時に緊張して、上ずり、本来の自分とは少し違う自分になってしまう。これは理解できるだろう。

　しかし、例えば、受付で自分の名前を書く、カウンターが半円を描いた食堂で中華そばを食べる、今は少なくなってしまったが、駅の改札口を出たところにある並んだ公衆電話の一つで電話をする——受付係が目の前にいる。そばを食べている自分を他の客が見ている、何人か電話をかけようと列を作って後ろに待っている、このような時に手が震えてうまく書けない、食事がのどを通らない、電話を早く済ませようと焦る、汗が出てくる、息苦しくなってくる、からだがこわばる、もともとの自分と少し違ってしまう——これはもしかすると理解しにくいかもしれない。

　しかし、いずれも他人がいる中で、あるいは他人の前で自分が何かをするという点で共通している。このような時に不安症状の現れる病気がある。

　その当人は普段はごくありふれた子ども、青年、社会人であり、普通の生活を送っている。そのような病気を持っていると気づく他人は少ないだろう。気づいている他人も、「たぶん性格の問題じゃないのかな」とあまり重視しない。しかし当人は、不安の程度が軽ければ気にしないかもしれないが、強ければ「何でこんな時に胸がどきどきして息苦しくなるのだろう」と困惑する。不安を起こすような場面はなるべく避けようとする。あるいは「それでは情けない」と練習をする。家族を前に国語の教科書を読む。あえて客がいることを見計らって食堂に入る。これは不安を抱いて困っている人なりの工夫である。

　しかし人前で発表する際に強い不安に襲われる人が、運悪く、毎週の社内会議の司会を担当するように命じられ、恐る恐るやってみたが、その度に汗をかき、喉は詰まり、顔は紅潮し、頭がぼっとし、終わるまで大変な苦痛を感じたならば、病院に行って助けてもらおうと考えるかもしれない。受診すると、「社交不安障害」、あるいは「社交恐怖」という診断がつけられる。両者は同じ病気である。

　ここで使われている「社交」の語は、もともとは人との付き合いというような意味だろうが、ここでは上述のように、人の中あるいは前で何かをするという意味である。

　この病気の症状を評価するための、公開されている質問票[35]には、例えば「権威ある人と話をする」、「会議で意見を言う」といった緊張しても当然だろうな、という場面ばかりではなく、「公衆トイレで用を足す」、「人前で電話をかける」、「公共の場で食事をする」、「試験を受ける」などの、不安につながることが常識的に分かりにくいと思われる項目が並んでいる。

　社交不安障害は何らかのきっかけがあって病気になる、というより、自分にはこんな面があったとある時にふと気づく、あるいはこんな面があることが次第に分かってくるとい

35）朝倉聡, 井上誠士郎, 佐々木史, 佐々木幸哉, 北川信樹, 井上猛, 傳田健三, 伊藤ますみ, 松原良次, 小山司：Liebowitz Social Anxiety Scale (LSAS)日本語版の信頼性及び妥当性の検討. 精神医学, 2002; 44: 1077-1084.

う形をとるだろう。それは小学生時代あるいは中学生高校生の年代である。

ところで、社交恐怖の「恐怖」の言葉が精神医学にてよく使用される（「高所恐怖症」など）。この時の「恐怖」は、暗闇の中で泣く子ども、がけ崩れで自宅が倒壊した住民などの場合の、誰もが抱いておかしくない恐怖感の「恐怖」という意味ではなく、「本人も理由を問われてもちょっと説明がつかないけれど、不安が生ずるので恐れる、従って避ける状態」という意味である。「怖い」のではなく「恐れる」。暗闇が怖いのは理解できるが、社交を恐れるのは分かりにくいし、本人も戸惑う。その分、病気に近づく。

しかし、そのような恐怖の意味とは幾分異なった意味で使用されるが、社交不安障害とよく似た重要な病態がある。

3）対人恐怖症、人を恐れる？

日本人の多くがおそらく知っているであろうと思われる「対人恐怖症」という病名は、DSMに診断基準が挙げられていない。しかしDSMの分厚い解説本[36]を見ると、社交不安障害の説明のところに、顔が赤くなったり、視線を交わしたりすると、相手に嫌な思いをさせるという不安の形、それを日本では対人恐怖と呼ぶ、という記載があり、また最後の方に対人恐怖症が日本の文化に根ざした病気として掲載されている。しかし、日本に限定した病気と考えられるべきではない。他の国にも患者はいる[37]。ただ、少なくとも日本において詳しく研究され、記述されてきたことは事実である。分かりやすく解説した書物もある[38]。

ところで対人恐怖と言うと、人付き合いが苦手という印象を抱くかもしれない。先ほどの図式では、高い所を恐れるのと同様に人を恐れ、不安が生じないように人を避ける、と考えられるかもしれない。ところが人を「恐れる」というところが、高所を「恐れる」というところとかなり異なる。

対人恐怖症の人は、人全般が苦手なのではなく、特定の状況の中で人と会うことを苦手とする。特定の状況とは何か。

第一、同世代の人を苦手とする。つまり、年齢がかなり離れていれば大丈夫である。対人恐怖症は小学生、中学生や高校生の年代に発症することが多いので、同世代とは普通は同級生となり、同級生と顔を合わせて何かの話をすることが苦手である。一方、年齢の離れた小学校の低学年生や、中年や、年配の人々と顔を合わせても不安は生じない。20歳を超えても基本的に同世代を苦手とする。

第二、小集団を苦手とする。知り合いと二人で書店に行って休日を過ごすのは大丈夫である。国語の時間に当てられて皆の前で発表するのは、人並みに緊張するけれど苦手というほどではない。3人から7人程度の小さな集団の一員となると居心地が悪くなる。

第三、知ってはいるけれど、あまりよく知らない人を苦手とする。家族はもちろん大丈

---

36) 高橋三郎，染谷俊幸，大野裕（訳）：DSM-IV-TR精神疾患の診断・統計マニュアル　新訂版．医学書院，2003年．

37) Clarvit SR, Schneier FR, Liebowitz MR: The offensive type of Taijin-kyoufu-sho in New York City: the phenomenology and treatment of a social anxiety disorder. Journal of Clinical Psychiatry, 1996; 57: 523-527.

38) 笠原嘉：青年期：精神病理学から．中央公論社，1977年．

夫である。何人かの親友と遊びに行くのも大丈夫である。さらに、書店の店員に目当ての本があるかどうか尋ねるのも大丈夫である。書店の店員は見知らぬ人だが、会っても支障は生じない。ところが運動会でたまたま同じ組になってしまった同級生と競技開始までの待ち時間を過ごすのは気が進まない。知っているけれど、あまり知らない、つまり半知りという言葉で表せるような人々と会うことを苦手とする。

　第四、小集団でも、何かはっきりした目的があって集まっているのならば居心地の悪さは小さくなる。教師から割り当てられた同級生数人と廊下の掃除をする。普段はあまりしゃべらないけれど、掃除が目的なので臆せず声を掛けられる。しかし、遠足のバスの待ち時間を、決められた組の同級生と何気なく雑談をしながら過ごすのは、できれば避けたい。

　このような状況で不安が現れるのだが、この背後には何があるのか。

　一つ目に、自分が傍にいる人々に何か不快な感じを与えている、嫌な思いをさせているのではないかという懸念がある。二つ目に、なぜ周囲の人々が自分に不快な感じを抱いていることが分かるのか、その根拠、証拠は何なのか。それは、ささいなことなのだが、患者にとっては重要である。何気ない咳払い、ちょっとしたしぐさ、誰かが言った冗談など、これが周囲の人々が自分に不快な感じを抱いている「証拠」となるのである。これは単なる悪い考えの場合から、妄想（後述）と呼ぶにふさわしい場合まで程度はさまざまである。三つ目に、従って自分は傍の人々から避けられている、遠ざけられている思ってしまう。これらはあからさまな感覚ではなく、微妙な雰囲気の感じ方のずれに近い。しかし、特定の状況では、この感覚が強くなるので、違和感が生ずる。

　もちろん周囲の同級生には遠ざけようという気持ちなどない。ある意味で当人の誤解である。しかし、その誤解は自然に湧き上がって生じたものなので、「気にするな」と本人に言っても、納得されないだろう。居心地の悪さが続く。

　対人恐怖症も、社交不安障害と同様に、何らかのきっかけがあって病気になる、というより、自分にはこんな面があったとある時にふと気づく、あるいはこんな面があることが次第に分かってくるという形をとる。

　別の言葉で述べると、上述の条件に当てはまる状況において「自分の存在自体が近くの他人に不快感を与えている」と何となく感じ、あるいは考え、そのうちに不安が現れ、居心地が悪くなる。

　不安の出現の発端は、社交不安障害では自分の言動であった。対人恐怖症では自分の存在である。次に述べる病態は、発端が自分の臭いあるいは視線である。

4）自己臭恐怖と自己視線恐怖

　この二つの病態の構造は対人恐怖と同じである。

　つまり、自分のからだから出ている臭い、あるいは自分の眼差しが周囲の人々に不快な感じを与えている、それは周囲の人々のしぐさなどから分かる、そのために自分は遠ざけられる、と感じる。

　誰でも、わずかであっても、体臭はある。自己臭恐怖の臭いはそのような体臭ではない。運動部の活動で汗をかき、そのまま着替えて帰途に就く。からだは汗臭くてもおかしくはなく、電車にたまたま同乗した客はその臭いを不快に感ずるかもしれない。しかし、それ

は理解できることである。汗臭さは人によっては気になる事実だからだ。臭く感じられるものは臭い。なぜなら実際に臭いがあるからだ。人によっては腋臭が強い場合があり、それを当人も悩むが、悩むのはとても理解できる。

　しかし、何の臭いもおそらくするはずがないにもかかわらず、臭いが話題になるのが「自己臭恐怖」である。それも自分のからだから臭（くさ）い臭（にお）いが出ているという形をとり、臭いが出る場所の多くは肛門である。汚い話だが、これはおならではない。おならなら臭いのは当然であり、周りが不快に感じても、それはよくあることだ。これは病気ではない。本人は肛門から臭いが出ていると感じ、あるいは考え悩む。しかし、日常生活において、相手の肛門の臭いなどまず気にしないだろう。なぜなら、おならならば数メートル離れていても臭うことがあるが、肛門の臭いなど、衣服に覆われ、ほんの間近にいても臭わないからだ。

　従って、その当人にも臭わないだろう。患者に問うと、臭いはしないという答えが返ってくる。臭いが出ていると感じ、考える根拠は、対人恐怖と同様に、周囲の人々の何気ないしぐさである。自分をちらっと見た、座席の椅子を音を立てて座り直した、くしゃみをした、それぞれは何という意味もなさそうなありふれた行為だが、これを患者は「意味があるのでは」と受け取る。「意味」とは、自分の肛門から漏れ出ている臭いを知っている合図なのだろう、と感じ、考えることである。ここには病気の感触がある。

　考えてみると、この辺りの事態の細かな推移を把握することは一筋縄ではいかない。ある時点（時点Ａ）までは臭いが出ていなかった。ところが、ある時点（時点Ｂ）からは臭いが出ている。時点Ａの翌日が時点Ｂになるとは考えにくい（昨日まで何ともなかったのに、今朝目覚めてみたらがらりと変っていたとは思いにくい）。時点Ａから時点Ｂまで数週間から数カ月の期間があると、まず考えておくことが実際的だろう。患者も「突然に自分は変わってしまった」と明言することは少ない。

　時点Ａまでは周囲の何気ないしぐさは気にならなかった、あるいは気にはなったが、臭いと結び付かなかった。時点Ｂ以降は周囲のしぐさが気になっている、臭いとつながっている。青年期の辺り、つまり小学校高学年から高校、20歳代前半くらいまでの時期は、臭いに敏感になる年頃である。だが、臭いに敏感なだけでは説明がつきにくい。本人のこころの内面で何らかの変化が、日々の日常を過ごす中で起こってきたのだろう。気にならなかった周囲のしぐさが気になるとは大きな変化である。

　臭いが出ているという判断は、まさかそんなことはあるはずがないだろうと半信半疑ながら、そう考えてしまう場合から、根拠があるので確実だと信じてしまう場合まで、かなりの程度の広がりがある。ここは対人恐怖と同じである。しかし、半信半疑であっても、病気なのだから、その考えの拘束力は強い。確信度の高い場合もある。すると日々の生活はかなり不自由になる。

　自分の「視線」が気になる場合も、頻度は少ないながら、臭いの場合と構造は同じである。注意点は、蛇足になると思うが、自分の眼差しがなぜか相手に不快な思いをさせている、と感じ、気になるのであり、周囲の人々の視線が気になるのではない。後者はかなりありふれており、それだけで病気とはいえない。上司の眼差しを気にすることなどは、世間では、実に頻繁に起こっている。

対人恐怖も自己臭恐怖も自己視線恐怖も同じ構造を持つ病気であり、重要なのは、その確信度である。信じ込んでいれば、その分、病気の程度は重い方に動く。

5）人混みを恐れる

テレビにサッカー場が映っている。数万人の人が観客席にいるのだが、テレビを見ても一人一人の顔は見えない。顔が粒状に連なって見える。このような場景を見ると不安を覚える人がいる。

休日に街に行く。横断歩道の向こう側にたくさんの人々がいる。賑やかな光景だ。ある店の前には人だかり。にこにこ楽しそうな家族連れ。ソフトクリームを手に歩く若者。このような何ともない人だかりを前に不安を覚える人がいる。ためらって横断歩道を渡れない。

社交不安障害は人前で何かをする時に不安症状の出現する病気であった。

しかし、この場合は群衆を見ているだけである。あるいは群衆の中にいる。

群衆を見る、群衆の中にいると不安が生ずるとは、他人の前で自分が何かをするのでもなく、小集団の集まりでもなく、臭いでも眼差しでもない自分の何らかのものが、他人との関係の中で揺れ動いていると思われるが、それが何なのか現時点では分からない。

このような場合、DSMは「特定不能の不安障害」という診断名をつけるように指示している。「くずかご的診断」と揶揄されることがあるが、病気の分類の考え方の変革を導く可能性のある病態の集まりであり、決して余り物を集めた分類枠ではない。

7．恐れるのだが、それは人ではない

「○○恐怖症」とは、広場恐怖、対人恐怖、自己臭恐怖、自己視線恐怖を除いて、すべて何らかの一つ二つの限定した物、あるいは何らかの一つ二つの状況との関係において不安が生ずる場合を指す。

俗に言う高所恐怖症に当てはまる人が病院を受診することはまずないが、分かりやすい例なので、再度、ここに記す。

大木の枝の上や、足元が古くなった板である橋の上では、現実に転落する可能性があるので怖くなるのは当然である。しかし、塔のしっかりした展望台の中、建物の外壁に設置された頑強な非常階段の踊り場、1メートルほどの脚立の上など、転落しようもないところ、転落しても大したけがをしないと思われるところで不安症状が出現し、本人も「転落するはずがないことは分かっているにもかかわらず、怖がるのは変だ」と考えており、しかし高いところはなるべく避けている、という場合を高所恐怖症と言う。

このような恐怖症では、対象を一つ二つに限定するので、俗称のようにいろいろな名前がつけられる。

「先端恐怖症」では鉛筆、ナイフ、針など先のとがった物を目にした時に強い不安が生じる。「閉所恐怖症」ではエレベーターの中やMRI機器の中や飛行機の中など狭い空間に入った時に強い不安が現れる。「虫恐怖症」では蛾や蜘蛛や蚊などの虫が怖くて逃げ回る。「血液恐怖症」では血液が怖くて見ることができない。「採血恐怖症」では血液検査を受けることができない。

しかし、これらの恐怖症は理解できない病気ではない。恐怖と言う感情は重要であり、これがないならば命を落とす確率が高まるだろう。もしかしたらあるかもしれない危険を回避できない。大木の上に登って、大丈夫大丈夫と言いながら、足を踏み外してけがを負ったら困る。恐怖はヒトに限らず動物にとって生存のために必須の感覚である。
　恐怖症が臨床的な事例として浮かび上がるのは、多くは子どもの場合だと思う。
　まれではあるが、例えば降雨を激しく怖がり、泣き叫び、走り回るという小学生が受診すれば、虫を避けることはできるが降雨を避けることは難しいと考えられるので、日常生活に差し障りがあるだろう。従って治療を要すると言える。
　重要な点は、このような例で、「患者の根性が足りない」、「両親の愛情が足りない」、「家庭環境が複雑だ」などと、患者の性格や環境に病気を結び付けてはならないということである。性格が強い、弱い、とはとてもあいまいな表現であり、具体的な説明ができない。愛情の程度は外から観察できない。家庭環境が病気の原因であることはまずない。
　治療は、患者が不安におびえているという事態そのものに関与すべきである。

8．心的外傷後ストレス障害（posttraumatic stress disorder, PTSD）

　心的外傷はtraumaの訳語である。このtraumaはトラウマと表記されることがある。何らかの出来事が起こって、その人は心的外傷、トラウマを受けた。
　心的外傷を考える時に重要な二つの側面がある。
　第一、起こった出来事の程度。第二、出来事に遭遇した人の、いわば感受性。
　心的外傷後ストレス障害において、起こった出来事はほとんどの人々にとって、これはすごい、ひどいと思わせる出来事である。戦争、テロリズム（terrorism）、地震や津波などの大きな天災、自動車や電車の事故などに見られる大きな人災、強姦、その他の犯罪など、ほとんどの人にとって衝撃的な出来事が起こっていると定義する。
　戦争の前線ではいつ死ぬか分からない。相手の仕掛けた地雷、たくさんの竹槍の待ち構える落とし穴、狙撃兵からの銃撃などが日常のようにある。そして実際に目の前で、地雷に吹き飛ばされてからだがばらばらになった味方がいる、竹槍で串刺しになった友人を目撃する、そして、ふと振り返ったらさっきまで話し合っていた同僚の兵士が弾に当たって死んでいた。これは、実際に体験してみなければ分からないが、ほとんどの人にとって衝撃的な出来事だろう。
　大規模な地震は、家の倒壊、消し損ねたストーブによる火災、恐ろしい津波などが起こり、自分は危うく助かっても、死んでいく人を間近に見てしまう。これも自分が身をもって経験しなければ実感できない事態である。
　強姦は陰湿である。上に挙げた出来事の多くの遭遇者は集団だが、強姦は自分一人が遭遇者である。容易に想像できるだろうが、心的外傷を起こす典型である。地震の被害に出会い、生き残った人は、少なくとも同じ体験をして生き残った人々が傍に何人もいるので、いわば自分一人ではない。ただし、ここは微妙かもしれない。同じ体験をしても感じ方が異なり、またそれぞれの被害の状況が異なるかもしれないので、同類の人々の一員であると感ずる程度は人により異なる可能性がある。しかし、それでも、強姦の被害者はほぼまったく一人なので、この点において、異なる。

出来事の程度はこのように残酷無比といえるほどである。しかし、このような出来事を体験したすべての人々が病気になるのではない。病気になった場合を心的外傷後ストレス障害と名づけ、英語ではposttraumatic stress disorderと表記し、頭文字をとってPTSDと略称されるが、これは現在では広く一般の人々も知っている語である。ただし残酷無比な出来事が起こっただけでは、この病気といえない。前述のように「起こった出来事をその人がどう感じたか」がもう一つの要点となる。

　つまり、DSMのPTSDの定義は、残酷無比な出来事が起こったことを重要視するだけでなく、もう一つのこと、それは出来事を体験した人が、その時に、強い恐怖、無力感、あるいは戦慄を覚えたことを重視している。戦慄とは恐れおののくという意味である。

　例えば、トンネルの中で火災が起こる。暗闇の中を20分間歩いて出口に到着した時、逃げる間に多くの人は恐怖を感じただろうが、「こわかったなー」という程度からほとんど茫然自失というほどまで、覚える恐怖の程度は人によりかなり異なる。また、ほとんど恐怖を感じない人も少数いるだろう。PTSDは恐怖の程度が「茫然自失」の場合を基準としている。無力感や戦慄の場合も同じ。

　従って、残酷無比の出来事が起こり、茫然自失の状態になった人の中からPTSDという病気になる人が出てくる。

　蛇足となるが、PTSDになった人が弱くて、ならなかった人が強いのではない。病気は価値判断になじまない。強い弱いとは次元の異なる話である。

　戦地に赴いてPTSDとなった米国軍兵士とならなかった兵士の脳の構造を検討した研究がある[39]。PTSDになった兵士は、ならなかった兵士よりも海馬という脳の一部の体積が小さかった。PTSDになったために海馬が小さくなったのではなかった。なぜなら、PTSDとなった兵士の、戦地に赴かなかった一卵性双生児の兄弟と、PTSDにならなかった兵士の、戦地に赴かなかった一卵性双生児の兄弟も研究に参加したが、前者の海馬の体積は後者のそれよりも小さかったからである。PTSDになるか、ならないかには、もともとの海馬の大きさが関係しているかもしれないと想像できる。もちろん海馬が小さいのが悪いという意味ではない。この研究結果からさまざまな研究が生み出され、PTSDの病態の解明に結びつく可能性がある。性格が強い弱いなどと論ずるよりも、よほど生産的である。

　PTSDの症状を表現する時に独特の言葉が使われている。

　第一、「侵入」あるいは「再体験」の言葉でまとめられる症状、これをここでは「侵入症状」と呼ぶ。第二、「麻痺」あるいは「回避」の言葉でまとめられる症状、ここでは「麻痺回避症状」と名づける。そして、第三に、「過覚醒」の言葉でまとめられる症状、これをここでは「過覚醒症状」とする。

　「侵入症状」は、換言すれば、出来事が起こった時と同じような心身の状態になることである。

　若い男に襲われた女性が、その時の男の様子や周囲の状況や自分がどうなったかなどをふと思い出して、恐れおののく。この時、ただ思い出して怖くなったのだ、と簡単に考え

---

39) Gilbertson MW, Shenton ME, Ciszewski A, Kasai K, Lasko NB, Orr SP, Pitman RK: Smaller hippocampal volume predicts pathologic vulnerability to psychological trauma. Nature Neuroscience, 2002; 5: 1242-1247.

ないことが大切である。残酷無比な出来事が再び起こって茫然自失になったのと同じような状態になるのだから、恐怖が短時間で消えることはなく、家事や勉強や仕事などの日常のやるべきことはできなくなる。

「侵入」という言葉には、「意思に反して」、「意思にかかわらず」という意味が入っている。思い出すのではなく、思い出される。意思にかかわらず、なのだから、例えば夢に出てくる、例えば街角で偶然通り過ぎた若い男がこちらをチラリと見たという小さなきっかけで出てくる。侵入症状は繰り返されるので、その人はその度に打ちのめされるだろう。

「麻痺回避症状」は、別の言葉で言えば、自然な感情や意欲や思考が出てこなくなる、そして出来事を思い出させる状況を避けることである。

毎日の日常の中で、家事がおっくうで手につかない、喜ぶという感覚を忘れてしまったかのようだ、これから先の自分の人生を思い描けない、そして、男に襲われそうになった道はできるだけ通らない、若い男が前から歩いてきたらわき道に入る。つまり、麻痺回避症状は、病気になったために結果として起こった本人内部の感覚と日常生活の支障を表している。

「過覚醒症状」は、言い換えれば、こころがびくびくしている結果として、からだ、あるいはこころに現れた症状をさす。

例えば、不眠、怒りっぽい、イライラしている、集中できない。PTSDは不安を主とする不安障害という大項目の中に含まれている病気だが、過覚醒症状が不安症状に近い症状である。

PTSDの診断基準はよく見るとかなり厳しい。DSMは、残酷無比な出来事が起こり、当人が茫然自失となり、かつ侵入症状が一つ以上、麻痺回避症状が三つ以上、過覚醒症状が二つ以上あり、さらに症状が1カ月以上つづいていることを要求している。厳密に診断するためには詳細な評価が必要だろう。

PTSDは日本では1995年にたまたま連続して起こった大きな出来事により、一般の人々も注目するようになった病気といえるかもしれない。1月17日の阪神淡路大震災、3月20日の地下鉄サリン事件、それがきっかけである。

しかし、極めて多数の被害者があると思われる強姦は、PTSDの原因として軽視できない出来事と考えるべきだろう。診察室に患者の来ることが極めてまれな、あるいは患者が口にしにくいので見逃されることの多い原因として留意しておく必要があると考える。

9．育ててくれている人から離れる

赤ん坊はたいてい、母親あるいは育ててくれている人のそばにいる。以下、母親あるいは育ててくれている人を母親の語にまとめて記す。

赤ん坊が寝ている時間に母親はそのそばを離れて家事などをしていても、赤ん坊が目を覚ませば多くは泣くので、母親は抱いたり、おんぶをしたり、おもちゃを使ってあやしたり、つまり赤ん坊のそばにいる。

1歳前後にそれまでの這い這いから歩けるようになると、赤ん坊は必然的に自らの世界をつくり始めるようになってしまう。自分で居場所を変えられるとは、例えば食卓の椅子から降りて、おもちゃ箱まで助けを借りずに移動できる。自ら移動する力を持っていると、

好むと好まざるとにかかわらず、何気なく歩いてしまうだろう。すると周囲の光景が変わる。這い這いの時でも、動けば周囲の様子は変化するが、歩くことでの変化はそれと比較にならないほどであろうことは想像できる。

　子どもは背が低いので、大人とは異なり、周囲の光景の見え方の移り変わりの度合いが大きい。なぜなら、背が低いと見渡せる範囲が狭い。背が高くなると見渡せる範囲は広くなる。

　ここで、周囲の光景の大きさが変わらず、身長10メートルの巨人がいたと仮定すると、身長1メートル60センチの大人よりも見通せる範囲が格段に広い。巨人が歩いて5メートル移動した。その時の見える範囲の光景の変化の量は、大人が5メートル移動した時よりも小さい。しかも見渡せているので、予測がたつ。

　この逆のことが子どもが歩いた時に起こり得る。少し歩いただけで周囲の光景はすごく変わる。たった2メートル歩いただけなのに、テーブルの脚ははるか後ろにある。ちょっとの移動が大きな変化を招く。しかも、子どもの場合は、大人に比べて予測する力がまだ不十分なので、意外性が大きい。思ってもいない光景が次々と現れる。あれ、こんなところに水たまりがある。

　スティーブン・アラン・スピルバーグ（Steven Allan Spielberg）が監督した映画「未知との遭遇」には、子どもの目の高さに合わせたカメラを移動させて、観客に子どもの目から見た世界が大人から見た光景ととても異なっていることを実感させる場面がある。

　つまり、子どもが歩けるようになると、日々がいわば新しい発見の連続となる。しかし一方で母親との関係は続いている。

　2歳前後になって、近くの空き地に母親と行けば、子どもは自らの興味に惹かれるままにいろいろなところに行こうとするかもしれない。しかしここが重要であると考えるが、子どもは自分の関心に従って歩き回っても、途中で母親の方を振り返り、母親が元のところにいることを確認する。母親もそれを見て微笑みを返したり、手を振ったりする。それは目の届く範囲であれば母親から離れても大丈夫という意味になる。

　もう少し年月が経つと、次のような場面が起こるだろう。母親から離れた幼児が生い茂った花壇の角を曲がる、あるいは小道の曲がり角を進む。その時、幼児は振り返って母親の方を見るはずだ。それは母親が動かずに、つまり消えてしまわずに、そこにいることを確認するかのようだ。しかし角を曲がってしまうと振り返っても母親の姿は見えない。でも子どもは心配しない。何故なら、さきほど角を曲がる前に振り返って、母親がいることを確認したからだ。その記憶が残っているのである。記憶というこころの働きは、これを見ても、重要である。

　幼児は母親から離れるのだが、むやみに離れるのではなく、母親がそこにいる前提の上で離れる。この観点から、保育所や幼稚園に入った3歳児が、かなりの期間、登園を渋って泣いても無理はないと言えるだろう。なぜなら、急に入れられた保育所や幼稚園から母親は見えないからである。ここは重要な点で、登園を渋らない場合が良くて、渋る場合は悪い、と言うことはできない。渋らない幼児の母子関係が良くて、渋る幼児の母子関係が悪いとはとても言えない。渋る方が自然だからである。

　ところで、例えば小学4年生になっても母親から離れることができない、とすると、そ

れは病気だろうか。そう簡単には病気と言えない、注意すべき点がいろいろある。

　子どもが自分を保護してくれる人物から離れたくないという気持ちは自然で理解できる。しかし、それが続いてしまうと、将来大人になった時に自立した生活を営む方向に進みがたくなるので、成長の過程の中で保護者から離れていく。離れると言っても程度の問題であり、まったく離れてしまって「関係ありません」、では困るので、そこそこに離れるのであり、「そこそこ」の程度は個人ごとにかなりの幅があるだろう。

　母親から離れる、離れないが主題となる病気に「分離不安障害」と呼ばれる病気がある。病気として捉え、援助が必要だと考えさせる症状が並んでいる。

　自分が母親から離れることにも抵抗があるが、母親が自分から離れる、例えば母親が町内会か何かの会合で自宅から別の場所に行くのも嫌で、母親の安否を心配する。自分が公民館の児童集会に行った時に母親が自宅で無事に過ごしているかどうか気を揉む。睡眠に支障が出る。母親がどこかへ行ってしまうという悪い夢を見る。母親が急死するのではないかと、起こりにくいことを心配する。母親と一緒にいるのに誰かが自分と母親を引き離してしまうのではないかと恐れる、などが分離不安障害の特徴の一部である。これは、単なる登園渋りや登校渋りとは異なると考えなければならないだろう。

　母親からそこそこに離れるという程度の問題ではなく、離れる内容の問題である。量ではなく質。このような質の偏りがなければ、病気とは言えない。

　分離不安障害は、表面上は不登校の形で現れる。不登校の児童に対応する時にこの病気を念頭に置く必要があるだろう。なお、DSMは18歳までの発症としているので、まれではあるだろうが、中学生や高校生においても考えておくべき病気である。

統合失調症という病気

1．はじめに

　双極性障害、うつ病、そして不安を主とする不安障害、これらは患者数も多く、臨床場面では重要な病気に入る。

　しかし、これから述べる統合失調症は精神医学において最も重要な病気である。

　本人の苦しみ、家族の苦悩はもちろん配慮しなければならない。患者数も多い。さらに人間という存在の不思議さが、患者によって語られる症状から印象的なほどに示される。

　発症当初は、こころの働きのうちの思考、知覚、自我意識の不調による症状を認める。世間において思われている以上に治る人の割合は大きいと言えるが、治療がうまくいかず、あるいは病気の勢いに治療がついていけず慢性化し、治らずに長期間に及んだ場合、感情、意欲、記憶などの不調も加わってくる。

　この病気の本態の決定的な根拠はまだ示されていない。しかし、病気の本質に迫ろうとする研究は数多い。「何としても解決したい」という研究者の真摯な心構えがうかがえる研究は、感動さえ覚える。例として二つ挙げる[40, 41]。

　精神科の病院の病棟に行くと、統合失調症の患者がたくさんいる。多くは慢性の状態に

ある人々だが、彼らの中にいると、もちろんすべてではないが、印象に残る出来事に遭遇する。

第一、押しつけがましくない、素直な優しさがある。

精神科の入院病棟の食堂で、自動販売機の硬貨を入れるところがすぐに分からず探していると、傍らの長いすに座っていた患者が単に「右上、右上」と教えてくれる。茶話会に出席して畳に座ると、言葉もなく目立たぬ方向から座布団が差し入れられる。外来診療の話だが、診察の順番待ちのカルテが机にたくさん並べられている。入室した統合失調症の患者が「先生、患者いっぱいですね。僕、5分でいいですよ」と言う。他の患者が倒れたりすると、「大変だ、大変だ」という表情で看護師詰所に走って報告に来る。これらを子どもっぽい行動ととる人がいるかもしれない。しかし9歳前後の小学生、彼らは現実主義者だが、そのくらいの年齢の子どもが示す、現実への素直な反応にとてもよく似ていると思う。特に見返りを求めているのではないことがよく分かるのでなおさらである。彼らのように、現実に素直に反応することは意外に難しい。

第二、情報を察知する、驚くべき、と言ってよいほどの能力がある。

もちろんすべての情報を得る力があるのではないだろうが、例えば病棟内で起こった出来事がかなりの速さで伝わってしまう。年度末にある看護師が別の病棟に異動が決まったという話を、普段は病床に横になっているばかりの患者が知っていることがある。もちろん患者の間に情報網があるわけではない。情報通の患者が教えまわっているのでもない。微妙な、ちょっとした空気の変化、雰囲気の移ろいを素早く認知してしまうのではないかと思えるほどである。

統合失調症にはこのような側面もある。

ここで統合失調症からしばらく離れる。統合失調症は代表的な精神病とされるが、この「精神病」という言葉について考えてみたい。

2．精神病という言葉

精神病という言葉の説明はなかなか難しい。

「精神病という病気」があると考えると分かりにくくなる。

DSMでは「精神病性障害」という言葉を使用し、統合失調症およびその近縁の病気、からだの病気が原因である病気、アルコールや薬などが原因である病気を含めている。共通点は何か。それは幻覚あるいは妄想が認められることである。

幻覚と妄想をまとめて「精神病症状」とする。後述のように精神病症状はこの二つに限らないが、ここではそうしておく。

精神病とは、極めて大ざっぱに言ってしまうと、幻覚や妄想が中心の症状として認められる状態である。しかし、昔は統合失調症と躁うつ病とてんかんをまとめて精神病と呼ん

---

40) Nakamura M, Nestor PG, Levitt JJ, Cohen AS, Kawashima T, Shenton ME and McCarley RW: Orbitofrontal volume deficit in schizophrenia and thought disorder. Brain, 2008; 131: 180-195.
41) Lewis DA, Hashimoto T, Volk DW: Cortical inhibitory neurons and schizophrenia. Nature Reviews Neuroscience, 2005; 6: 312-324.

でいたこともある。まぎらわしい。従って病名のように聞こえる「精神病」という言葉をあえて使わずに、症状としての「精神病症状」を重視する方が理解しやすいと考える。

　例えば、甲状腺機能亢進症の診断を受けた人が、「自分は権力者である。この国を統治しなければならない」と言ったとする。そのようなことは現実には考えにくいので、誇大妄想という精神病症状が疑われる。治療により甲状腺機能が正常化するとともに妄想が消失したならば、甲状腺機能亢進症というからだの病気のために妄想が現れていたと言える。甲状腺機能亢進症の患者に、新たに精神病が別の病気として加わったのでなく、甲状腺機能亢進症の人が精神病症状を体験していたと理解した方がよいだろう（DSMでは「甲状腺機能亢進症による精神病性障害、妄想を伴うもの」という診断がなされる）。

　あるいは、アルコール依存症の人がある時に「自分の名前を呼ぶ声がする。つらい」と言ったとする。実際に名前を呼んでいる人はいない。すると幻聴という幻覚に分類される精神病症状が疑われる。この症状がアルコール依存症という病気のために現れたと予測できる。つまり幻聴がアルコール依存症を背景に出現したと説明できる。この時にアルコール精神病（DSMでは「物質誘発性精神病性障害、アルコール、幻覚を伴うもの」という診断名になる）と呼ぶこともできるが、するとアルコール依存症に加えて新たに病気になったような印象を受ける。それよりも、診断は前記のように付けておき、実際は、アルコール依存症の人が精神病症状を体験している状態にある、と考えた方が分かりやすい。

　精神病の代表とされる統合失調症は、誘因もなく、つまり甲状腺機能亢進症やアルコール依存症などの背景がなく、精神病症状が現れる病気である。この時にその患者を精神病とあいまいに呼ぶのではなく、具体的に「統合失調症」という病気にかかっている、とした方が良いだろう。

　さらに精神病症状は「精神病性障害」に含まれない病気にも認められないわけではない。双極性障害、うつ病、摂食障害などの患者が幻覚を訴え、あるいは妄想と言える考えを述べることは時々ある。それが「中心」となっていれば診断の再検討が必要だが、「中心」となっていなければ、例えば「双極性障害の患者に精神病症状が認められた」となる。

　つまり、精神病という言葉は、細かな専門的議論をする場合を除けば、なくてよい。使わなくても不便はない。重要なのは症状の方である。

　ここでは、精神病症状の内容を「幻覚」、「妄想」に加えて、「考え（思考）の形式としての不調」、「その他」とする。妄想は「考え（思考）の内容の不調」であり、形式の不調と区別した方が分かりやすい。「その他」は、前記三つに含まれないが、重要な精神病症状の分類枠とする。

3．精神病症状

1）はじめに

　周りに誰もいないのに他人の声が聞こえてきている（幻聴）が、他に症状はなく、その人は苦痛をさほど感じておらず、話をしても異変を感じさせず、学校あるいは仕事に行き、友人と遊び、普通に生活を送っているということがあり得るだろうか。

　確かめようがないけれども、あり得る。

後述の妄想性障害という病気は、妄想（時に幻覚を伴う）という精神病症状を有するのだが、さほど支障のない生活を送っていることがあり、病院受診に至るのは妄想に基づいた何らかの問題が日常生活上に生じた時である。

　病気は事例化しなければ周囲に知られない。また「生活を普通に送っている」という表現の中の「普通」の内容はさまざまである。日本だけでなく世界の国々にまで広げると、人々の生活の送り方は実に多種多様であり、日本で常識的と思われる生活ぶりが非常識となる国もあり、逆に日本では受け入れられない言動が問題とされない国もあるだろう。日々の過ごし方は人それぞれであり、ある人にとって当たり前でも、別の人には当たり前でなくなる。

　しかし、それでも「普通」という言葉には暗黙の範囲のような前提があり、生活ぶりがその範囲を超えると問題となってくる。それを「事例化した」と呼ぶ（57頁参照）。ただし「暗黙の範囲」は個人ごと、家族ごと、社会ごとに多少とも異なっており、事例化に至る道筋も同じようにさまざまである。

　妄想性障害を除くと、精神病症状を持ちながら事例化せずに日々を過ごしていく例がどのくらいあるのか分からない。事例化した場合だけが分かるのだからやむを得ない。

　こころやからだの病気に精神病症状が新たに出現する、あるいはこころやからだの病気の初発症状が精神病症状であった。双極性障害の患者が「部屋の隅に人が見えた」と訴える、アルコール依存症の患者が「声が聞こえる」と言っている、甲状腺機能亢進症の患者が「自分は権力者だ」と口にする。これらの場合、精神病症状は中心の症状ではない。双極性障害などの本来の病気のひとまとまりの症状が中心にあって、そこに精神病症状が加わっている。精神病症状は副症状であり、既に事例化してしまっている本来の病気、あるいはいずれ見つかる本来の病気の特徴が目立っているだろう。

　これらと異なり、統合失調症は精神病症状が中心症状である。他の症状は認められない、あるいは目立たない。では、ある人に精神病症状が現れたならば統合失調症の診断がつくのだろうか。そうではない。DSMは「社会的または職業的機能の低下」という診断基準項目を挙げている。日常生活上の重要な要素、つまり仕事、家事、学業、人づきあい、趣味、身辺処理などの一部、あるいは多くが発症前に比べて、うまくこなされていないことが必要とされている。

　ここでさらに考えてみよう。ある人に精神病症状が現れた。その症状のために、例えば仕事がうまくできなくなった。しかし病気の発症はある程度の時間をかけて進む動的な過程である。ある日、精神病症状が急に現れ、翌日から仕事ができなくなるということではない。何らかの変化がこころの内部に少しずつ現れ、大きくなっていき、それが精神病症状として結実する。この過程に並行して、仕事の能率が少しずつ低下し、仕事ができなくなっていく。

　統合失調症の芽が現れ、それが大きくなるにつれてこころの内部が変化していき、日常生活のさまざまな要素が引きずられるように重層的に崩れていくといえるかもしれない。

DSMは統合失調症の診断基準の1項目を精神病症状の評価にあてている。この項目には五つの症状があり、そのうちの二つが認められれば、この診断基準項目は満たされるとする。例えば、幻聴や幻視などの「幻覚」はその一つである。ここで、患者が仮に「声が聞こえる」と述べただけで、幻聴がある、「幻覚」の症状がある、精神病症状が一つあるとしたならば、それはまずいだろうと考える。

　統合失調症の幻聴はいろいろな特徴を持っている。その特徴の有無を聞き出していく。また幻聴が出現する経過の中での生活上の変化（身の回りのことが少しだらしなくなっている、ときどき学校を休むが理由がよく分からない、など）を探っていく。そして、もともとのその人とどこか異なる点が表情や語り口や振る舞いに、その人の雰囲気とまとめられる部分に現れていないか探していく。統合失調症の精神病症状は深刻と言える症状であり、他の症状や生活上の変化や人柄の変貌を伴っているだろう。DSMが要求した「社会的または職業的機能の低下」はこの部分を指す。

　ここで、生活上の変化や人柄の変貌に結び付く、原型とでも言うべき症状である「妄想気分」について記す。妄想気分を基として、すべてではないものの、さまざまな精神病症状が現れてくると考えて間違いではない。さらに統合失調症の発症の過程の考え方は、精神病症状を説明した後に記したい。

2）妄想気分

　統合失調症に現れる精神病症状である。下記の例を読むと漠然とした症状のように思われるかもしれないが、この症状が基盤となって他の症状が出現してくることを理解してほしい。

　ある架空の例を挙げる。

　——昨夜は眠れない夜だったが、毎朝の習慣として何気なく玄関の戸を開けて外に出る。何となく周囲の雰囲気がおかしい。そういえば歯を磨こうとして持った歯ブラシの感触が普段と違っていた。朝食のご飯もザラザラした感触で、食べたけれど美味しくはなかった。この数日、あんまり眠れなかったせいかな。仕事場でも最近は音が気になるというか、同僚の話し声が耳に響いていた。ちょっとうるさく感じられて、仲の良い子に「あれ、なに？」と不満を漏らしてしまった。からだの何かこわばる感じもあった。でも、今朝は周囲の雰囲気が何か変だ。太陽の光も黄色っぽく見える。何か自分に変なことが起こるのだろうか。怖いな。自分は何も悪いことはしていないのに、何でこんなになるのだろう。バス停に向かう途中で、仲の良い隣家のおばさんとすれ違ったけれど、そっぽを向いていた。何か意味があるのかな。なぜ圧迫感があるのだろう。車のクラクションが自分に向けた言葉のように聞こえる。何だろう、これは——。

　妄想気分とは、自分でもよく分からないが、周囲が自分に関係があるように感じられる、周囲の影響で自分に何かが起こっているような、漠然としているが緊迫感のある、普段とどこか違う、不気味という言葉につながる、意味ありげな、自分が世界の中心に引きずり出された雰囲気を指すと言ってよいと思われる。自分の周囲の世界が変貌している。そして変貌した世界が自分を浸食し始めている。何日もの日数をかけて。

妄想気分の「気分」の語は抑うつ気分の「気分」の語と並列に考えない方がよい。抑うつ気分の気分は自分の内面で起こっている、自分で感じられる、周囲とは無関係な、悲しい、寂しい、重苦しい気分であるが、妄想気分は周囲との関係が焦点である。従って「悲しい」というような理解できる気分ではなく、理解しにくい気分の変調である。

　このような体験をしている人の表情や、話しぶりや、日常生活での振る舞いは、詳しく見れば、それまでと異なっているだろう。そして、その人の人柄とでも言うべき部分がどことなく変わっていることが気づかれるだろう。妄想気分は、独特の、切羽詰まった、素早い対応の必要な精神病症状であり、統合失調症の場合はこの症状を背景として、これから記すさまざまな精神病症状が現れてくる。繰り返しになるが、いきなり幻聴が聞こえてくるのではなく、幻聴が現れる下地となる妄想気分がある。

3）幻覚

ⅰ）はじめに

　幻覚は知覚の不調である。
　知覚にはいろいろな種類があることは前述した。
　幻覚とは対象がないにもかかわらず知覚するという意味だが、あまり簡単に考えない方がよい。
　幻聴は聞こえるはずのない声や音が聞こえるのだな、幻視は見えるはずのない物が見えるのだな、と考えてしまうと、大枠は正しいのだが、細かな部分で間違える。臨床においては細かな部分が重要である。
　ここでは知覚のうち、聴覚、視覚、身体感覚だけを取り上げる。

ⅱ）幻聴

　聞こえるといっても、病気の症状なので、普通に聞こえるのとは質が異なる。いろいろな状況が考えられる。前述の考え方[8]を一部借用する。
　第一、声や音が聞こえるのは耳だけではない。耳に聞こえる場合はもちろんある。しかし耳以外のところに聞こえる場合もある。耳に聞こえる場合は、人の声や生活音が聞こえる現実と同じように聞こえる例から、耳に聞こえるような気がするという例まで、さまざまな程度がある。耳以外の場所に聞こえるとは、例えば頭の中に聞こえる、おなかの中に聞こえる。
　ここで蛇足になるかもしれないが、世間の常識では頭の中に声や音が聞こえるという事態はあり得ないと考えられるだろうし、日常の生活ではそれでよいのだが、ここは患者の話である。日常の中に非日常を含んだ体験の最中にいる人と向きあっている場面である。従って、患者が語ること、あるいは患者が答えることをまず素直に受け入れて、自分のこころに思い浮かべる必要がある。どのようになっているのだろう、と。「頭の中に声が聞こえる」と患者が述べたならば、「そんなことはありえないから、たぶんこんなことなのだろう」と脚色せずに、「患者はそのように体験しているのだろう」とまずそのまま受け取る。そして、どんな体験なのだろうかと想像してみる。答えは出ないかもしれないが、

「患者の体験は事実である」と受け取ることを基本とする。

　繰り返すが、「声はどこに聞こえるのですか」と尋ねたら、患者は「頭の中」と答えた。患者は本当に頭の中で聞いているのである。「どんなふうに聞いているのだろう」と想像する。「ちょっと分からないな」となったら、そこで止める。「おそらくこんなふうではないのかな」となったら、これは推測なので、同じくそこで止める。

　次に聞こえる音や声の発生源はどこか。日常生活において生活音や人の声がどこから聞こえてくるのかという位置定めは、時に意外に難しい。典型例は携帯電話の着信音だろう。携帯の音が鳴っている。誰かの携帯だろう、鳴り続ける、早くとれよ、でも鳴り続ける、あれっ自分の携帯だった、という体験をしている人を見かける。振動装置を有効にしておくと、すぐに分かる。触覚は聴覚よりも定位に敏感である。車を運転中に救急車のサイレンが聞こえてきた。前なのか後ろなのか右なのかすぐには分からない。これは反射音も混ざっているために分かりにくいのかもしれない。しかし、例えば雷の音のする方向はだいたい分かる。誰かが弾いているピアノの音も方向が定められる。

　同じように聞こえる音や声の発生源を尋ねる。どこから聞こえてくるのか。鼓膜のすぐそばで鳴っている、天井の方向から聞こえる、窓の外で音がしているが聞こえるのは頭の中、どこからか分からない。いろいろな答えがあるだろう。それも患者が体験している事実である。

　第二、何が聞こえてくるのか。単調な機械音、複雑な形容しがたい音、音楽（歌か楽器の演奏のいずれか）、人の声、何か分からないけれど聞こえるなど、いろいろな場合があるだろう。音楽が聞こえる幻聴は「音楽幻聴」と呼ばれ、特に区別されることがある。人の声は、ささやき声、話し声、叫び声、いろいろある。話し声だとすると、声のような気がするという場合から、書き留められるほどに明瞭に聞こえる場合まで、さまざまである。

　第三、人の声の内容が多少とも分かる時は、どんな内容なのか。「自分には関係のないことをただしゃべっている声」から、「自分に関係するけれども当たり障りのない声」を経て、「自分の悪口や噂話や自分を批評する声」が聞こえることまで、いろいろな場合がある。批評する声とは、例えば本を読んでいると「何してるんだよ」と聞こえる、食事をしていると「下手な箸の使い方だな」と言ってくる、というような例を指す。

　第四、自分のことを言われた時に返事をするかどうか。返事をすると、声と自分が対話している形になる。返事をはっきり声に出すと、周囲の人々には、その場の状況とは関係のない独り言に聞こえる。返事をつぶやいていると、近くの人にはぶつぶつ言っているように見える。声と自分が話し合っているので「対話性の幻聴」と呼ぶ。

　第五、声同士が話し合っていることもある。声が別の声と対話している。この時は2人から大勢の人が患者には無関係な、あるいは関係する話題を取り上げている。声と声が話し合っているので、これも「対話性の幻聴」と呼ぶ。

　第六、頭の中に声が聞こえている時、声という特徴がぼやけ、考えのように感じられることもある。声なのか考えなのか区別しにくい。「考えが聞こえる」としか表現しようがない。考えると、それが声になる。聞こえるのではなく、考えが出てくる、自分のものではない考えが出てくる、自分の考えが勝手に出てくる、考えさせられる感じがする——いろいろな場合がある。すると声が聞こえる状態から、考えが聞こえる状態を経て、考えが

出てくる状態まで一連のつながりを有しているようにみえる。さらに声が聞こえる状態よりも考えが出てくる状態の方が病状は軽いと言えるだろう。

　第七、聞き手の態度あるいは感じ方もいろいろな場合がある。聞こえてきた声が指示する内容であるとそれに従ってしまう。「窓を閉めろ」と聞こえると窓を閉めてしまう。声の影響力がとても強い。また、聞こえてくると聞き入ってしまう、気になってしまう。聞こえてきても努力すれば無視できる。聞こえてきても気にならない——いずれも、後者になるほど病状は軽くなっていくと言えるだろう。

　以上を要約すると、幻聴とは単に声が聞こえる、のではない。

iii）幻視

　幻聴と同じく、見えるはずのない物や人物や情景がただ見えるのではない。

　第一、幻聴が訴えられる時の意識はたいていはっきりしている。意識の不調は存在しないことが多い。しかし、これは重要な特徴だが、幻視は意識の軽い不調が存在する場合に出現しやすい。従って、まず意識の状態を評価する必要がある。意識の不調が認められたならば、それを引き起こすからだの病気を探さなければならない。もちろん意識の不調が存在しない場合にも幻視は出現することがある。

　第二、形にならないものが見える場合から、はっきりと形が見える場合まで、色がついていない場合から、鮮やかな色がついている場合まで、見えている物が動かない場合から、動いている場合まで、見たことのない物の場合から、かつて見たことのある物の場合まで、いろいろな状態がある。見える物は虫、動物、人間、玩具、形、文字、光、情景などさまざまな場合がある。

　第三、目に見えるのではなく、頭の中に見えることもある。これは頭の中に光景が浮かぶという状況を想像すると分かりやすいかもしれない。

　第四、ただ見える、見えると楽しくなる、あるいは怖くなるなど、幻聴の場合と同じく、見えている状態を患者に尋ねて、いろいろな角度から把握する必要がある。

iv）からだに感ずる幻覚

　幻聴や幻視では、それが頭の中の出来事でないならば、聞こえるはずがない、見えるはずがないと第三者がかなり客観的に判断できる。

　しかし、からだに感ずる幻覚は客観的に判断できない。「頭がふらつく」と言った患者に原因となるからだの病気がなかったなら、単なる違和感なのか、不安の症状なのか、幻覚なのか、あるいはそれ以外なのか、にわかに決めがたい。肩こりも金縛りも考えようによっては幻覚になってしまう。それは自然ではない（しかし、考えてみると、からだに感ずる幻覚は、判断が難しい。例えば、「頭痛」が「体感された幻覚」でないと言えるかどうか、時には決めがたい場合があるかもしれない）。

　すると患者の発言の内容が実際にはあり得ないような場合に幻覚と判断されるだろう。これを「体感幻覚」と呼ぶ。

　「皮膚の下を虫が這いずりまわっている」と手の甲をつまんでいる患者は、からだに幻覚を感じていると言える。「脳が溶けてしまった」と苦しむ患者も体感幻覚があるといえ

る。「足が右側に引っ張られる」、「背骨がばらばらにずれる」、「腹の中に球があり膨らんだり縮んだりする」、「電波を浴びせられて、からだの中に電流が流れている」、いずれも体感幻覚である。

4）妄想

ⅰ）はじめに

　ここでは、思考、つまり考えの、形式ではなく、内容を取り上げる。形式は次の項で述べる。

　わたしたちは日々の日常の中でいろいろなことを考える。夜明け前の海の波しぶきを見て今日の漁に出るべきか仲間と相談する、新聞の交通事故の記事を読んで感想を抱く、次の野球大会の打順の組み方に迷う、店でどの惣菜を買おうか品定めをする、といったように生活の中の無数の場面で何かを感じ、何かを考える。

　妄想は実際にはあり得なさそうな内容を、考えるという段階を踏み越えて、信じ込んでいる。信じ込むとは訂正に応じないこと。確信している。しかし、「あり得なさそうなことを確信している」という状態は詳しく検討してみる必要がある。ここでは三つに分けて考える。

　第一、例えば「太陽が地球の周りを回っている」と確信している場合、これを妄想と呼べるだろうか。その人のこころの中に妄想気分があると、それは自分と周囲との関係が崩れることを意味し、その人の人柄が多少とも変貌しているので、地球の周りではなく、「太陽が自分の周りを回っている」という方向の発言となるだろう。すると、周囲の近しい人々は「最近、今までとは違う雰囲気だなと思っていたけれど、やはり変なことを言い出した」と心配する。このような発言は妄想が疑われ、患者にその内容を尋ねていく必要がある。しかし一方、妄想気分がなかったとすると、その人の言動や生活は普段とさほど変わっていないだろうから、黙っていれば周囲に気づかれず、口に出しても冗談と思われ、真剣に受け取られない。「何、言っているのだろう」という程度で済まされてしまう。

　人々はさまざまな確信を抱いているかもしれないが、他者に言っても仕方がないので、黙っている。これは妄想と呼べない。このような確信ではなく、むしろ信念の方が社会生活上は必要である。信念がなければ何ごとかを成就することはできないかもしれない。経営者が「自分はこの方針で会社を運営していく」と決断する。部下は「そんな方針はあり得ない」と反発する。経営者が「自分を信じてついてきてほしい」と動かない。会社の業績が上がるか下がるか不明だが、この経営者はあり得ないとされる方針を信じている。これは妄想ではなく、信念だろう。

　従って妄想は、ほとんどの場合、患者本人に関わる内容となる。会社でもなく、自ら監督となった運動部でもなく、演奏団でもない。妄想は他者や他者の集団に関わることではなく、自らのことである。「周囲が変貌してしまった」と妄想気分を訴える患者は、世界が壊れることを恐れるのではなく、自分が壊れることを恐怖するのである。

　第二、妄想はあり得なさそうなことへの確信であるが、確信には程度がある。まったく信じている状態と、9割ほど信じている状態とは少し異なると考えられる。半信半疑とは

文字通り5割ほど信じている。しかし半分ほどの信に対してはもはや確信という言葉を使用するのは不適切だろう。確信ならばかなり信じていていなければならない。

例えば、次のような例を考えてみよう。

教室に入ると皆が自分を見て、何かうわさしているように感ずる、と訴える若者は数多い。だから教室に入りにくい、体が硬くなってしまい、身の置き所がないと感ずる。学校に行きたくなくなる。自宅で家族と過ごしている時は大丈夫。妹とは楽しく過ごしている。でも夕食の時に学校の話題が出たり、寝る前に明日のことを考えると気持ちが重くなる。教室では確かに皆が自分のことを見ていると思う。しかし心の片隅では「そんなことあるはずないな」と思っているのだけれど、教室が近づくとそんな余裕がなくなる。

この生徒に「注察妄想」という症状が現れているのだろうか。確信の程度はかなり強いかもしれないといえるが、見られているとただ感じているだけで、見られているのには何か理由があるのだろうかと考えるという段階に進んでいない。しかも自宅では普通に近い生活を送ることができている。この時点では妄想とは呼べない。

しかし次の例では、まったくの確信ではないが、妄想と呼ばざるを得ないだろう。

頭ではあり得ないと思っている。しかし、学校でも街中でも自宅でも何となく見られている感じがして、ゆっくりできない。なぜ自分が見られるのか分からない。自分は何も悪いことをしていないのだから、これは何かの間違い、見られるはずがない、と言い聞かせているが、自室に入っても誰か見ているのではないかと感じてしまう。もしかすると自分の知らないところで何かたくらまれているのかもしれない。

「まったくの確信ではないので妄想ではない」としてしまうと、かなりの妄想が見逃されるだろう。一方、病状が進んで、まったくの確信になってしまうと、どんな説得も功を奏さない。患者の訴えは常に同じである。「見られているに違いない」と患者は言い、「それは違うよ」と家族が諭しても、頑として受け入れない。確固とした妄想は、わずかな融通性もないので、単調な印象を与え、このことが患者の閉塞感を痛いほど診察者に感じさせる。

第三、あり得なさそうな内容という点も検討する価値がある。ところで前述のように、DSMは統合失調症の診断基準の一項目を精神病症状の評価にあてている。DSMの要求は、精神病症状が二つ以上認められることである。例えば妄想と幻覚が存在すれば、前述の注意点に留意する必要があるが、基準は満たされる。ところが妄想が「奇異な妄想」であれば、その一つだけでよい、二つ以上認められなくてもよいという注釈を付けている。この「奇異な」は「内容が奇異」という意味もあるが、それよりもむしろ「形式が奇異」という意味である。

つまり、妄想には「形式が奇異」な側面と「内容が奇異」な側面とがある。前者は後に掲げる『考え（思考）の形式としての不調』の項にて述べるが、そこに出てくる症状はかなり奇妙であり、「奇異な」という語感に当てはまる。ところでDSMは後述の「妄想性障害」という病気の診断基準の一項目に「奇異でない内容の妄想が……」と記している。すると「奇異な内容の妄想」があることになる。ここで「奇異な」とは単に「奇妙な」というより、「かなり奇妙な」という語感を有していると考えられるが、奇異か、あるいは奇異でないかはどこで区別するのだろうか。

「食事に毒が入っている」という妄想をDSMは奇異ではないとする。「自分はある国の情報機関に狙われている」も奇異でない。「自分は権力者になるに違いない」も奇異でない。DSMの意味する「奇異な内容」とは「現実には起こり得ないこと」を指す。食事に毒が入っていることは起こり得る。世界中には情報機関に狙われている人は多数いるだろうから、自分がその一人になることは理屈の上であり得る。普通の市民で権力者に上り詰めていった人物は歴史上、実際にいるので、あり得ることだ。

しかし、「自分の父親は戦国時代の武将の〇〇だ」と述べられたならば、その内容は起こり得ないことであり、従って「奇異な内容」となる。「どこかにある諜報機関が有毒な電波を太陽光線に混ぜて自分にかけてくる」という内容も、現実に起こり得ない「奇異な内容」である。奇異な内容の妄想は「奇妙」というより、「異様」な様相を呈するといってよい。DSMが妄想の内容を奇異である、奇異でないと分けた理由の一つは、後述の妄想性障害に関わるからだろう。

ここで、以下に具体的にいろいろな妄想を列挙するが、内容が奇異な場合と、そうでない場合とがある。

iii）被害妄想としてまとめられる妄想

「被害妄想」は「関係妄想」と併せて「被害関係妄想」と呼ばれることもある。
関係妄想から始めると分かりやすい。

自分が見たり聞いたりしたこと、自分の周囲で起こったことを自分に「関係づける」。それは日常の常識から考えると関係がつきにくい事態である。

俳優がテレビ画面の中で「今日は重要な日です」と言った。これは自分に大変なことが起こるという合図だと考える。買い物の途中に小学生の遠足の列とすれ違った。これは自分を狙う軍隊の偵察部隊だと考える。授業中に後ろの席の生徒が咳ばらいをした。これは自分を無視しろと全校生徒に向けた信号だと考える。

前述の「妄想気分」は周囲の雰囲気に意味があるように感じられる体験である。意味があるとは自分にとっての意味であり、自分にとっての意味があるとは、自分に関係があるということにごく近い。

周囲の机、書棚、本、カーテン、窓、そこから見える木、空の雲、風の音、洗濯機の回る音、鳥の鳴き声、車のタイヤが砂利を踏む音、家族の話し声、畳のにおい……それこそ、周囲のすべてのものの雰囲気が変わっている。それは微妙な徴候の変化のようであるが、現実感がありすぎて、疑うことができない。これらの変化は自分に関係のない変化ではなく、自分に関係があると感じられてしまう変化である。従って「自分にとって何かの意味がある」。ここでは、まだ「何か」であって具体的ではない。しかし、ここで「鳥の鳴き声は自分への悪意のある合図だ」と考えると、具体的ではない「何か」から、具体的な「悪意のある合図」に移っている。病状が一段階、悪くなったといえる。

「鳥の鳴き声」を「悪意のある合図」と結び付けて考えてしまった。あるものとあるものを結び付けるということは、二つのものに関係があるということと同じである。つまり、妄想気分から関係妄想へつながっているといえるだろう。すれ違った通行人が自分を見て笑った、だけでは関係妄想ではない。周囲が意味ありげに変容した中で、通行人が笑ったの

は自分に対する嫌がらせだという関係づけがなければならない（繰り返しになるが、「通行人が自分を笑ったのは嫌がらせだ」と単に考えるのは妄想と呼べるかどうか疑問である。周囲が変容しているという妄想気分が存在していなければならないだろう）。

　不思議なことは、関係づけが悪い方に向くことだ。良い方向に向きにくい。すると悪い内容が具体的になると被害妄想に至る。「自宅に帰る途中で、何台もの車がクラクションを鳴らして通りすぎていった。誰かが自分をつけ狙っているに違いない。あんなに何台もふつう入れ替わり来るだろうか。自分は包囲されている」。つまり関係妄想と被害妄想の境目をつけることは難しい。両者は連続している、あるいは関係妄想は必然的に被害妄想となるといえるだろう。さらに妄想気分、関係妄想、そして被害妄想は一つのまとまりをなす。周囲の出来事が自分に関わっていると考える部分に飛躍があるが、妄想気分が裏打ちをして、関係妄想が現れる。そして被害妄想につながっていく。それでも関係妄想を分ける意味の一つは、関係妄想が考え（思考）の内容の不調であると同時に形式の不調でもあるからだろう。形式の不調の部分は後述の「妄想知覚」とほとんど同じである。ここで、ささいなことを一つ。被害関係妄想は被害妄想が先で関係妄想は後と受け取られるかもしれないが、先にあるのは関係妄想であり、その結実が被害妄想である。

　しかし考えてみよう。周囲の出来事を自分とはまったく関係ないと考えて日々を過ごす人は、少ないのでないか。日常生活の中で、多くの人々は、上司の目や近所の人々の仕草が、何気なく気になることがあるだろう。あの人があんなことを言った理由はなんだろう、自分への悪口の意味かあてつけの意味か、それとも別の意味なのかよく分からない。分からないと疑心暗鬼になるかもしれない。悪い方向にいろいろ考えてしまうかもしれない。しかし、ほとんどは妄想にならない。なぜならたいてい、後で思い違いであることが分かるからであり、親しい人の説得により考えを改めるからであり、つまり確信していないからである。

　被害妄想は自分が害を被ることへの妄想であり、以下に例を挙げるように、妄想される被害の内容に応じてさまざまな種類がある。しかし、重要なのは、被害の内容ではなく、周囲との関係で自分に害が及んでくると患者が考えるという形式である。

　a）被毒妄想
　食事に毒が盛られていると信じ込む妄想である。母親の手料理に限らず、誰が作った料理をも食べない。料理は自分で作る。毒が入っているはずがないと自分で考えた食材を買ってきて食べる。精神病症状ではない強迫観念あるいは強迫行為が、（汚いものを避ける）「不潔恐怖」と俗称される症状として現れると、母親の手が触れた食材から出来上がった料理は汚いとして食べないことがある。これは被毒妄想ではなく強迫症状である。もちろん母親を嫌っているのではない。

　b）注察妄想
　「注察」の語はかなり大きな国語辞典にも掲載されていなかった。従って特殊な語なのだろうか。見られているという状況を考え、そこに自分にとって悪いという意味を加えると、監視されている、となる。自宅でも職場でも買い物の間も監視されている。患者には

気が休まる場、のんびりできる時がなくなってしまう。隠しカメラがどこかにあるのではないかと、自室の天井裏を探す患者もいるが、これは理屈の上では理解できる行動である。

　c）嫉妬妄想

　実際には浮気をしていない配偶者に対して、合理性のない根拠に基づいて「浮気をしている」と確信することを指す。アルコール依存症では性的不能に陥ることがあるが、そのために配偶者が浮気をするかもしれないと考え、高じて浮気をしているに違いないと考えるようになる。この場合、浮気の根拠として自分の性的不能という理由があり、この部分は理解できる。

　d）物盗られ妄想

　例えば自分の預金通帳が盗られてしまっていると信じ込む。自分の大切にしていたものが誰かに盗られてしまい手元にないと訴える。例えば認知症において、自分が預金通帳をどこかに入れたのに、入れたことを忘れてしまう、すると通帳が見つからない、自分は確かに入れたと思っているので、「嫁が盗ったのだろう」と嫁につらくあたったりする。

　iv）微小妄想としてまとめられる妄想

　「微小」とは端的に小さいという意味である。次の項の「誇大」は単に大きいという意味ではなく、大げさ、実際以上に見せかけるという意味である。誇大の方が症状の内実をよく表していると考えられるので、微小の方は言葉の本来の「小さい」という意味よりも、「自分がみすぼらしくなっている」というような意味に捉えることがふさわしい。この妄想はうつ病に認められることがある。いくつかを挙げる。

　a）貧困妄想

　多少家計が苦しい程度の経済状態なのに「自分と家族は貧乏となってしまい、生活に不自由を来している。これからも貯金は減り続け、餓死するかもしれない」と信じ込む。

　b）心気妄想

　自分の健康状態について心配し過ぎて、何か重篤な病気にかかってしまったと信じ込む。また、自分だけでなく「家族も病気になってしまっているだろう」と考える。

　c）罪業妄想

　重要な過ちではない行為について、「自分は家族だけでなく、職場や近所に取り返しのつかない行いをしてしまった。迷惑をかけたどころではない。職場に損害を与え、近所の名誉を傷つけてしまった。死んでお詫びをするほかはない」というように、過大な罪の意識を持つ。

　家計、健康、周囲との関係は、日常生活をつつがなく送るうえで、基本的に大切な事柄である。それがこれまで述べた例ではいずれも悪い方を向いている。ところで、別の角度

から考えてみると、これらの例では、家計が単に苦しいのではなく餓死するほどにお金がない、高血圧や早期胃がんではなく重篤で不治の病にかかっている、多少の迷惑ではなく、命をかけてお詫びをしなければならないほどの失態を犯した、などと、いずれも程度の振れ幅が大きい。「少し」ではなく「すごく」という表現が当てはまる。自分の行いが、町内会すべての人々に迷惑となるほどの影響力があるとは、普通は思えない。この程度の振れの大きな側面は、微小という言葉と裏腹に、誇大的な色彩を帯びているともいえるだろう。

v）誇大妄想としてまとめられる妄想

誇大とは、自分の評価が大きい、うぬぼれるどころではない様子である。「自分の書いたこの文章は、そのうちに世界中の出版社から出版申し込みが舞い込むに違いない」、「自分は市長よりも偉いのだから、市長に会って直談判すればなんでもできる」、「自分の財産を合計すれば世界の長者番付への仲間入りは確実だ」などというように。誇大妄想は躁病だけでなく、統合失調症や、今は患者数がとても少なくなってしまった進行麻痺（梅毒スピロヘータという微生物による感染症）などに見られることがある。ここでの具体的な説明は次の一つの例に限る。

恋愛妄想

これは自分が誰かを愛するのではなく、自分が誰かに愛されているという妄想である。誰かとは周囲の知っている人ではなく、俳優や歌手など世間によく知られた有名人であることが多い。そうすると、当然、対面したことはなく、相手はこちらを知っているはずはないのだが、妄想という症状なので、例えば「あの歌手は自分を愛しているに違いない」という確信を抱いている。「映画を見ていたら、あの俳優が目配せをした。あれは自分に向けた合図だ。自分はまだ愛されている。今まで何年も来るはずの連絡を待っていた。早く自分の前に現れて愛を告白してほしい」――。

微小妄想や誇大妄想は、妄想気分を伴っていなければ、妙ではあるが、理解できる内容であり、人間存在の悲哀を強く感じさせる。

vi）その他の妄想

ここではすべてを挙げることをしない。また妄想を中心とした病気を含める。

a）Capgras症候群
カプグラと表音されるCapgrasはこの症状を報告した精神科医の名前である。
余談となるが、「症候群（syndrome、シンドローム）」という言葉は、特別な病気があると誤解されやすい語感を有する。また人名がつくことがよくあるので独特の印象を与える。こころの病気では、「アスペルガー症候群」、「トゥレット症候群」がその例であろう。「症候群」という言葉は、時に医学以外の分野でも使用され、多くはその社会現象の特徴を表すために命名される。「空（から）の巣症候群」は自分が大事にしていた家族や動物

や物が、ひとり立ちをして家を出ていく、亡くなってしまう、壊れてしまう、そして自分だけが残される。すると空しさや寂しさを覚えるので、そのこころの状態を指す。これはうつ病に該当するほどになるかもしれないが、後述の適応障害に留まる場合もあると思われる。病気には該当しないことも多いはずだ。この時に「うつ病」や「適応障害」と端的に表現してしまうのではなく、その状況を象徴的に表す言葉により命名する。さらに医学とは結びつきがないのにもかかわらず、「○○症候群」と名づけられる社会現象もあるだろう。このような「症候群」の語の使い方は人目を引く効果がある。「適応障害」よりも「空の巣症候群」の方がはるかに印象深い。

　人目を引くことは、ある場合には重要である。例えば「SARS」は、サーズと発音される、正式名称がsevere acute respiratory syndrome（重症急性呼吸器症候群。頭文字をとってSARS）である、2000年代前半に注目された重篤なウイルス感染症であり、初期は風邪に似ているので注意が必要とされた。「ウイルス感性症」とするよりは「サーズ」と表現した方が人々の注意を喚起することができる。

　ただし人目を引き過ぎると誤解を生む可能性がある。特に人名がついていると、人の名前は病気の内容を表さないので、その言葉だけからは、どんな病気か推測することもできない。「トゥレット症候群」という言葉だけからは、この病気の内容はまったく分からない。人名でない場合には、例えば「空の巣症候群」という言葉から内容を推測することは可能である（その推測は間違っている可能性があるけれども）。しかし「アスペルガー症候群」という言葉からは内容を推測することができない。推測できないと、内容を勝手に考えてしまう可能性があり、その考えはほとんどが間違った方向に進むだろう。アスペルガー症候群は自閉症ととてもよく似ているが、自閉症とははっきりと別の病気と誤解されていることがある。DSM-5では二つがまとめられてしまい、アスペルガーの語はなくなる予定である。

　症候群は、原因が一つである（ダウン症候群など）、一つではない（パーキンソン症候群など）、不明である（カプグラ症候群など）を問わず、ある程度に一定の、ひとまとまりの症状を示す病態に対する命名である。ダウン症候群は染色体の数に違いがあり、知能障害、明るい人柄、時に心臓の病気など、かなりの程度に同じ特徴や症状の集まりが認められる病気である。パーキンソン症候群は、何もしていない時の指の震え、自ら動かせる筋肉が動きにくくなる、結果として動作がゆっくりとなるなどの症状のひとまとまりを指す病気だが、原因が分からない場合を含めて、さまざまな原因で起こり得る。

　「ひとまとまり」とは、「共通の」という言葉で言い表せるので、いろいろな原因で共通の症状が現れてくるのならば、根本的な部分で何らかの同じからくりがあるかもしれないと思わせる。同じからくりがあるかもしれないし、ないかもしれないが、とりあえず共通の症状のまとまりに何らかの名前をつけて留意しておくことは、臨床の実地に即している。

　それでは、カプグラ症候群とはどのような症状の集まりなのか。

　多くは自分のよく知っている人、つまり家族や友人が対象である。例えば父親を例にとる。患者の父親がいる。しかし患者は「この人は父親ではない」と言い張る。姿かたち、歩き方、身ぶり、声、しゃべり方、体臭、すべて父親にとてもよく似ているが、「父親で

はない。別人が父親の姿を取って目の前にいるだけで、自分の本当の父親は別のところにいる」と主張する。この主張は頑固であり、訂正できない。従って妄想である。内容も起こり得ないことなので奇異である。このように、親しい人々が別の人々と入れ替わっているという妄想的確信がカプグラ症候群の内容である。

b) 妄想性障害という妄想だけが目立つ病気

DSMには「統合失調症および他の精神病性障害」という章があり、精神病症状が中心である病気を列挙している。その多くは、治療を受けるまで、そして治療を受けてもうまく改善していない時、日常生活の質が多少とも損なわれ、周囲の人々も心配する振る舞いを示す病状を呈する。しかし、精神病症状のうちの妄想だけがあって、本人がその中身をあまり語らず、その他に異変がなければ、生活の質は保たれ、周囲の人々にも気づかれない。妄想気分のような前段階がはっきりと認められない。従って妄想が重篤にならなければ病院への受診に至らない。DSMが「妄想性障害」と名づける病気がこれに該当する。

重要な点は、妄想の「形式」ではなく「内容」に焦点があてられることだ。

前述の妄想をもつ患者の中には、妄想性障害という診断がなされる場合があるだろう。例えば、恋愛妄想を抱いているが、社会生活に支障がなかった人が、妄想の対象の俳優に手紙を送り接触を図ったが、不審に思われて警察を通じて家族に連絡がきたとする。事情を知った家族が驚き、何とか説得して病院を受診させた。診察の結果、恋愛妄想以外に症状がなかったとすれば、診断は妄想性障害となるだろう。この場合、相手の俳優がその人を愛することは、あり得ないといえないので、妄想の内容は奇異ではない。

c) 幻覚と妄想

「皮膚の下を虫が這いずりまわっている」と訴えて手の甲をつまんでいる患者は、実際に虫が這いずりまわっていると感じているので幻覚があるのだが、虫が這っているのはあり得なさそうなことなので、主張は妄想とも言える（この場合、専門用語では「皮膚寄生虫妄想」と名づけられている）。

「からだに電流がかけられているように感ずる。あの組織の仕業だ。遠くから特殊な機械を使って電波に乗せた電流を自分に送っている」という訴えの場合、電流がかかっていると感じている部分は体感幻覚、電流を組織の仕業と考える部分は被害妄想となる。幻覚は現実にはないことの体験なので、そのからくりを説明しようとするとどうしても現実から離れる内容になってしまい、妄想に近づく。

5) 考え（思考）の形式としての不調

i) はじめに

精神病症状としての考えの不調には、不思議に見えるさまざまな症状がある。以下に述べる症状は、一つ一つ、人間という存在の不思議さを示している。

妄想は「考えの内容」に関する症状であった。ここで「考えの不調」として挙げる症状は、「考えの形式」に関わる。

DSMは統合失調症の診断基準の一項目を精神病症状の評価にあてている。前述のように、DSMの要求は精神病症状が二つ以上認められることである。妄想と幻覚が存在すれば基準は満たされる。ところが妄想が「奇異な妄想」であれば、一つだけでよいと注釈を付けている。この「奇異な」は「内容が奇異」というより、むしろ「形式が奇異」という意味である。以下に述べるすべてではないが、多くは「奇異な妄想」である。

ii) 考えがひとりでに出てくる

　私たちはぼっとしている時にも頭の中には何らかの考えがある。あるいは何かを考えている。しかし集中している時と異なり、いくつかの考えが頭の中を漂っているだろう。昼食の献立を考え、ふと友人からの連絡を待ち、爽やかな秋晴れの雲を見てこれからの自分を考える。とりとめなく考えている。ここで自分が考えている実感はとりあえずある。これは重要である。それは、この実感が薄れた場合を考えるとよく分かる。
　頭の中にある考えが浮かぶ。しかし、ここで、自分が考えている実感がないと、浮かんだ考えは自分の考えとは言いにくい。ただ考えが浮かんでくる。あるいは誰か別の人の考えが浮かんでくる。この時、その当人には、考えが「ひとりでに」、「勝手に」出てきたと感じられるだろう。この症状を「自生思考」と呼ぶ。自ずと生ずる考え、である。
　この時に考えが声の性質を帯びてくるとしよう。考えとも声ともいえるものがひとりでに出てくる。さらに考えではなく声がひとりでに出てくる。これは幻聴と呼ぶにふさわしい。自生思考と幻聴は互いに近い位置にある。思考と知覚がこのように結び付くのは興味深い。

iii) 妄想着想

　着想は「思いつき」のことだが、アイディアと同じ意味にとり、どちらかというと良いこととして使われる場合（「着想を得る」）と、「こころにふと浮かんだこと」の意味にとり、どちらかというと良くないこととして使われる場合（「思いつきでものを言う」など）があると考えると、妄想着想は後者の意味である。ふと浮かんだ、現実に結び付かない考えを信じ込む。これは考えの内容ではなく、「ふと考えたことを信じ込む」という流れの部分に焦点を当てており、考えの形式の不調に入る。
　ふと考えつくので根拠はない。「自分は比類のない才能を持った人間だ」と考え、この考えにとりつかれる。仕事の業績が良くなくても考えは変わらない。ほとんどまったく普通の生活をしているにもかかわらず、突然に何もなく妄想着想が現れるとは考えにくいので、おそらく背後に妄想気分が存在しているだろう。周囲の変容感の中で、急に「１週間後に大変な災難が自分に降りかかる」と考え、信じ込む。
　シュナイダー（Kurt Schneider）という精神医学者は20世紀の中頃に、統合失調症の診断に際して重要な症状を掲げたが、この妄想着想よりも、次に述べる妄想知覚の意義が大きいとしている。

iv) 妄想知覚

　知覚はいわゆる五感である。例えば、ある事物を見て、何かを考えるのだが、それが現

実と結び付かない考えであり、かつ取りつかれて信じ込む。

妄想知覚は、見て（知覚して）、次に考えた事柄が妄想の場合を指す。妄想着想と同じように、「知覚した結果、考えたことを信じ込む」という流れの部分に注目しているので、考えの形式の不調となる

テーブルの上の生け花を見て、「自分をつけ回している人の仕業だ」という考えにとりつかれる。生け花以外は無関係とはならないだろうから、見たり聞いたりすることが一つ一つ妄想につながっていく。これは患者にとってとても苦しい毎日となるだろう。ある言葉や音を耳にして、これは何かの不吉な合図だと考える。食事中に何らかの味を感じ、「隠し味に硫酸が使われている。きっとあいつがやったに違いない」と信じ込む。これらの背後にはおそらく妄想気分がある。そして妄想知覚は関係妄想とよく似ている。前者が形式を、後者が内容を重視しているように思える。シュナイダーは統合失調症の診断に際して妄想知覚を「一級症状」の一つとして重要視し、妄想着想を「二級症状」の一つとして重要度を下げている。なお、この「一級症状」は11の症状を含み、以前はよく知られていたが、他のこころの病気でも認められるなどの理由で近年は顧みられていない。しかし幻覚や妄想が、ただあるか、ないかと考えるよりは臨床的であると思う。

v）考えが知られてしまう

自分の考えは、しゃべらなければ、あるいは文字に記さなければ、そして態度に示さなければ他者に伝わらない。口を閉ざし、文章を書かず、表情を変えず、からだを動かさなければ、自分が何を考えているのか他の人には分からない。本人も他の人には自分の考えが分からないはずだと思っている。このような例外的な場合においてさえ、「考想察知」という症状は、自分の考え、それは秘密にしていること、自分の生い立ちも含めて、その人の個人に関わることが他の人に知られているという体験である。根拠のない場合もあれば、通行人が自分を見て意味ありげに笑った、などのきっかけを有する場合もあるだろう。しかし、ここでは根拠の有無ではなく、「自分の考えは他者に知られている」という感覚そのものが重要である。

知られてしまう範囲は普通の想像を超えるところまでいくことがある。隣町の人々まで、隣の県の人々まで、さらには遠く離れた地域の人々までに知られている。ここまでになると、世界のすべての人々に知られていることと同じである。知られていることには本当は他の人に言えない秘密ももちろん含まれるので、自分が丸裸にされてしまっている。すると、他の人々がひそひそと自分の噂話をしている、周囲の何気ない事柄のすべてに何かの意味があるように思える、自分の安全が脅かされそうな予感がある、という方向に進んでいってしまっても不思議ではない。これは妄想気分から一歩悪化した状況ととてもよく似ているといえるだろう。

vi）考えが他人に伝わる

前項の症状と結局は同じになるが、こちらは自分の考えを含めたすべての事柄が他の人に伝わってしまっているという感覚である。自分のことが何らかの手段により広がり、他の人に知られているという実感がある。

vii）考えが奪われる

　考えが外部から盗られる、引き抜かれる、奪われるという実感である。

　自我意識の項に記したように、自分がしゃべったり、考えたり、動いたりする時、これは自分の言動であり、自分のものである。普段は気にも留めないかもしれないが、自分が考えている最中に「これは自分が考えているのではない」、あるいは「これは自分ではなく他人が考えているのだ」とは感じていない。考えたことが自分のものではないとも思っていない。

　考えが奪われるという体験は、自我意識がぼやけている状態（それは妄想気分から派生した状態だろう）を背景に起こっているといえる。考えが奪われるとは、その考えが自分のものではないことを示している。考えが他人に伝わる、知られているという体験も、別の観点から考えると、自我意識の不調で説明できるだろう。

viii）考えが邪魔させられる

　考えていると外から邪魔が入るような実感である。考えようとすると考えにくくなる、それを押しのけて考えると、また止められる。考えるのに苦労する。するとずれた方向に考えが進んでいくかもしれない。

　この症状も自我意識の不調といえる。ところで、「考えが奪われる」ということには、「何か分からないけれど奪われる」という意味のほかに、「誰かに考えが奪われる」という意味が生まれてもおかしくはない。「考えが邪魔される」では、誰かに邪魔されているという意味合いがさらに強くなる。すると考えが誰かに操作されているという体験に行きつく可能性がある。奪われている時はまだ一部は自分が考えていた。操作されるという時は、自分は関与できずに、ただ考えさせられているという感覚に近くなる。

　自分の言動が自分のものではないように「させられている」という症状が次に来る。

6）その他の精神病症状

ⅰ）考えさせられる

　繰り返しになるが、自分の言動は自分が行っているという、あらためて記す必要のない事柄は、日々の生活の中において当然のことなので、ふつうは多くの人が意識していない。寝たり、食べたり、歩いたり、しゃべったり、見たり、聞いたり、すべての感ずることや行うことは自分自身の体験である。これは自我意識というこころの働きの一つであり、普段は意識に上らない。

　このこころの働きが緩むと、意識が「自分の言動が自分のものではない」という方向に進んでいく。例えば、自分が話している時に、話しているのは自分ではない。その行きつくところは、自分が話しているのではなく、「誰かに話させられている」、さらに「〇〇という（特定の）人に話させられている」という症状になる。自分の言動は自分のものではなく他者のものになる。自分の意志というものが極度に薄れる。

　これを「作為体験」、あるいは「させられ体験」と呼ぶが、「作為」の語は「作為的」と

いう言葉にあるように、自分の意志でわざとする、という意味を含むので誤解されるかもしれない。「させられ」の語は自分ではない別の者が自分の言動をつかさどっていることになる。

ただ、この体験の本意は、「自分の言動が自分のものではない」ということなので、患者から見ても周囲の人々から見ても、その言動の予測がつかない。患者から見れば、ひとりでに口が動いてしゃべり、ひとりでに手足が動いて何かをする、ということになるだろう。させられているという感覚すらなくなる場合がある。これは深刻な精神病症状といえる。

ii) まとまりのない談話

精神病症状を持つ人は、つじつまの合わない、支離滅裂なことをしゃべるという印象があるかもしれない。もし患者がそのような状態にあったならば、「話がまとまっていない」とすぐに分かる。そこまで「支離滅裂」ではない場合はどうなるだろう。日常の臨床では、支離滅裂な話は、精神科病院のいくらかの長期入院患者以外からはほとんど聞かれず、多少まとまりが悪い程度の答えを聞くことが多い。

ところで、日々の日常の中で、要領よくしゃべることはかなり難しい。自分の意見を述べる時は十分に準備しておかないとまとまりのある話ができない。多くは十分な準備なしに意見を言わなければならない。それを聞いていると、たいていは分かりにくい。要領が良くない。これは社会生活の中で頻繁に認められる状況である。多くの人々の日常会話における話の内容は、まとまりが悪い。これは精神病症状だろうか。もちろん違う。

ただ、日常生活において意見を述べる機会は少ない。ほとんどがあいさつや雑談、短い連絡事項、何気ない感想など、二言三言のやりとりが日常生活の普通の付き合いである。短い話からはまとまりがあるかどうかの判断が難しい。

精神病症状としての「まとまりのない談話」は「連合弛緩」という症状名として呼ばれるが、患者が長い話をしなかった場合、短い言葉のやりとりからどのようにしてまとまりの有無を推測するか。

一つの工夫は、診察者の質問と患者の返答との間の関連性を検討することである。診察の多くは医者が質問をして、患者が答えるというやりとりの繰り返しにより成り立っている。質問に対して答えが適切か、その程度を診ていく。もちろん知能と意識の不調がないとする。

「昨日は眠れましたか？」という問いへの「ええ、眠れました」という答えは十分に適切である。

「昨日は眠れましたか？」に対する「犬を飼っています」は不適切である。しかし、これはつじつまが合わないのですぐに分かる。

では「昨日は眠れましたか？」に「布団が温かかったです」という返事があった時、適切性はどの程度か。温かい布団なのでよく眠れましたという意味なのか、それとも別の意味を込めてそう答えたのか、患者に尋ねてみないと分からないが、診察者に「おやっ？」と思わせる返答である。「布団が温かかったので、とてもよく眠れました」ならば十分に自然であるが、ただ「布団が温かかったです」であると「おやっ？」となる。この「おやっ？」というところがとても重要だと思う。このようなやりとりが診察の中で繰り返され

たならば、質問と返答の関連性はかなり不適切だといえるだろう。返答がまったくではないけれども、少しずれている。これが続くと、話がまとまっていないと判断できる。

iii）陰性症状

幻覚や妄想が「ないはずのものが顔を現している」とすると、「あるはずのものがぼやける」という状態もあり得そうである。陰性症状とはそのような症状である。

幻覚や妄想は「陽性症状」という専門用語で表現される。一方、「陰性」の語は価値のイメージを含みやすく、悪いことのように思える。しかし、ここでは「もともとあったものがぼんやりしてきている」という程度に考えておく方がよい。

この症状は感情、思考、意欲というこころの働きの不調の一側面である。

DSMは診断基準の陰性症状として、「感情の平板化」、「思考の貧困」、「意欲の欠如」という語を使用している。

「感情の平板化」とはいかめしい言葉だが、その人の喜怒哀楽といった感情が自然な形で表情に出てきていないように見える、何となく違和感のある表情をしている、楽しいことや嫌なことがあった時の表情がどこか不自然だ、という状態である。しかし、言葉に言い表せ、とされると、表現しにくい。

「思考の貧困」は、しゃべる内容にどことなく艶がないように感じられる、紋切型であっさりしすぎている、言葉が少ない、ということであるが、これも表現が難しい。

「意欲の欠如」は、患者本人が「意欲が出ません」と言っているのではなく、ごろごろ横になっていることが多い、身の回りのことがおろそかになっていて、例えば入浴しない、何となく行動に張りがないように見える、というような状態である。これも、うまく言い表せない。

陰性症状は、本人の発言からではなく、観察からうかがえる症状である。うつ病も同じように感情、思考、意欲の不調を認めるが、この不調の有無は、患者に尋ねて得られた返答から推測される。しかし統合失調症の陰性症状は「感情が平板化しています」と患者が言ったのではなく、表情に気持ちや気分といった感情が滑らかに出てきていると見えないという観察に基づいた症状である。あくまで見た人の印象である。しかし修練を積むと印象はかなり確実になる。だが具体的な言葉には表現しにくい。観察したこと、それを言葉に置き換える、そこのところが難しい症状である。

精神病症状が、背後に妄想気分があるものの、幻覚や妄想が認められず、陰性症状が中心になっていると、発症しても長い期間、周囲の人々に気づかれにくいことがある。

ところで、例えば「感情の平板化」は外見上の印象から命名された言葉であるので、重要な精神病症状であるものの、患者の感情が「実際に平板化してしまった」という意味ではない。こころの内面では敏感に感じているかもしれない。思考も貧困ではなく、奥底ではいろいろなことを考えているかもしれない。そこに留意しておく必要がある。

iv）緊張病症状

DSMは統合失調症を四つの型に分け、それぞれ「妄想型」、「解体型」、「緊張型」、そして「鑑別不能型」と名づける。「緊張型」は緊張病症状が優勢な場合である。うつ病や双

極性障害の患者に時に緊張病症状が現れることがあるが、その場合、DSMは、うつ病や双極性障害の診断は変更せずに、「『緊張病性の特徴を伴うもの』という語を診断名に付記しなさい」と指示している。

「緊張病症状」はこころの働きのうちの「意欲」が「高まる方向」へ、あるいは「低まる方向」へ「極度」に振れた場合に認められる症状である。その一部を記す。

意欲が高まるといっても、「極度」に高まるのだから、患者は動き続ける。しかも目的のあるまとまった行動になりにくい。家を急に飛び出し、歩きまわり、空き地で大声を挙げ、走り、崖をよじ登り、つじつまの合わないことを口にしたかと思うと、また走る。興奮の程度が著しいと見える。

意欲が「極度」に低まると、患者はまったく動かず、しゃべらず、目を閉じて横になっている。声をかけても、からだを揺すっても、動かないまま。CT scanにて脳の断層写真を撮っても異常所見はなく、脳波記録からも意識の不調は見られない。

いずれも周囲を驚かせる状態であるが、統合失調症の緊張型は他の型に比べて最も治りやすい。

4．統合失調症の発症の時

1）はじめに

この苦しい病気が始まる年齢をグラフに書くと、20歳代半ばを頂点とした一つの山ができる。山の裾野の一方は中学生ごろにあり、小学生でもこの病気にならないわけではないがとても少ない。他方の裾野は40歳ごろにあり、それ以降はとても少ない。つまり若者から成人の初めごろに発症する病気である。

統合失調症が始まる時にどのようなことが起こるのか。

ところで、病気が始まる過程は、よく分かる場合と気づきにくい場合とがある。

インフルエンザは急に高い熱が出たと思ったら、ほぼ同時にからだが震え、節々が痛くなり、からだがだるくなり、喉が痛み、鼻水が出るという経過により発症する。本人が感じ、近くにいる人も気づく。病気の出始めが分かりやすい。

一方、すい臓がんはがんの細胞が増え始めていく時期に本人も周囲の人も気づかない。かなり大きくなって初めて異変が症状として現れる。病気のなり始めが分かりにくい。

統合失調症において、治っていく過程は専門家が観察できる状況で起こるが、発症の様子はまだ病院に来ていない時点の話なので、専門家の観察の目が届かないことが多い。家族や周囲の人々の情報からの推測に留まらざるを得ない場合が多い。それでも、臨床経験を積めば、発症の様子を細かに観察できる、あるいは確かな情報を基に推測できる機会が増える。

ところで、幻聴などの精神病症状が、昨日までなかったのにもかかわらず、今日になったら突然出現した、という発症経過はおよそ考えにくい。

精神病症状がそれとして結実するまでに時間が必要である。

池の水が厳しい寒気により氷に変わる際に、一挙に厚い氷になるのではなく、初めは小さな氷片が浮遊し始め、それが不規則に動き回りながら徐々に大きくなり、水面に薄い氷の膜ができ、成長し、池一面が氷に覆われる。まだ薄い部分から厚くなり始めている部分まで、これも不規則に、しかし池全体として厚くなっていき、そのうちに重しを乗せても割れないくらいに頑丈になり、全体が凍りつく。

　氷片が浮遊し始めた時から凍りつく時までは連続した変化であり、境の明瞭な段階づけができない。しかし、氷片が浮遊している段階、水面が半分ほど薄く凍った段階、水面全体が一部は厚く、一部は薄く凍った段階、水面全体が厚く凍りついた段階というような段階づけはできるだろう。そして各段階の特徴をつかめるかもしれない。

　統合失調症のすべての患者は精神病症状が完全に出来上がって初めて病院を受診するとは考えにくく、発症過程のさまざまな時点で受診するだろう。患者の症状には、さまざまな時点の特徴があるかもしれない。特徴があれば言葉として表現できる可能性がある。とても難しい作業となるだろうが。

　多数の患者を精緻に観察し、発症の過程を記した三つの研究を取り上げる。

2）発症過程に関する三つの研究

ｉ）警察医務院医師として

　クレランボー（Gaëan Gatian de Clérambault）は、20世紀初頭、パリ警視庁の、犯罪者が精神障害者であるかどうかを鑑別するための医務院の医師として、年間2,000人から3,000人の仮拘置者の診察にあたり、相手とのおそらく１回限りの対面から精神病症状の、特に幻覚の出現初期の症状を概念化した[42]。

　われわれは日頃、はっきりとした内容を考える（野菜売り場を歩きながら今日の夕食の献立を何にしようかと考える）こともあるが、一方で内容のあいまいな考え、あいまいな内容でなくても断片的な考えが頭の中を浮遊している、出ては消えている。献立を考えている時でさえ一心不乱に考えているのではなく、すれ違った女性の服装にふと気を取られ、雨が降るのではないかと気にし、いつもの悩みが顔を出しては退く。集中して物事を考えられるのは限られた時であり、普通は長く続かない。ただしこのような状態に違和感はない。一つには「考えは自分の考えである」、「自分がその考えを考えている」という当然の前提があるからである。

　そこにわずかに質の異なる考えが浮かんだとする。「自分の考えである」という感覚がわずかに損なわれた考え、「自分が考えている」という感覚のわずかに乏しい考えが出てきた。すると日ごろの違和感のない考えの中に、わずかに違和感のある考えが入り混じる、共に存在する。その考えに良い悪いの意味はない。しかし、その時に、「自分の考えが邪魔された」という感覚がほんのわずかに出てきてもおかしくはない。あるいは「考えさせられた」と、かすかに感じても不思議ではない。

　その場合の違和感のある考えは、そのうちにさまざま形をとり得るだろう。たくさんの

---

[42] クレランボー（針間博彦訳）：精神自動症．星和書店、1998年．

考えが一時的に噴出して消える、意味を持たない考えがだらだらと出てくる、言葉が別の言葉に変わり、その変化した言葉がまた別の言葉に変わっていくなど、いろいろな場合があるだろう。

その考えが少しずつ、漠然とした内容から明確な内容へ、善悪の意味のない内容から何らかの意味のある内容に、自分の考えという感覚が薄れて自分のものではなくなる方向に進む。つまり抽象的な考えが具体化して自分から離れていく。それが声の性質を帯びると幻聴となり、その不快な体験を説明するために後から妄想が生まれる。

初めから幻聴が出てくるのではない、という点が一つの重要なところだろう。

ii）軍医として

コンラート（Kraus Conrad）は、第2次世界大戦中に軍医として精神障害を発症した兵士の治療にあたった。その時に担当した100余名の統合失調症患者の観察に基づき、発症過程を概念化した[24]。

統合失調症の経過が五つの段階に分けられている。重要な段階は初めの三つだが、第2段階において既に精神病症状のいくつかが出現するので、本書では最初の段階だけを取り上げる。ここでは妄想気分以外の精神病症状は現れていない。前項と異なり、妄想の出現の初期の様子を記載しているといえる。

日々の生活の中で、心置きなく振る舞う、という感覚が少し薄れている。何となく窮屈である。人との交流も少しずれる。自分だけ別の世界に入り込んでしまったような、そこから逃げ出せないのではないかという感覚が取り巻いている。以前はこんな感覚はなかった。それが今はこんなになってしまっている。

理由のわからない、あるいは本人が誤って理由づけしている緊迫感、緊張感の中に患者はいる。その緊張は、あたかも超えられない壁に取り囲まれて窮地に陥っているかのようだ。時に患者の行動は常識から外れることがある。窮地にいるのでやむを得ないともいえる。ある兵士は上官に叱責され、敬礼をして退室すべきところ、耳を塞いでしまった。

壁に取り囲まれているのではなく、深い割れ目によって周囲の世界から隔絶されてしまった。自分のいた世界にもう戻れない。患者は抑うつ状態に見えるが、うつ病相の罪業感とは異なる、本質的な申し訳なさの感覚を抱いている。ある兵士は自分が明らかな重罪人であると涙ながらに述べた。

暗い森の中を歩いているようだ。木の後ろには誰かがいて自分をうかがっているかもしれない。自分の判断は違うかもしれないという未確定な状況は、周囲の意味ありげな雰囲気の中では、確定したことと同じである。風にゆれる葉のざわめき、木々の枝のこすれ合う音、かすかに入る太陽の光の動ききらめく様、周囲のすべてが自分を脅かしているのではないかと疑う。そのような感覚である。ある兵士は、自分が銃殺される方針が立てられたようだと感じ、軍隊本部に助命を願い出た。

これらの事柄が妄想気分につながっていく。

この時期は「トレマ期」と名づけられた。余談になるが、この書籍は、本文の間に挿入された、症例の短い記載が印象的な研究書である。

ⅲ）精神科病院医師として

　中井久夫は精神科病院の入院患者や通院患者の詳細な観察から、統合失調症の、初めは寛解過程、次に発症過程を記述した[43]。

　危険から十分に距離をとっているから安全だという意味での「余裕の時期」から、自らを脅かす事態が起こっても対処できるように準備している肩に力の入った「無理の時期」に移行すると、問題を具体的に解決しようとするのではなく、問題を一般化して一挙に解こうとする。自分を確立しておかねばらなないというような、世界と対面する姿勢となる。患者は日常の中で何らかの、異変とはみなされにくい行動をとっていても、背後にはあせりがあり、あせりが大きくなると行動が追いつかない。この段階が「焦慮の時期」と名づけられ、行きつくところは行動によって解決できない状況であり、そこにはまり込むと、周囲のさまざまな事物が意味ありげに見える、あるいは意味があるように受け取られる。そして「発病時臨界期」に入る。この段階では悪夢、下痢嘔吐などのからだの症状の出現、それまであったこころの不調の消失が認められ、そして「いつわりの静穏期」に移行すると、からだの症状が軽減する。妙に静かになった感覚の背後で、考えがひとりでにさまざまな方向に枝分かれしながら進んでいき、音が鋭敏にとらえられる。そして急性の精神病症状が現れる。

　現在の精神医学の学術論文は科学的な根拠に基づく実証的な研究が多く、ここに挙げた研究内容はなじみにくいかもしれない。
　しかし歴史を振り返る必要性は絶えずあり、古典的研究から得られる知見は日々の臨床に彩りを与えると考える。

5．統合失調症の予後

　「予後」という言葉は医学において頻繁に目にする言葉である。これは病気がどの程度に回復するのか、その見込みを意味する。「見込み」の語はこれから先の時間の経過の要素を含んでいる。これから先は近い将来ではないだろう。また軽い病気も含まれないだろう。風邪の予後はない。統合失調症や癌などの、長い期間の経過を示す、軽くない病気について使用される。癌の場合は予後ではなく「5年生存率」のように「生存率」の語もよく使用される。
　予後は時間の経過の中での話題なので、例えば20年後の決まった時点での回復の程度を示すものではない。回復の仕方は患者ごとにさまざまだろうから、決定的な数値で表現できない。しかし、そうではあっても、将来の決まった時点ではないけれど、どの程度に回復するかという研究は極めて重要である。
　つまり、統合失調症がどのくらい回復するか——これは患者にとっても、家族にとって

---

43) 中井久夫：分裂病の発病過程とその転導．木村敏編，分裂病の精神病理3．東京大学出版会，1974年，1-60頁（中井久夫著作集：精神医学の経験1：分裂病．岩崎学術出版社，1984年に所収）．

も、支援をする人にとっても、研究者にとっても重要な問題である。

統合失調症は、医者にとって緊張を要求される、簡単に治すことができるとはいえない病気である。ほぼ60年前に見いだされた薬物は、統合失調症の治療を劇的に変え、薬物の恩恵を被った患者は多数に上るだろう。しかし、統合失調症の薬物療法の60年間における進歩は大きくなかった[44]。

しかし、専門的にはそうであっても、統合失調症の予後は、世間の人々が考えているほどおそらく悪くはない。治療を受けた患者を、「症状が消失し普通の生活を送っている場合」、「症状が一部消失したが一部残り、普通の生活が送れるほどではない場合」、そして「症状がほとんど残り普通の生活は送れない場合」の三つに分けると、大ざっぱに、それぞれが全体の1/3ずつの割合を占める。つまり、統合失調症患者の3人に1人が治り、3人に1人が治らず、3人に1人がある程度に治るが治ったとはいえない。いくつかの予後調査をまとめると、昔と比べて、この60年ほどの治療法の進歩により、治る割合は変わらないが、治らない割合は小さくなってきているということができる。

この結果をどう感ずるかは人によって異なるだろう。治療が進歩したといってもあまり変わっていないな、と世間の人が思っても無理はない。難しい病気なのによく1/3も治るな、と思う人もいるだろう。ただ、忘れてならないのは、これが統計数値、つまり一つの目安であることだ。目安は、医療上も、研究上も、政策立案上も欠かすことのできない重要な情報である。しかし、ある一人の患者の治療を考えた時、この人が将来どの1/3に入るのかは、多少の見当はつくものの、予想しにくい。治るかどうかの予想のつきにくさの幅が大きい。これは別の見方をすると、目の前の患者は常に治る可能性を有していることになる。

病状が悪いままに長い時間が過ぎ、慢性期に入っても病状の改善しない患者ももちろんいる。治らない1/3の患者、あるいはある程度治るが治ったとは言えない1/3の中の病状の悪い患者が該当するが、ここで「晩期寛解」という言葉のあることは念頭に置くべきだろう。

発症後30～40年が過ぎ、幻聴や妄想などの病的に見えやすい症状は消失し、しかし自然な感情が現されず、「意欲がない」というより「意欲」という言葉がなくなったかのように生産的な動きをせず、時間がなくなってしまったかのような、表面上は単調に見える日々を送り続けている患者が、からだの重篤な病気にかかるといった、何らかのきっかけと思われる出来事の後に、目覚めたように現実の世界に戻ってくる、つまり病気でない人のように見えるほどに良くなることがある[45]。

年を重ねた末に、良くなるとは思われなかったような患者が良くなる、あるいは治ったと言ってよいほどになる。これは不思議な現象だ。

ただ、想像できるように、この改善は危うく、移ろいやすく、かつ患者本人は楽になった一方で苦痛も感じているようで、細心の治療、看護、支援が必要である。

---

44) Carpenter WT Jr, Davis JM: Another view of the history of antipsychotic drug discovery and development. Molecular Psychiatry, 2012; 17: 1168-1173.

45) 永田俊彦：分裂病の晩期寛解について：三症例の自験例から. 飯田真編：分裂病の精神病理13, 東京大学出版会, 1984年, 47-68頁.

物をからだに取り入れることにより起こるこころの病気

1．はじめに

　私たちのからだの外から内に入ってくる物はいろいろある。
　呼吸をすると空気が入ってくるが、空気は窒素、酸素、少量の二酸化炭素の他に細かな砂や塵などの物からできている。喘息の発作の時に吸入する気管支拡張剤やステロイドホルモンも口から肺の中に入っていく。口から胃の中に入っていく物は食べ物、飲み物、薬などこれもいろいろある。座薬は肛門から入れて直腸の粘膜を経てからだの中に吸収されて効果を発揮する薬である。注射は、針を刺して、いわば強制的に物をからだに入れる方法である。陽の光にある紫外線は、知らず知らずのうちに、からだの表面である皮膚に入ってしまう。
　紫外線はおくが、からだの外から内に入ってくるものは、すべて物質である。
　DSMが「物質依存（substance dependence）」という言葉を使う時の物質とは、このような物質である。そこにただある石とか木とか硬貨とかは、物ではあるが、ここで述べる物質ではない。
　その多数ある物質のうち、いくつかの物質はこころの不調を起こす。
　物質により起こる、つまりそれが原因であるこころの病気はDSMにたくさん載せられていて、最も多いページ数を占める。ページ数が多いのは物質が多いからであり、物質が起こすこころの病気の種類が多いからである。

2．語句の説明

　ここで、言葉の説明をしなければならない。それは「物質依存」、「物質乱用」、「物質中毒」、「物質離脱」、そして「物質誘発性精神障害」の五つである。
　物質の語がこう並んでいると何やらいかめしい感じがする。しかし「物質」を具体的な物質名、例えば「アルコール」に置き換えると分かりやすいかもしれない。
　「アルコール依存」、「アルコール乱用」、「アルコール中毒」、「アルコール離脱」、そして「アルコール誘発性精神障害」。少なくとも初めの三つの言葉は一般の人々も見聞きしたことがあるだろう。すると疑問もわいてくる。「アルコール中毒」と「アルコール依存」はどう違うのだろう、と。

1）物質依存、その焦点は依存の語である

　人を依存に至らせる物質は、多くの場合、からだの内に入ると、かなり、あるいは強烈に気持ちが良くなる。気持ちが良くなると、もう一度、からだの内に入れてみたくなる、これは理解できる事柄である。
　逆に、気持ちが良くなっても、これはおかしい、良いことの裏には何かあるかもしれない、と警戒する。これもよく分かる。
　日本酒を飲んでほろ酔い加減になると、気持ちが良い。暑い夏の盛りに冷えた麦酒を飲

み干すと、とても旨い。しかし、飲み過ぎて、翌日に二日酔いに苦しむと、もう飲むのは止めようと思う。

「良いこと」に対する受け取り方は人によって異なる。異なるのは、その人の特性なので、どちらが好ましくて、どちらが好ましくないという話ではない。特性は仕方がない。

すると、ここでは「気持ちが良いのでもう1回試してみよう」という特性が話の対象となる。2回目も気持ちが良い、3回目も気持ちが良い、これが繰り返されると、ある時点で何かが変わり、その人の言動も変わってくる。

繰り返していくうちに、気持ちの良さがだんだんと減ってくるので（これを「耐性」ができたという）、前と同じ程度の気持ち良さを求めて、その物質をより多くからだの中に取り入れようとする。その物質が手元にないと、何とかして手に入れようとする。お酒がなくなってしまった、外は雨がひどく降っている、しかし歩いてお酒を買いに行く、今夜はここまででやめておこう、とならない。こんなに繰り返すのは癖になってしまうからまずい、からだにも悪い、やめないといけないと思いながらも繰り返してしまう。飲酒をやめようと何回も試みては失敗する。このような変化が生まれる。つまり、お酒に「依存」する。お酒を手放せない。

物質依存の「依存」は日常用語の「依存」と内容がかなり異なる。ここでの依存とは、物質を繰り返しからだの内に入れていく時間経過の中に現れてくる、上記のようなからだとこころの特徴的な変化を指す。

2）物質乱用は依存や中毒とどう違うのか

「乱用」は物質を使っているために起こる社会的な問題を指す。

社会のありようは異なるので、ある社会では問題となり、別の社会では問題とならない事態は起こり得る。しかし、乱用は、おそらく多くの社会で問題となるような物質の使い方を意味すると考えてよい。

お酒を飲んで冗談を言って家族を笑わせれば社会的な問題とはならない。しかし、お酒を飲んで自動車を運転したならば社会的な問題となるだろう。二日酔いが続いて、仕事の能率が連日にわたり悪くなったならば、問題とする職場があるだろう。酔った勢いで連夜にわたり奥さんを殴り続けたならば、家庭内の出来事だが、社会的な問題である。違法薬物を手に入れたならば社会の中で非難される。

物質乱用とは道徳と関係しているといえるかもしれない。ここでは道徳を広くとっている。つまり、お酒を飲んで真っ裸になって騒いだ。それが道徳的に良いか悪いかについては、その社会が決めることであるが、多くの社会では悪いことだろう。

3）物質中毒は症状を指す

物質による中毒は、依存と異なり、物質をからだの中に入れている間、あるいは入れた直後に、からだやこころに現れる症状を指す。この症状は物質により、それぞれ異なる。中毒は、物質を使う時間経過や使い方ではなく、物質をからだの中に入れたために何かが起こった（ここでは病気の話なので、何か病的な出来事が起こった）、つまり症状が認められた、そのことを示す。

アルコール中毒を例に考えてみる。アルコールを短い時間に大量にからだの中に入れる、つまり飲んだとする。脈拍は速くなり、ろれつが回らなくなり、千鳥足になる。それぞれ、アルコールが脳や脊髄に悪い作用を及ぼしたために起こる頻脈、構音障害、歩行障害というからだの症状である。最悪の場合、呼吸や心臓の働きをつかさどる脳の中枢が麻痺して死に至ることもある。これは俗に「お酒に強い」人にも起こり得る。「お酒に強い」とは、情緒的にではなく即物的にいって、アルコールを分解するからだの能力が高いだけにすぎない。アルコールを分解する能力以上のアルコールをからだの中に入れたならば、分解が追い付かず、上述のようなからだの症状が出現するだろう。
　これは急性アルコール中毒のからだの症状である。急性とは短い時間の間に現れたという意味である。
　ここで注意すべきは、からだの変化が現れても、支障が起こらなければ症状としない、病的としない、ということである。お酒を飲んで「ほんのりと頬が赤くなる」。頬の皮膚の下の血流が増えたためだが、支障がなければ病的とせず、顔面紅潮という症状名も付けない。
　急性アルコール中毒の症状はからだだけでなく、こころにも現れる。それを酩酊と呼ぶ。ただし、酩酊は三つ、つまり単純酩酊、複雑酩酊、そして病的酩酊に分けられるが、症状とされるのは病的酩酊である。
　単純酩酊はアルコールを飲んで、明るくなり、高揚して、よくしゃべる、よく見られる酔っ払いを指す。このために病院を受診することはないだろう。
　複雑酩酊はくどくど愚痴をこぼしたり、職場の不満をぶちあげたり、大声で怒鳴ったり、これもよく見られる光景である。情動が露わになっているが、理解できない言動ではない。この場合も病院を受診することはないだろう。
　これらに比べて、病的酩酊は異なる。例えば、その人の普段の姿とはまったく異なる言動を示す。単純に酩酊して川に飛び込むどころではなく、電車に乗って遠くまで出かけ、降りた駅の近くの公園で通りすがりの人々に罵声を浴びせる。しかも翌朝にその記憶が残っていない、思い出せない。病的酩酊が病的なのは、思い出せないことというより、その人の普段の人柄とはまったく異なってしまった人柄が現れてくる部分である。このような場合には、家族や周囲の人が心配して、病院への受診を勧めるかもしれない。従って病的な症状と呼べる。
　急性アルコール中毒があるのならば、慢性アルコール中毒もあるだろう。アルコールを飲み続けると、慢性、つまり長い時間の経過の末に、「肝臓の機能が侵される」、「手が震える」などのからだの症状や、「いくら諭しても聞き入れてくれない頑固さ」、「ささいなことで怒りだす」などのこころの症状が現れる。
　アルコールはこのような症状を示すが、他の物質、例えば麻薬や覚せい剤は別の中毒症状を示す。物質ごとの症状が異なる。
　結論は、繰り返しになるが、物質中毒は、物質をからだの中に入れている間、あるいはその直後にからだやこころに出てくる、その物質に特徴的な症状である。

4）物質離脱：俗に禁断症状

「離脱症状」とは、使っていた物質をからだの内に入れることを止めた後、しばらくたってから、からだとこころに起こってくる異変を指す。それは俗に「禁断症状」と呼ばれていた。

物質離脱は物質依存と関係が深い。物質依存の診断基準の、必須ではないが重要な項目として挙げられているので、物質離脱は物質依存に準ずる一つの状態と考えてよい。ただ依存を起こしていない物質でも離脱は起こり得る。

依存に準ずるものであるが、離脱は臨床的にとても重要である。

その理由は頻度が多いからであり、即なる治療が必要だからである。

アルコールを例にとると、長年にわたりアルコールを連用していたが、ある日から何かの事情でアルコールを飲まなくなったとする。全員が必ず離脱を起こすわけではないが、数時間後から、手が震える、汗をかく、吐き気がする、その夜は眠れない、などの症状が出現し、2，3日後に時には虫が見えるという幻視が、時にはけいれん発作が、また重症の場合は後述するせん妄が現れる。他にもさまざまな症状が出現する。

離脱症状は時間の経過とともに消えていくが、それまでの間、本人はとても苦しい、あるいはからだがかなり危険な状態となる。

薬も物質なので、場合によっては離脱症状を起こす薬がある。

精神医学で使用される薬の中で、睡眠薬、抗不安薬、そして抗うつ薬の離脱は重要である。うつ病の治療薬である抗うつ薬は「依存を引き起こさない」といわれているが、ある程度の期間、連用していた抗うつ薬の内服を急にやめると、離脱症状の出現することがある。つまり依存は離脱の必要条件ではない。

5）物質誘発性精神障害：物質により引き起こされたこころの病気

「物質誘発性精神障害」とは、その物質が原因である、あるいはその物質がなかったならば起こらなかったこころの病気、という意味である。症状ではない。

ここで、興味深いと筆者は考えるが、物質により誘発されるこころの病気が限られている、あるいは逆に考えて、すべての病気にわたらないことである。

物質誘発性○○として、○○に入るのはせん妄、認知症、健忘、精神病性障害、気分障害、不安障害、性機能不全、睡眠障害の八つである。ここでまた逆に言うと、現時点で、物質誘発性自閉症という病態はない。物質誘発性摂食障害という病態もない。物質誘発性解離性障害もない。物質により引き起こされるこころの病気が限定されているという事実は、その該当となるこころの病気が基本的なこころの病気であることをほのめかしているのかもしれない。

6）まとめ

以上より、依存、乱用、中毒、離脱、物質誘発性精神障害の五つが並列しているのではない。依存であれば乱用ではない、ということはない。依存であって、乱用でもあるということはあり得る。

つまり、これらは、物質をからだの内に入れる状況をいろいろな観点から見た時の言葉の定義である。

DSMの物質にはアルコール、カフェイン、ニコチンの他に、日本での違法薬物であるアンフェタミン、大麻、コカインなどが並んでいる。しかし、臨床的に重要な物質はこのような「派手」な物質ではなく、何気なく使われる物質、特に薬物であろう。

前述したように、睡眠薬、抗不安薬、そして抗うつ薬が、時に離脱を起こす可能性のある薬物であり、臨床に携わる人々が念頭に置く必要のあるものである。

7）余話

「依存」という言葉は、物質以外の、ある状況を対象として使われる場合もある。例えば「買い物依存」、「ギャンブル依存」などの言葉がマスメディアに現れる。これらは一面では物質依存とかなり似ている。

ギャンブルはいったん当たると強い快感を生む。するとまたやってみようと思う。なかなか当たらないが、いざ当たるとまた強い快感が生まれる。またやろうという気持ちが出てくるが、そうこうしているうちに同じ大きさの当たりだけでは満足できなくなってくる。もっと大きな当たりを求める。つまり耐性ができてくる。ギャンブルを止められるとウズウズしてくる、イライラしてくる、落ち着かなくなってくる。離脱と言えなくもない。

このような場合、状況依存とも言えるが、アルコール依存の動物をつくって研究することはできるが、ギャンブル依存の動物をつくることはできないので、このような依存を物質依存と同様に扱うことには慎重を要すると考える。ただ、現在策定中のDSMの改訂版（DSM-5）は、ギャンブルを物質依存に含めている。

せん妄：ありふれた、しかし重要な病気

「せん妄」という言葉は、おそらく多くの人々になじみがない。

しかし重要な病気である。理由は、患者がとても多い（特に総合病院の精神科以外の病棟や老人の入所している施設では頻繁に認められる）からである。

せん妄は、からだにかなりの負荷がかかっている時に、意識と知覚の具合が悪くなっている状態を指す。

「からだへのかなりの負荷」の例は、脱水状態の時、大きな手術を受けた後、高熱が出た時、内臓の重篤な病気のためにからだの重要な構成成分（ナトリウムやカリウムなど）の平衡が乱れた場合、などである。また、からだへの大きな負荷とは言えないが、ある種の薬を飲んだ後、薬をやめた後にも起こり得る。

患者はぼんやりとした表情で、つじつまの合わないこと、つまりその場の状況に合わないことをしゃべり、制止を振り切って病床を降りて廊下を歩き回り、時には慌てて、怖がっているように見えることもある。言動はまとまらないといえる。「こんな波の荒い海で大丈夫か」、「花の周りにたくさんの蜂が群がっている」、「あんた誰や、何でこの部屋にいるんだ」、「怖いわ。いったい何が起こったの」。このようなはっきりとした言葉を口にせずに、ただうろうろと意味のないように見える動作をしている場合もある。ふとんの裾を

裏返したかと思うと、点滴の管に触り、服の襟を整え、窓の外を見て、病床から降りようと室内履きを足で探すがなかなかうまく履けない。注意が移ろいやすくなっている。あるいは、ぼんやりと病床にただ横になっている場合もある。

　肩を叩いて大きな声で名を呼ぶと、「えっ？」と一瞬こちらを見る。しかし、すぐに元のまとまらなさに戻ってしまう。せん妄が治った時、その間の出来事の多くは覚えていないが、まったく記憶に残っていないわけではない。断片的に覚えていることがある（意識の不調の程度は前述のように変動するので、ごく軽度の不調の際のことは覚えている可能性がある）。当直の時に他科の病棟から呼ばれて、患者、つまり初対面の患者の診察をして、処置をして、翌朝、様子はどうかな、と見に行った時にせん妄が治っていると、「あっ、先生」とこちらの顔を覚えている場合がある。尋ねてみると点滴の管を引き抜いたことは覚えていない。意識の不調が短時間に変動する象徴的な例である。

　意識の不調は軽度である。3段階のうちの1番目の軽い段階か、2番目であってもそのうちの軽い方、つまり患者は目を開いているか、あるいは目を閉じていても声を掛けるくらいの弱い刺激で目を開く。

　知覚の不調で多いのは幻視であろう。先ほどの患者は、「こんな波の荒い海で大丈夫か」と乗った小舟から見えた海の様子を口走っていた。

　別の言葉で言い換えると、患者は眠っていないのにもかかわらず夢の中にいるようだ。せん妄がどちらかというと夜に起こりやすいという事実は、夢とせん妄が相通ずるのかもしれないということを示唆している。

　精神科医や精神科病棟の勤務の長い看護師は間違えないだろうが、せん妄を呈した人を見て「2，3日前まではこんなことはなかったのに、気がおかしくなってしまったのではないか」と周囲の人々が慌てるのも無理はない。

　動き回らずに、ぼっとした様子で寝てばかりいる場合には、うつ病や認知症と見誤られないとも限らない。

　治療の要点は、意識障害を引き起こしているからだの不調を治すこと、薬が原因と思われる時はその薬を支障のない範囲で中止すること、これらができない時は睡眠と覚醒の周期を確立する、つまり夜は寝て昼は起きているように工夫することである。

自閉症

1．はじめに

　自閉症の幼児とその母親が二人だけで遊び場にいたとする。
　この時、この幼児と母親が一緒に遊ぶことができない、というとても印象的な出来事が起こる。
　例えば、ままごとをやろうと誘ってそばに座らせても、ままごとにならない。関心がないかのように、向こうに行ってしまう。みかんを見せても手に取らない。ままごとの箸で床を叩く。ままごとのやりとりにならない。
　幼児が緊張しているのでもない。怖がっているのでもない。体調が悪いのでもない。眠

いのでもない。思い当たる何ごともないのに、遊べないのである。母親も疲れているのではない。可愛くないのではない。気分がふさいでいるのではない。思い当たることは何もない。母親が、別の大人、大学生、小学生、他の幼児と交代しても同じことが起こる。これは知能の不調を併せ持つ自閉症児に典型的に認められるが、知能が正常であっても、共に遊べないという基本的なところは大きく変わらない。

　自閉症は、人とのやりとり（対人交流）がうまく成り立たない病気である。これは重要な特徴である。なぜなら、この世の中は、多かれ少なかれ人々の交流で成り立っているからである。他の人とまったく交流せずに日々を過ごすことは、無人島に住まない限り起こり得ない。いくら人里離れた山奥で自給自足の生活を送っていたとしても、郵便配達の人はおそらく来るだろうし、役場の職員はたぶん必ず訪れるだろうし、お金を下ろして必需品を買うためには人里に下りてこなければならない。

　ところで、「自閉」という言葉は誤解を招くかもしれない。自閉とは、自分の中に閉じこもり、周りで起こっていることに関心を示さないという意味だと考えてしまうと、これは、その人がまさしく自らの意志で閉じこもっている、つまり、人とは会わない、家族とも話をしない、外出もあまりしない、自室でほとんどの時間を過ごす、というような人を指していると思われかねない。自閉症の「自閉」はそのような意味ではない。

　「自閉」の語にとらわれない方がよい。自閉症の本質の一つは対人交流がうまく成り立たないことである。これを「社会性の不調」と呼ぼう。

　社会性の不調は、自閉症の人が本質的な部分で他の人（他者）と交流しないことを示している。「本質的」は「生まれながらの」という意味に近い。つまり、内向的なのではない。無口なのでもない。人と会うと緊張するのでもない。人嫌いなのでもない。さらに、必ずしも人に無関心なのでもなさそうである。従って、自閉症の社会性症状は、日々の生活のさまざまな場面で、独特な形をとって現れるだろう。

2．社会性の不調

　自閉症において、社会性の不調はさまざまな場面で露わになるが、それは自閉症の本質を如実に表現することになるだろう。

1）指さしという奥の深い行為

　指さしという単純な行為がある。単純だが、この行為は極めて奥が深い。
　指で――たいていは人さし指だが――絵本のリンゴの絵に触れる。これはしばらくおく。欲しい菓子が棚の上の方にあって届かない時に、指さしする。これもしばらくおく。本当はこのような指さしも同じなのだが、分かりやすくするために、留保しておく。
　相手を糾弾するために、「何を言ってるんだ！」と離れた所からある人物を指さすことがある。これもおいておこう。球技大会に優勝し凱旋する選手たちを祝うために宙に向かって指さすこともあるが、これにも言及しないでおく。
　本当の指さしは、二つの場面で使われる。
　その前に一言。周りに誰もいない時に人は指さしをするだろうか。まずしない。一人で指さしをする場合がまれにあるが、それは例えば鍵を閉めたか、暖房機の火は消えている

か、などを確かめる時に指さしをする場合である。しかし、この時の指さしは、確認のために、自らの中のもう一人の自分に伝えていると考えられるので、一人ではないと言ってよいだろう。

　人間はまったく一人きりの時に指さしをしない。つまり、指さしはそばに自分とは別の人がいることを前提とする行為である。これは極めて重要である。なぜなら指さしが対人交流の原型を意味するからである。

　母と子がいる。二人で公園を散歩している。やや離れたところを、同じく散歩者に連れられた犬が歩いている。気づいていない子どもに母親が「ワンワンがいるよ、見てごらん」と指さす。子どもは、「えっ？　どこどこ？」という様子で母の指さす方向を見る。これは人と人との交流である。しばらくたって、向かいの道を車がゆっくりと走る。子どもが「ブーブー」と言って、指を伸ばし、母親の顔を見る。お母さん見てごらん、車が走っている、というように。母親も「ブーブーが走っているね」と同意する。これも人と人との交流に違いない。

　一方は他者が関心を抱いて教えてくれた方に目を向けること、もう一方は自らが関心を抱いて他者に目を向けてほしいと教えること、どちらも、特に後者が典型的だが、自閉症の幼児と二人でいる時にはなかなか起こらない場面である。自閉症の対人交流の成り立ちにくさは、このように２，３歳の幼児の時から、認められる。

　これは「人との交流を避けている」、「人に緊張感を抱いている」という次元の話ではない。もっと根源的な話である。

2）バイバイのしぐさ

　父親が出勤する時に玄関の戸を開け、振り返り、わが子に向かってバイバイをすると、子どもの方もバイバイを返す。

　この何気ないしぐさも対人交流である。

　すべてではないものの、一部の自閉症児は、手のひらを自分の方に向けて（手の甲を相手に向けて）バイバイをする。これは正直な反応とも言える。父親のバイバイの姿、その時に見えるのは手のひらである。するとバイバイを返す時、手のひらをこちらに向ける、そうすると同じになる。しかし普通、１歳の幼児でもそうしない。必ず手のひらが相手の方を向いている。

　自分と相手との立ち位置が本質的なところで自然でない、というか、存在するのは相手ではなく、こちらを向いた手のひらである。

　対人交流の根本が異なっていると言わざるを得ない。それも１歳という小さな頃から。

3）「クレーン現象」

　これは専門用語ではないが、自閉症の療育担当者がよく使用する言葉である。

　例えば菓子が棚の高い所にありとれない時、幼児は指をさし「取って」というように母親の顔を見る。これは対人交流である。

　これもすべてではないが、一部の自閉症児は指さしをせず、母親の手首をつかんで菓子の方に向けていく。小さなクレーンが母親の手首を持って移動させているように見える。

母親の手をあたかも道具と思っているかのようだ。

振り返って考えてみると、母親の手は毎日いろいろな仕事をしている。料理を作る、洗濯をする、掃除をする、化粧をする。手だけを見ていると、キャベツを刻む、衣服をたたむ、雑巾で窓を拭く、髪を梳く、など、とても勤勉に動いている機械のようだ。自閉症児は便利な物と感じているのだろうか。

これも対人交流の基本的な所での違いである。

4）言葉を文字通りに受け取る

対人交流は、情報のやりとり──英語表記のコミュニケーション（communication）──を含む。

やりとりは、言葉あるいは言葉を使わない表情やしぐさにより行われる。指さしはしぐさによる情報のやりとりであった。同じように言葉によるやりとりにも不調が現れる。そもそも知能障害を有する自閉症児は言葉の発達が遅れる。成人になっても言葉を話せない重度の例もあり、かなり言葉を話せるようになっても、言葉づかいはぎこちなく感ぜられる。

一方で、日常の会話では不調が見つからないくらいの軽い場合もある。しかし、このような一見しては分からない程度の軽い不調であっても、よく尋ねてみると、本質的なところで言葉のやり取りが成立していないことが分かる。その特徴の一つは、（すべてに認められるわけではないが）言葉をその言葉の表す通りに理解し、使おうとする傾向である。「夜はよく眠れますか？」という問いは診察室ではありふれているが、すぐに返事をしない自閉症の成人がいる。世間の小学生でも答えることのできる問いだが、答えが返ってこない。「自閉症児・者は全体を要約しない」といえるかもしれないが、彼らの考えを推測すると、おそらく次のようなことなのだろうと思う。「眠れる晩もあれば、何回か目が覚めてしまう晩もあれば、なかなか寝付けない晩もある。『眠れますか？』という問いはどの夜のことを指しているのか？　『よく』とは何時間以上寝た場合を指すのだろう？」。確かに、言葉の意味そのものを素直に受け取ると、「夜はよく眠れますか？」という問いにすぐには答えられない。

あるいは、例えとしてよく出されるが、「お風呂、みてきて」は、風呂を「見てくる」意味ではなく、風呂にお湯がたまっているかどうか、湯加減がどうかを「みてくる」意味である。自閉症児・者はしばしば前者の意味に受け取る。

社会の中では、言葉は、省略したり、慣用句を使ったり、別の意味を込めたり、その言葉の本来の意味とは異なったさまざまな使い方をされる。自閉症児・者はいわば正直であり、世の中の言葉の使われ方は、いわばずるい。

5）社会性の症状の注意点

社会性症状は幅が実に広い。

特に知能の不調を併存する自閉症児・者と何らかの関わりを持とうとしても、ほとんどまったく、取り付く島のないといってよいほどに、やり取りの成立しないことがある。視線が合わない、何か玩具などを渡そうとしても関心を示さず受け取らない、声をかけても

振り向かず返事をしない、横になっているすぐそばにこちらが横たわっても何の反応もない。こちらに気づいているかどうかもすぐには分からない。二人の人間が部屋にいるだけという不思議な状況が生まれる。

　一方、ごく普通に見えるやり取りができて、問題などないと感じさせる患者もいる。会話もできる、表情もある、振る舞いも自然に見える、店員に尋ねて会話もできる、公共交通機関も利用できる、仕事もしていた。しかし病院に来たからには、1時間程度の短時間の診察では分からない、長い期間を共に過ごして初めて気づかされる何らかの問題があったのであろう。対人交流上の何気ないすれ違いと表現せざるを得ないやり取りの積み重ねが、本人の苦悩を生み、周囲の人々を困惑させる。養育者から本人の生い立ちを一定の質問に従って詳しく問うていくと、そういえば1歳になる前にこんなことがあった、保育所であんなことがあった、小学生の時はこんな出来事があった、と思い出されてくる。そして、今まで気づかれなかったけれど、自閉症に特徴的な社会性症状が幼少時からあったことが分かる。この時に、気づかなかった養育者を責めるのは筋違いである。それほどかすかな場合があるという事実を重んずる必要がある。

　すると社会性症状がとても軽いと、病院を受診せずに社会の中で生活している人がいるということになる。ここから病気であるという線引きができない。社会性症状は連続的に分布するという研究結果はそれを裏付ける[46]。

3．病名の説明

　アスペルガー障害、自閉症、広汎性発達障害、高機能自閉症、自閉症スペクトラム障害、さまざまな言葉が使われて、専門家以外の一般の人々ならばなおさらのこと、一般の精神科医であっても分かりにくい。

　ここは病気の分類の話である。前述のように、病気の分類はその時、その時の取り決めである。決定的、確定的ではない。

　DSMは、自閉症（正確には自閉性障害）、アスペルガー障害、非定型自閉症（正確には特定不能の広汎性発達障害）、それにまれな病気であるレット障害と小児期崩壊性障害の二つを加えて、計五つの病気を「広汎性発達障害」という項目の下に含めている。そして、それぞれの病気の診断基準が定められている。

　新しいDSM-5はレット障害を除いた四つの病気を「自閉症スペクトラム障害」という一つの病気にまとめる予定であり、すると病名としての「自閉症」や「アスペルガー障害」はなくなる可能性がある。今まで自閉症という診断だったのに、今日からは自閉症スペクトラム障害となります、と言われても戸惑うかもしれない。しかし自閉症とアスペルガー障害がとてもよく似た病気であり、分ける意義があるかどうか疑問であるという研究[47]、そしてアスペルガーという語が病気の概念を立てた専門家（Hans Asperger）の名前に由来しており、名前は病気の特徴を表さないために、一種独特の病気であるという誤解を一般の人々に与えかねないと思われる状況は、病名変更の戸惑いを超えるだろうと考える。

---

46) Constantino JN, Todd RD: Autistic traits in the general population: a twin study. Archives of General Psychiatry, 2003; 60: 524-530.

本書では「自閉症」の語を使用してきたが、これはアスペルガー障害と非定型自閉症などを含めた「自閉症スペクトラム障害」の意味である。これからも「自閉症スペクトラム障害」ではなく「自閉症」の語を使用して記していく。

4．再び社会性の不調および自閉症の他の症状

1）はじめに

自閉症の本質は、程度の大小はあるものの、対人交流が成立しないこと、つまり「社会性の不調」に尽きるが、これは恐ろしく広い考察を可能とする。なぜなら、私たちの社会は前述のように対人交流を基盤として成立しているからであり、人と人との交流が成り立つかどうかは、「社会とはどのようなものなのか」という疑問に結び付き、「自閉症を考える」とは社会を考えることにつながるからである。社会はとても複雑である。従って、自閉症を論ずる内容は多岐にわたる。

本書では、自閉症について、教科書に記されているような全体的な解説を、これまで記してこなかった。社会性症状に限定してきた。自閉症の本質は、対人交流の成立のし難さであり、つまり社会性の不調である。これからも、本書において焦点を当てるのは、この症状である。

対人交流が成立しないという事態は、自閉症の人の周囲にいる人々がそう感ずるという側面と、人々に囲まれた自閉症の人がおそらく感ずる側面の二つがある。前者については、今までに記してきた、いくつかの特徴的な言動が自閉症の人に観察されるということが重要である。知能の不調が軽度の自閉症の人、あるいは知能が正常範囲にある自閉症の人が、「自分は周囲の人々と円滑な関係を持てない」と悩んで病院や相談所を訪れることはまれではない。これは、後者の側面を表している。どちらの側面も、この世の中において、自閉症の人と、そうでない人との間（前掲の研究[46]は、両者は連続的につながっていることを示していた）に起こる象徴的な出来事であり、どちらが良い、どちらが悪いという価値判断をはるかに超える考察に行くつく可能性がある。

ところで、社会性の障害は八つのこころの働きのうちの、どの働きの不調によると考えられるだろうか。

これまで、本書は、おのおののこころの働きと病気との関連を、簡単ではあるが、記載してきた。

「双極性障害」や「うつ病」は、感情、思考、意欲の不調であり、知覚や自我意識の不

---

47) Lord C, Petkova E, Hus V, Gan W, Lu F, Martin DM, Ousley O, Guy L, Bernier R, Gerdts J, Algermissen M, Whitaker A, Sutcliffe JS, Warren Z, Klin A, Saulnier C, Hanson E, Hundley R, Piggot J, Fombonne E, Steiman M, Miles J, Kanne SM, Goin-Kochel RP, Peters SU, Cook EH, Guter S, Tjernagel J, Green-Snyder LA, Bishop S, Esler A, Gotham K, Luyster R, Miller F, Olson J, Richler J, Risi S: A multisite study of the clinical diagnosis of different autism spectrum disorders. Archives of General Psychiatry, 2012; 69: 306-313.

調もあり得る。
　「不安障害」は、ほとんど感情の側面に症状が現れ、時に、強迫性障害のように思考も問題となる。
　「統合失調症」は、発症初期は、思考、知覚、自我意識の不調であり、治療が長引くと感情や意欲の症状が重なる。
　「物質依存」は、意欲が一義的な問題であろう。
　「せん妄」は、意識と知覚の不調である。
　このような図式は単純であるが、病気の特徴、特に症状を概観する時に有用と考える。上述の病気を見て気づくことは、八つのこころの働きすべてに影響が及んでいる病気はないことである。
　ところで、自閉症の中核症状である社会性症状は、思考、感情、意欲、知覚、記憶、意識、知能、自我意識のどれの不調なのだろうか。どれかに特定されるのではなく、いくつか、あるいは多くのこころの働きに広がるのだろうか。八つの観点から一つ一つ考えていく作業はとりあえず価値があると考える。
　興味深いことに自閉症の症状は、八つに広く分散する。その一部を記してみよう。

2）思考

　知能の不調を伴う自閉症児・者は自らの内面を言語化しにくいので、ここは知能が正常範囲であり、言葉により表現できる患者の観察に基づく。
　前述の「言葉をそのままに受け取る傾向」は思考の症状といえる。
　「今日の遠足は晴れでよかったね」ではなく、「今日は天気晴朗です」というような丁寧な格式ばった話し方を交える。住んでいる地域の方言ではなく、標準語を使う。
　学校が終わり自宅に帰って、「ただいま」というべき時に「おかえり」という。お菓子を妹に「あげる」ではなく「ちょうだい」と言って渡す。
　言葉の理解と表現が、特に対人場面において筋違いとなる。
　人さし指を立てて、結んだ口にあてると、「静かに」という意味を示すしぐさになる。これは言葉を使わない対人交流だが、しぐさの意味を考えなければならないので思考も関与している。
　片目を瞬間的に閉じるウインクはさまざまな意味を込めて使われる。これから冗談を言うよという意味のウインク、あなたに好感を持っているというウインク、思わせぶりなウインク。これも対人交流であり、思考が関与している。
　しぐさを使うこと、しぐさを理解することは、自閉症児・者の多くが不得手とする。
　従って、こころの働きとしての思考は、社会性症状と密接な関連を有している可能性がある。

3）感情

　目立つのは気分ではなく、情動の側面である。
　望んでいたことがかなわなかった時、ささいに見える行き違いのあった場合、あるいは後でよく考えてみてもどうしてもきっかけが見当たらないこともあるのだが、急に泣い

て、わめいて、怒って、動き回り、自らの体を叩いて、興奮する行動がかなりある。なだめても治まらず、30分、1時間と続いて、そのうちに治まる。日本の家族や療育担当者はこれを「パニック」と呼ぶ（前述のパニック発作ではない）。あるいは急にしくしくと泣き出すことも時に認められる。これらは、英語論文では「irritability」の語で表現される。情動の混乱といえるだろう。

　この症状は、家族をひどく悩ませ、薬物に頼らざるを得ないほどになる場合がある。抗精神病薬という薬に分類されるrisperidone（リスペリドン）と呼ばれる薬[48]とaripiprazole（アリピプラゾール）と呼ばれる薬[49]がこの症状をある程度に治めることがわかっている。別の見方をすると、薬が有効な自閉症の症状は、てんかん発作を除けば、この症状だけである。

　ところで、他者の苦痛を自らの苦痛として受け取っているように見える場合がある。例えば、同級生が怒られている様子を見て、自分が泣いてしまう患者がいる。他者の痛みを共感するのではなく、自分に向けている。ここで、「共感」を「相手の感情を推測し、共に分かち合う」という意味と仮定すると、共感は対人交流の基礎となるだろう。すると感情のある側面は、社会性症状に何らかのつながりがあるかもしれない。

4）意欲

　自閉症には家族や療育担当者が「こだわり」と呼ぶ症状がある。この症状は社会性の不調と並んで、もう一つの中核症状である。

　単調な行動から複雑な行動までが、患者によってさまざまに異なるが、延々と繰り返される。

　箸や棒などの細長いものを見つけると必ず歯にカタカタカタと当てる。「あした遠足ね？」と母親に尋ね、母親が「そうだよ」と答える。数分後に「あした遠足ね？」と同じ質問をし母が肯定する。しばらくするとまた同じ質問。30回、40回繰り返された母親がうんざりしても、責めることはできないだろう。地震に興味を持ち、歴史上に世界で起こった地震を年代順に一覧表とし、それぞれの地震の発生地、規模などを調べ上げる。小学生なのに図書館から専門書を借りてきて読んでいる。毎日が地震中心の生活である。そんなことをするなと制せられてもやめない。こだわりをなくすことは極めて困難である。

　同じことを繰り返すことの別の側面は、変化を嫌うことである。

　居間の模様替えをすると前述のパニックになる。夕食は必ず決まった銘柄の即席めんである。三つの上着を繰り返し着て、夏でも冬でも同じ服装。部屋に入る時は必ず右足からであり、うまくいかないとかんしゃくを起こす。時に強迫行為と見分けがつきにくく感じ

---

48) McCracken JT, McGough J, Shah B, Cronin P, Hong D, Aman MG, Arnold LE, Lindsay R, Nash P, Hollway J, McDougle CJ, Posey D, Swiezy N, Kohn A, Scahill L, Martin A, Koenig K, Volkmar F, Carroll D, Lancor A, Tierney E, Ghuman J, Gonzalez NM, Grados M, Vitiello B, Ritz L, Davies M, Robinson J, McMahon D; Research Units on Pediatric Psychopharmacology Autism Network: Risperidone in children with autism and serious behavioral problems. New England Journal of Medicine, 2002; 347: 314-321.

49) Marcus RN, Owen R, Kamen L, Manos G, McQuade RD, Carson WH, Aman MG: A placebo-controlled, fixed-dose study of aripiprazole in children and adolescents with irritability associated with autistic disorder. Journal of the American Academy of Child and Adolescent Psychiatry, 2009; 48: 1110-1119.

られる。

　自閉症児・者があることに関心を抱いて熱中する様は、疲れを知らぬほどになることがあり、意欲が比類のないほどに亢進しているといえなくもない。

　しかし、社会性の症状が意欲というこころの働きから直接的に説明できるとは思いにくい。

5）知覚

　遠くから近づくヘリコプターの音をいち早く聞きつける、掃除機の音をとても嫌がり上述の情動的な興奮に至る、水道管を流れる水流の音を聞き続ける、など音への敏感さを示す場合がある。これは聴覚の症状である。

　川の流れにキラキラ光る太陽の反射光をよく見ている、天井からつり下がったクルクル回転する玩具を見続ける、田んぼに整然と並んだ稲穂の列を端から端まで走査するように見る、など見える物への関心の強いことがある。これは視覚の症状である。

　食べ物の好き嫌いが著しく、限られたものだけを食べる。子どもなのに辛子やワサビなど刺激性の強いものを好んで口にする。これは味覚の症状である。偏食はかなり頻繁に見られる症状であり、養育者を悩ませる。

　転んで膝を擦りむいても泣かない、机の角に強く当たり肋骨にひびが入っていたのに夜まで訴えない、など痛みを感じにくい場合がある。これは痛覚の症状である。

　触覚、嗅覚に関わる症状を認める場合もある。

　さまざまな知覚について、敏感すぎる、あるいは鈍感すぎるように見える。

　これらの知覚の症状が社会性症状とつながっているとは考えにくい。しかし、内臓感覚のような深部感覚は、からだの内部からの情報を捉える働きであり、後述のように自我意識を介して社会性に関与している可能性がある。

6）記憶

　幼稚園の遠足で行った水族館の入場料を覚えている、道順は1回行けば覚えてしまう、昔のある年月日を指定するとその日が何曜日であったか正答する。部分的に記憶力が周囲を驚かせるほど優れていることがある。

　小学生時代の同級生にいじめられた不快な体験を成人になっても急にありありと思い出し、その時の不愉快な感覚がほとんど同じように体験される症状はかなり頻繁に認められる。ひとりでに記憶がよみがえるこの現象は、日本の研究者により記載された重要な症状だが[50]、不思議なことに欧米ではほとんど研究されていない。

　私たちのこころの働きのほとんどは、記憶がなければ成り立たない。

　30秒前に友人が口にした言葉を忘れてしまったら、いま友人が言っている内容が理解できない可能性がある。さらに記憶がなかったならば、自分というものが存在しているかどうかも疑わしい。自分が存在していなければ、他者も存在しないだろう。その意味で記憶

---

50) 杉山登志郎：自閉症に見られる特異な記憶想起現象：自閉症のtime slip現象. 精神神経学雑誌, 1994; 96: 281-297.

は社会性症状と関連している可能性がある。

7）意識

てんかんという、多くは意識の消失する発作を起こす病気が、自閉症の5〜38％に認められる[51]。数字のばらつきは、研究の対象者の知能や年齢などの要因が研究ごとに異なるためである。

てんかんが自閉症の社会性に結び付いているとは考えにくい。

8）知能

自閉症の知能は極めて広く分布する。一方の極は知能検査が施行できないほど重い知能の不調を示す患者、他方の極は平均をはるかに超える高い知能指数を示す患者。むしろ知能の高低よりも、知能検査はさまざまな質問項目により成り立っているのだが、質問項目により出来不出来の差が有意に大きい例が多いことの方に注目すべきだろう。例えば記憶力の必要な質問項目はとても成績が良い一方、すばやい注意の変換を必要とする単調な質問項目があまりできない、など。

しかし知能が社会性症状の源にあるとは考えにくい。

以上に挙げた七つのこころの働きの中に、自閉症の社会性症状に関連している可能性のあるものや、おそらく関連はないだろうと思われるものがあった。

最後に残ったのは「自我意識」である。自我意識は社会性症状にかなり重要な役割を担っている可能性がある。

9）自我意識

ⅰ）自我意識再掲

自分は生まれた時からずっと自分である、自分はいつも自分一人である、自分は周囲の人や物とは異なる、自分の言動は自分のものである、という四つの特徴を自我意識は有していた。

この働きは当たり前のことであり、今の自分は昨日の自分と同じか、自分はここにいてもう一人の自分があそこにいる、などと考え続けて日常生活を送ることはない。しかし自我意識が少し緩むとかなり強い違和感が生じる。夜を徹した朝は普段の自分とわずかに異なる感覚がある。自我意識は自分という存在の根幹を形作るので、日ごろ考えていないものの、重要なこころの働きである。

社会性症状を自我意識の不調により多少は説明できる可能性があるだろうか？

その点に触れる前に、社会性症状と密接に関連している「心の理論」について記す。

---

51) Tuchman R, Rapin I: Epilepsy in autism. Lancet Neurology, 2002; 1: 352-358.
52) Baron-Cohen S, Leslie AM, Frith U: Does the autistic child have a "theory of mind"? Cognition, 1985; 21: 37-46.

ii）心の理論課題

　自閉症児・者は他の人のこころの内面を推測する能力が欠けている、あるいは減弱しているといわれる。この人は何を考えているのだろう、どんな気持ちなのだろうと類推することが苦手とされる。そのために、人との交流がぎこちなくなるのだろうと考える。相手の気持ちが分からなければ、相手とのやり取りが成立しないだろう、とは十分にうなずける。

　社会の中で生きる、人と交流する、これは他の人の内面を推測する作業の連続の中で行われる。他の人などお構いなしに自分の思い通りにやっていくと共同作業は成り立たないだろう。

　「心の理論（theory of mind）」という言葉がある。「心の理論」は大ざっぱにいって、「自分の内面を把握する能力」、そして「他の人の内面を推測する能力」を検討する考えである。すると自閉症児・者は「心の理論」の能力を欠いているのではないかと考えられる。この部分は考え方の脈絡が通っており、検討する価値が十分にありそうである。

　この能力を評価する課題が、「心の理論課題」として、いろいろ考案されている。ただし、これらの課題の多くが、「自分の内面を把握する能力」ではなく、「他者の内面を推測する能力」を検討している点に注意すべきだろう。

　課題は、子どもでもできるようにしてあるため簡単である。このような簡単な方法で他者の内面の推測が判定できるのかと感じられるかもしれない。しかし驚かされるような結果も出ている。

ある課題

被験者に人形劇を見せる。

　登場する人形はサリーさんとアンさんと名づけられ、それぞれ手人形となっていて、実験担当者が手を入れて、指を動かして、人形を操作する。そして次の脚本により、人形劇が始められる。

　『サリーさんとアンさんが遊んでいます。サリーさんがふたの付いた赤い箱にリンゴを入れ、ふたを閉じました。サリーさんはちょっと用事ができたと部屋を出ていきました。アンさんが赤い箱からリンゴを取り出し、隣の青い箱にリンゴを入れ、ふたを閉じました。サリーさんが戻ってきました』

　ここで被験者に質問をする。重要なところだが、この質問は言葉を使って行われる。

　「サリーさんはどちらの箱を開けますか？」

　サリーさんが最初にリンゴを入れた赤い箱は空である。実際にリンゴが入っているのは、アンさんが移し替えたため、青い箱である。ここで、サリーさんは「青い箱を開ける」と答えた自閉症児が多かった。正解はもちろん赤い箱であり、自閉症でない子どもは「赤い箱を開ける」と答えた。

　この研究の結果は、自閉症児がサリーさんの立場になって考えることができない、つまりサリーさんのこころの内面を推測できないことを示唆している[52]。

　この時に使われた課題が「サリーとアンの課題（Sally-Anne test）」として知られている。

ただし、疑問点はこの課題に正答できる自閉症児がいることであった。そこで、課題を複雑にしていった。しかしそれでも正しく答えることのできる自閉症児がいた。彼らは他の人の内面を推測できているのではないか、と思われた（社会の中で生活するうちに、言葉の使い方をある程度まで学習するために、正答するのだろうと考えられている）。

ところで、別の観点から考えてみよう。自閉症でない人は、日常生活の中で、果たして他者の内面を推測できているだろうか。店員に商品について尋ねる際に、店員が何を考えているか分からない。知る必要もないからだが、見知らぬ人を相手にすると表情を見ても怒っているのか、無視しようとしているのかが、つかみがたい。職場の10数人の同僚が、今日は何を考え、何を感じているかなどは、普通は分からない。友人であっても、今日はどんな気分なのか把握することが容易とはいえない。相性がとても良いと相手の気持ちはかなりつかめる。しかし相性が良い人は、普通は少ない。すると、人々は、周囲の人々のこころの内面をあまりよく理解しないまま日常生活を送っている。邪推やひがみは、自分にとって悪い方向に相手の気持ちを間違って推測することである。

しかし、人々は、周囲の人々のこころの内面を推測するとかしないとかといった事柄を気にも留めずに日々を過ごしている。なぜ、自閉症においてだけ、「他者の内面を推測する能力」が問題となるのだろうか？　この疑問を解く鍵の一つは、自閉症児・者における心の理論の減弱が、一般の人々の他者の内面の把握困難と質の異なる、持って生まれたこころの構えに由来するかどうかを検討することにあると思う。

自閉症は前述のように、人生の途中でかかる病気ではなく、持って生まれた素質のようなものである。適切なバイバイのしぐさのできない子がいた。指さしをしない子がいた。すると、心の理論の減弱も持って生まれたもの、あるいは生後1歳くらいまでの間に現れてくるものになる。1、2歳の赤ん坊が、自閉症でなければ周囲の人の内面を推測し、自閉症であれば推測しないだろうという仮説が立てられる。この仮説の検討は、極めて本質的な課題となるだろう。

1、2歳の幼児は「サリーさんはどちらの箱を開けますか？」という言葉の質問を理解できない可能性があるので、「サリーとアンの課題」は使えない。言葉を使用する課題は、小さな幼児には向いていないのである。従って、課題は言葉を介さないものになるだろう。

言葉を使わない課題①
言葉を使用しない課題を使って、小さな幼児の、他者の内面を類推する能力につながる能力を巧みに調べた研究[53]がある。

この研究は、他者が「予想される行動をとった時」と、同じ場面で「予期せぬ行動をとった時」とを比べると、人は後者の場面をより長い時間、注視するであろうという前提に基づいている。

比喩として例を出すと、『ある人が横断歩道を見渡せる場所に座っていたとする。そこ

---

53) Onishi KH, Baillargeon R: Do 15-month-old infants understand false belief? Science, 2005; 308: 255-258.

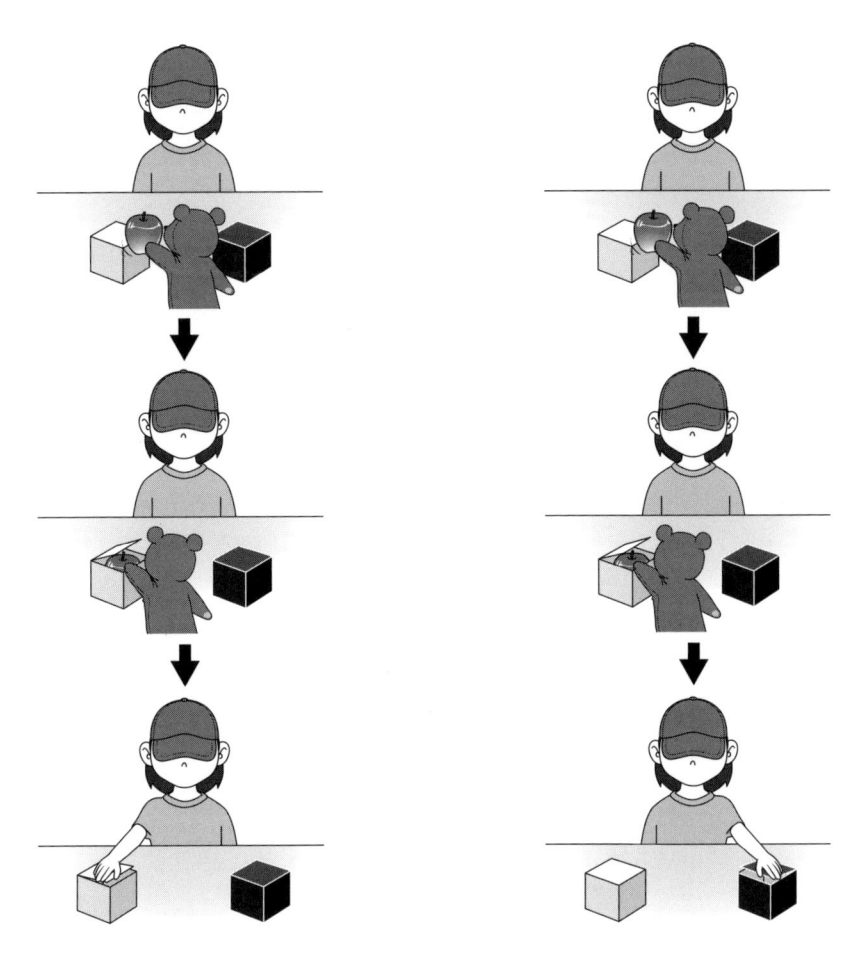

図5-1　言葉を使わない心の理論課題：その1

　クマのぬいぐるみが白い箱にリンゴを入れる。そしてふたを閉める。図の左側では登場人物が白い箱を開けようとしている（これは予想される行動である）。一方、図の右側では登場人物が黒い箱を開けようとしている（これは予想しにくい行動である）。この劇を見ている人は、図の左側よりも図の右側の場面の時に、登場人物の行動を、より長く見るであろう。

から通行人を眺めている。歩行者信号が青の時に横断歩道を渡る歩行者（これは予想できる行動である）がいた。一方、信号が赤の時に横断歩道を渡る歩行者（これは予想しにくい行動である）がいた。通行人を眺めていた人は前者の歩行者よりも、後者の歩行者をより長い時間見つめるであろう』。

　この前提を使うと、他者の行動を「予想できていたか」、あるいは「予想できていなかったか」について、調べることができそうである。

　この実験は次のような構成になっている（内容は、次の研究との話のつながりのために一部を変更した）。

　女性の登場人物（実際の人間）がこちらを向いて立っている。つばの広いテニス帽子をかぶっており、眼の動きは隠されて見えない。前に、ふたの付いた白い箱と黒い箱が置いてある。1歳3カ月の幼児が手前に女性の方を向いて、母親に抱かれて座る。手人形となっているぬいぐるみが、模造品の果物を一方の白い箱に入れて、ふたを閉めた。女性の登場人物はその場面を見ている。ぬいぐるみが退場する。そして女性の登場人物が果物を求

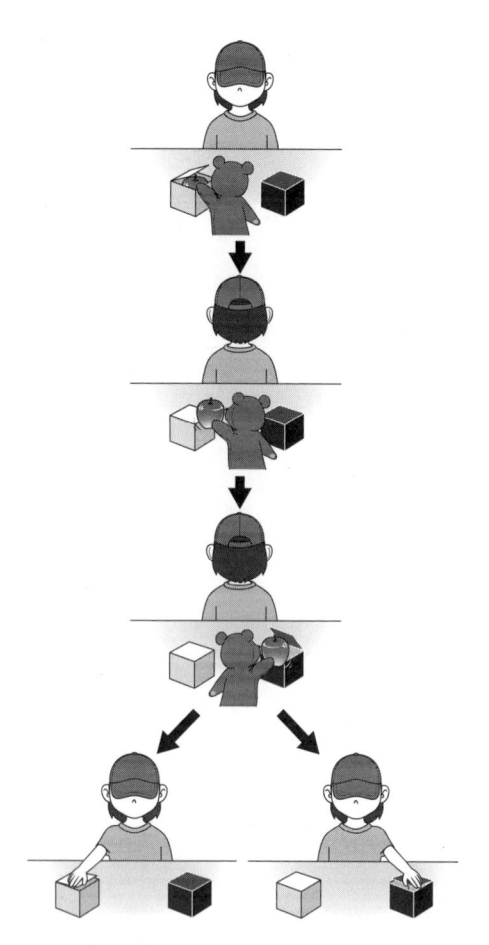

図 5-2　言葉を使わない心の理論課題：その１（つづき）

　クマのぬいぐるみが白い箱にリンゴを入れた。登場人物が後ろを向いている間に、クマは白い箱のリンゴを黒い箱に移し替えた。登場人物が白い箱を開けようとする（これは予想される行動である。なぜなら黒い箱にリンゴが移し替えられたことを知らないので）。一方、黒い箱を開けようとする場合、これは予想されない行動である。この劇を見ている人は、左側の場面（白い箱を開けようとする場合）よりも右側の場面（黒い箱を開けようとする場合）の時に、登場人物の行動を、より長く見るであろう。これは、劇を見ている人が、登場人物のこころの内面を推測していることと同義である。

めてふたを開ける。この時、白い箱（果物が入っている）のふたを開ける場合と（**図 5-1 左**）、黒い箱（果物は入っていない）のふたを開ける場合（**図 5-1 右**）の二つの設定をした。つまり、この二つの設定を何回か繰り返して実験の条件としたのである。被験者の幼児が、登場人物が箱のふたを開ける場面を見ている時間を測定した。すると、黒い箱を開ける場面を見ている時間の方が、白い箱を開ける場面を見ている時間よりも、有意に長かった。

　続いて次のような実験が行われた（**図 5-2**）。ぬいぐるみが果物をまず白い箱に入れて、ふたを閉める。女性の登場人物はそれを見ている。ぬいぐるみが退場する。登場人物がそっぽを向く。つまり人形劇の舞台を見ていない。その間に、ぬいぐるみが再登場して、白い箱から果物を取り出し、黒い箱に移し替えてふたを閉める。ぬいぐるみが退場する。登場人物が顔を戻して、人形劇の舞台を見ている。そして、前述と同じ設定により、女性の登場人物が、白い箱（今回は、果物は入っていない。しかし登場人物は果物が入っている

と思っている）のふたを開ける場面と、黒い箱（実際に果物が入っている。しかし登場人物は果物が入っていないと思っている）のふたを開ける場面の二つにおいて、幼児が見ている時間を測定した。すると、黒い箱を開ける場面を見ている時間の方が、白い箱を開ける場面を見ている時間よりも、有意に長かった。

これは、1歳3カ月の幼児が女性の登場人物の内面を類推していることを示唆する。なぜなら、実際には果物が入っているが、登場人物は果物が入っていないと思っている箱を開ける行動を「予想していなかった」からである。あたかも、「なんで、あなた（登場人物）は、果物が入っていないと思っている箱を開けるの？」と訝るかのように。

これは衝撃的な結果である。1歳3カ月の幼児が登場人物の、予想できる行動と予想できない行動を区別していたのである。

言葉を使わない課題②
これに刺激された研究[54),55)]は、同じく言葉を使用しない課題を使って、知能が正常範囲内にある自閉症者（成人である）が、他者の内面を類推する能力に支障があるかもしれないことを巧みに調べた。

この研究は、他者が二つの行動をとる可能性がある時、その行動をとる直前に、「行動の予想される方向」と「行動の予想されない方向」のうち、人は前者の方をより長い時間、注視するだろうという前提に基づいている。

比喩として例を出すと、『対面式台所に炊飯器と味噌汁鍋が並んで置いてある。食卓では子どもが食事を待って座っている。母親が茶碗を手にして、炊飯器と味噌汁鍋の前に、こちらを向いて立った。子どもは炊飯器の方を見るだろう（母親が炊飯器のふたを開けて、ご飯を茶碗に入れてくれるだろう、と）。一方、母親がお椀を手にして、こちらを向いて立った。子どもは鍋の方を見るだろう（母親が鍋のふたを開けて、味噌汁をお椀に入れてくれるだろう、と）』。

この前提を使うと、他者の行動を「予想しているかどうか」という点について、調べることができそうである。

この実験は次のような構成になっている（内容は前の研究との話のつながりのために一部を変更した）。

女性の登場人物（実際の人間）がこちらを向いて立っている。つばの広いテニス帽子をかぶっており、眼の動きは隠されて見えない。女性の前に、ふたの付いた白い箱がこちらから見て左側に、ふたの付いた黒い箱が同じくこちらから見て右側に置いてある。女性の登場人物は、合図の音がすると、右手（向かって左側の手）を動かして、左側の白い箱のふたを開ける。あるいは、左手（向かって右側の手）を動かして、右側の黒い箱のふたを

---

54) Southgate V, Senju A, Csibra G: Action anticipation through attribution of false belief by 2-year-olds. Psychological Science, 2007; 18: 587-592.
55) Senju A, Southgate V, White S, Frith U: Mindblind eyes: an absence of spontaneous theory of mind in Asperger syndrome. Science, 2009; 325: 883-885.

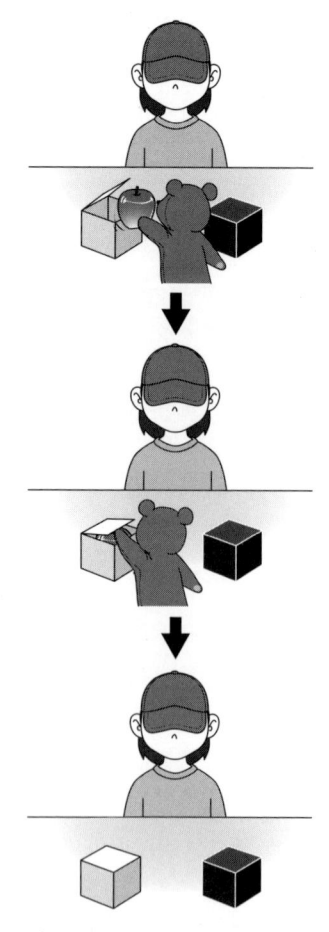

図6-1　言葉を使わない心の理論課題：その2
　クマのぬいぐるみが向かって左の箱にリンゴを入れる。そしてふたを閉める。この時、登場人物は、どちらの箱を開けようとするだろうか。左の箱である。箱を開けようと腕を動かす前に、この劇を見ている人は、登場人物の向かって右側の腕よりも左側の腕の方をより長く見ることが分かっている。行動を予測していると言える。

開ける。自閉症でない成人と自閉症である成人が研究の被験者となった。皆、知能の不調を有していなかった。被験者は登場人物の女性の方を向いて座る。手人形となっているぬいぐるみが、模造品の果物を左側の白い箱に入れて、ふたを閉めた。女性の登場人物はその場面を見ている。ぬいぐるみが退場する。そして合図がある（**図6-1**）。登場人物が果物を求めて手を動かすまでの短い時間、被験者が登場人物のどちらの手を見ていたか、アイトラッカーという眼の動きを細かく追える装置により、手を見ている時間を測定した。自閉症の成人も自閉症でない成人も、白い箱（果物が入っている）の側の右手を見ている時間の方が、黒い箱（果物は入っていない）の側の左手を見ている時間よりも、有意に長かった。
　続いて次のような実験が行われた。ぬいぐるみが果物をまず白い箱に入れて、ふたを閉める。女性の登場人物はそれを見ている。ぬいぐるみが退場する。登場人物がそっぽを向く。つまり人形劇の舞台を見ていない。その間に、ぬいぐるみが再登場して、白い箱から果物を取り出し、黒い箱に移し替えてふたを閉める。その後、ぬいぐるみは黒い箱のふた

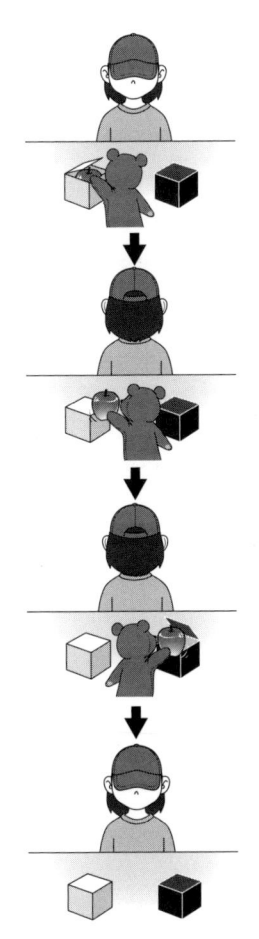

図6-2　言葉を使わない心の理論課題：その2（つづき）
　クマのぬいぐるみが向かって左の箱にリンゴを入れた。登場人物が後ろを向いている間に、クマは左側の箱のリンゴを右の箱に移し替えた。登場人物はどちらの箱を開けようとするだろうか。リンゴが移し替えられたことを知らないので、向かって左側の腕をより長く見る。この場合も、劇を見ている人が、登場人物のこころの内面を推測していることになる。

を開けて、果物を取り出し、ふたを閉めて、果物を持って退場する。登場人物が顔を戻して、人形劇の舞台を見る。そして合図がある（図6-2）。女性の登場人物が果物を求めて手を動かすまでの短い時間、自閉症でない成人は、白い箱（果物は入っていない。しかし登場人物は果物が入っていると思っている）の側の右手を見ている時間の方が、黒い箱（果物は入っていない。登場人物は果物が入っていないと思っている）の側の左手を見ている時間よりも、有意に長かった。しかし、自閉症の成人は、女性の登場人物の右手を見ている時間と、左手を見ている時間が同じであった。
　なお、別の研究[54]により、2歳の幼児は、自閉症でない成人と同じ結果を示していた。

　これも衝撃的な結果である。
　自閉症でない成人は、登場人物がとるであろう行動を予測していた。一方、自閉症の成人が、登場人物がとるであろう行動を予測していたのかどうか分からない、ということができる。果物はどちらの箱にも入っていない、どちらを開けても果物は得られない、ふた

を開けるという行為は無駄であるともいえる。しかし、ここは、見ている自分ではなく、女性の登場人物がどうするかという場面である。自閉症の成人は図6-1の課題では、自閉症でない成人と同様に、登場人物の向かって左側の腕を長く見ていた。この課題では、果物の入った白い箱の側の腕なので、行動の予測を測定しているとは言いがたい。しかし、図6-2の課題は異なる。行動の予測を直接に測定している。さらに2歳の幼児（自閉症でない）も、自閉症でない成人と同じように、登場人物がとるであろう行動を予測していた。

　この研究は、「こころの理論」の主題である「他者の内面を推測する能力」について、別の観点からの考察を促す。

　自閉症児・者は、他の人のこころの内面を読み取ることができないのではなく、誰もが生まれてから2年の間に知らず知らず身につける、「他者の行動予測」をしない、といえるかもしれない。この行動予測は他者の側（登場人物の女性）に立つから可能なのだが、ここで他者の側に立つという部分が普通に使われる意味ではなく、自動的、生来的な意味を持っている。心理学的な働きではなく、生物学的な働きということもできる。そして、

　行動予測をしないということは、他者の内面を把握すること、あるいは把握しないことが、当人には問題となっていないということを示す可能性がある。さらに、行動予測ができると、予期せぬ行動を見た時により長い時間、見つめてしまうのだが、これも意外だから見るという普通の意味ではなく、思わず自動的に見続けてしまうという意味になるのかもしれない。

　「他者の内面を推測できない」という文章は、どうしても「負」の印象を与えやすい。「良くない」という語感がある。しかし、前述の研究から、自閉症児・者は、他者のこころの内面を「推測できない」、のではなく、「推測しない」といった方が適切なように思える。

　一般の人々も、周囲の他者が何を考えているか、何を感じているか、推測することは難しかった。しかし、だからこそ、人々は、「おはよう」とあいさつし、「今日はよい天気ですね」と世間話をし、「今日の調子はどうだい？」と投げかけて、その反応から、相手のこころの内面を探ろうとするのである。探った結果、推測が間違った方向に進めば、疑問や邪推が生まれる。この場合は推測を「する」か「しない」かではなく、推測が「できる」か「できない」かである。

　さらに、先述したように、自閉症の人と自閉症でない人との境目はあいまいで、連続していた。自閉症傾向の強い人から、その傾向のない人まで、切れ目なくつながっている[46]。

　すると、他者の内面をまったく推測しない人から、推測し過ぎて疑心暗鬼になる人まで、つながっているということができるかもしれない。推測しないことを「良くない」とすることはできず、逆に推測し過ぎることも「良くない」とみなすことはできない。このように考えれば、価値判断を含まぬ考察につながるだろう。

iii）社会性症状と自我意識

　もし自分の言動は自分のものという自我意識の一つの働きの「質」が異なっているとする。すると、他者の言動は他者のものという側面も「質」が異なってくるだろうか。この

ような状態が実際にどのような形をとるか想像することは、確かに難しい。

世界の中に自分がいて、他者がいる。この時、自分がいるという感覚（これは自我意識の一つである）は、どのようにして生まれるのだろうか。その一つは深部感覚かもしれない[56]。

目が見えなくても、耳が聞こえなくても、臭いが分からなくても、味を感じなくても、当初はつらく不自由なものの、「自らがいる」という感覚はなくならないだろう。しかし、内臓感覚をはじめとする深部感覚がなくなるとどうなるだろうか。からだの内部の知覚は、外界からの刺激に対する知覚と異なる性質を持っている可能性がある。目が見えなくなった時に感ずる不自由さと異なる可能性がある。自分の存在は、外界を知覚するからではなく、からだの内部からの深部感覚（内臓感覚や痛覚）を知覚することにより示される可能性がある。

一方、他者は、その言動を見て、あるいは聞いて確かめられる。他者の深部感覚を知る必要がない。

このような観点から考えると、自分と他者の関係は非対称的である。すると自分の言動は自分のものという自我意識が損なわれると、自分が聞いたり見たりした経験も自分のものでなくなり、他者も自分から見た存在ではなくなるかもしれない。

「自分は周囲の人々とは異なる」という自我意識のある側面の質が異なると、自分と周囲を分けていた境界が不鮮明になるだろうから、「周囲の人々がいる」という感覚も異なるだろう。自分と他者の境界があいまいになっている。

自我意識にある種の不調があると、他者の行動予測がしにくいかもしれない。

ただこのように思弁的に考えるのだけではなく、生物学的な裏付けが必要である。

自閉症の自我意識については一般の書物にはあまり記されていないが、昔から検討されてきた[57]。生物学的な研究もなされ始めており[58]、自我意識の重要性を強調する論文もある[59]。今後、自閉症の中核症状である社会性症状を、自我意識というこころの働きから検討する研究が注目されるかもしれない。

認知症

認知症は、今や精神科ではなく神経内科が中心になって関与する病気である。

昔は精神科だけが担当していた病気が、少しずつ他科の扱う病気となってきた。てんかん、俗に梅毒と言われた進行麻痺、夜尿症などは、現在では精神科でなければ診療できない病気ではなくなってきている。認知症も同様である。

---

56) Terasawa Y, Fukushima H, Umeda S: How does interoceptive awareness interact with the subjective experience of emotion? a fMRI study. Human Brain Mapping, 2011; 34: 598-612.
57) Hobson RP: On the origins of self and the case of autism. Development and Psychopathology, 1990; 2: 163-181.
58) Lombardo MV, Chakrabarti B, Bullmore ET, Sadek SA, Pasco G, Wheelwright SJ, Suckling J; MRC AIMS Consortium, Baron-Cohen S: Atypical neural self-representation in autism. Brain, 2010; 133: 611-624.
59) Lombardo MV, Baron-Cohen S: The role of the self in mindblindness in autism. Consciousness and Cognition, 2011; 20: 130-140.

認知症の中心の症状は、知能の、人生のある時点からの病的な低下である。

　知的能力の低下は記憶力の低下から始まることが多い。記憶のうちの思い出す段階の不調が気づかれやすい。「財布をどこにしまったのだろう」、「今日は何月だったっけ」、「ごみはどこに捨てればよかったのか」。しかし、もちろん全員が認知症になるのではない。人の名前が出てこないなど、年をとれば思い出せなくなることはよく起こる。

　軽度認知障害という言葉がある。英語表記の"mild cognitive impairment"の頭文字をとってMCIと略称される。認知症ほどに知能は低下していないが、普通の老化とは呼びがたい、知能というか記憶力の低下が現れる状態である。MCIのすべての人が認知症になるのではないが、その確率が一般の人々よりも高い。MCIに対する医療の考え方は、治療よりも予防を目指しているといえるだろう。現時点で具体的な予防法がないとしても、MCIの研究により認知症の予防法が見つかる可能性がある[60]。

　知能の低下し始める時点は、70歳代、80歳代と高齢の場合がほとんどだが、60歳代までの年齢に始まることもあり、その場合「若年性」の言葉を「認知症」の初めに付ける。「若年発症の認知症」と表記される。30歳代に発症すれば若年性の語もうなずけるが、60歳代だと語感がそぐわない。これは、逆に考えて、認知症は本当に高齢の方に見られる病気であること意味していて、60歳代が「本当に高齢」とは言いがたいからである。

　教科書を見るとよく分かるが、認知症は「知能の低下」が定義なので、さまざまな病気が認知症を起こすとして列挙されている。言い換えると、「認知症＝アルツハイマー病」と考えない、ということである。

　例えば、レビー小体型認知症（Dementia with Levy bodies）は、認知症の中でかなりの割合を占める病気である。レビーは人の名前で、脳の切片の中にその人が見つけた、普通ならば見られない所見があり、それをレビー小体と名づけた。人の名前が病名となっているために、一般の人々には病名からその内容が分からず、いかにもいかめしい病気と見なされかねない。とても鮮明な幻視が症状の特徴の一つである。

　認知症の原因については、さまざまな可能性を考慮する。その中で治すことのできるものを見逃さないような配慮が重要だが、「治すことのできる」とは、「原因となっている病気が治療可能であり、結果としての知能の低下が元に戻る、つまり認知症が治る」という意味である。認知症の原因となっている病気を治しているのであり、認知症そのものを治しているのではない。

　一方、アルツハイマー病、正確にはアルツハイマー型認知症の研究の数は莫大であり、それらの研究では、この病気の成り立ちの解明を治療薬の開発に結び付けようとしているので、この場合は認知症そのものを治そうとしているといえる。

　認知症は、考えてみれば残酷な病気である。多くは徐々に発症するので正確な発症時期を定めることはできないだろうが、それでも認知症でなかった時期と認知症になり始めた時期は区別できる。すると、患者はまだ内省できる、自分を振り返られる状態から、発症すれば脳が壊れていくので、自分も少しずつ壊れていき、内省ができなくなっていく状態に至る。発症初期は内省力がなお保たれている。そこから内省力が消えるまでの時間、患

---

60) Petersen RC: Mild cognitive impairment. New England Journal of Medicine, 2011; 364: 2227-2234.

者は強い恐怖を感じる時期があるのではないかと想像できる。病気の進行は止められないので、内省力を回復させられず、つまり「自分を振り返ることのできない時期がいつか必ず来るのだ」と考えられる時期がある。これは恐怖とつながっておかしくはない。

認知症と区別すべき重要な病気は、うつ病とせん妄である。この三つの病気は互いによく似て見える場合があるが、治療法が異なるために、診断は的確になされる必要がある。

からだの調子が気になる

1. はじめに

こころの病気にもかかわらず、からだに症状が現れる、あるいはからだの調子を気にする病気がある。ここで重要な点はからだの病気がないことだ。

からだの病気のために症状が出ている、例えば、急性胃腸炎における腹痛と下痢、急性扁桃腺炎における咽頭痛などの場合、気分も良くはないだろう。特にからだの病気が重い時、こころの不調が現れる。癌を含めた慢性の病気になると、こころの平衡が保てず病気になることがある。しかし、この場合のこころの病気は不安障害、うつ病、後述の適応障害など、よく知られた、一般的な病気になるだろう。ここで重要な点は、はっきりとしたからだの病気がある、ということだ。

では、からだの病気がないにもかかわらず、からだの調子を気にするとはどのように考えればよいのだろうか。

第一は、からだの症状がはっきりとあり、しかしからだの病気がないもの。ここで、からだの症状に悩んでいる場合と、悩んでいない場合とがある。第二は、からだの症状はない、あるいは目立たないのにもかかわらず、からだに注意が向き過ぎており、からだの病気があるのではないかと懸念するもの。

まず、この二つに分けて考えてみる。

第二の場合に典型的だが、第一の場合も含めて、からだに関心が向いていることは共通している。そして、いずれも、からだの病気はない。

これらを「身体表現性障害」と総称する。

ここで、いったん「心身症」という病気について簡単に触れておく。その後で「身体表現性障害」に関連する病気を列挙して、取り上げる。

2. 心身症について

「心身症」と総称される病態がある。ここでは、からだの病気がある、という点が重要である。身体表現性障害に、からだの病気はなかった。

まず、からだに異変が起こっている。そこに心理的要因が深くかかわっているのではないかと推測される場合が「心身症」である。本書では、どのような病気が心身症に含まれるのか、その一覧は挙げない。その理由は以下のとおりである。

〇〇病という、からだの病気の一部が心身症になる。心身症として取り上げられる〇〇病には、人々もよく知っている、ありふれた病気が含まれる。

ここで重要な点は、○○病のすべてが心身症になるのではなく、○○病の一部が心身症に含まれ、○○病のその他は心身症に含まれない、ということである。心身症の条件は心理的要因が関与しているという「推測」である。推測は確定的ではなく、すると「心身症の○○病」と「心身症でない○○病」の境目はあいまいになるだろう。そのような病気を一覧にして列挙すると、挙がった病気のすべてが心身症であると誤解されかねない。誤解を避けるためには詳細な解説が必要であるが、本書にその紙幅はなく、専門書にあたることが肝要である。なお、心身症を取り扱う心身医学は、身体医、精神科医など多職種の専門家の関心を引き付ける学問であり、学術活動も盛んである。
　身体表現性障害は、からだの病気ではない。ここが心身症と区別される点である。

3．身体表現性障害

　お腹の調子が悪い、目がかすむ、頭がふらつく、からだの症状はさまざまにあり得る。そこで内科に行く、お腹は何ともありません。眼科に行く、眼は大丈夫です。脳神経外科に行く、検査で異常は見つかりませんでした。しかし、お腹や目や頭の不調を本人は感じているのだから、腑に落ちない。
　ここで、「『検査で異常がない』と言われたけれど、見落とされたのかもしれないので、別の内科や眼科や脳神経外科に受診してみよう」と思うのは無理もなく、ある意味で正しい行動だろう。セカンド・オピニオン（second opinion、第二の意見）という言葉もある。しかし、4カ所も5カ所も病院を転々とするのは疑問である。なぜなら、何カ所かの医者が「異常はない」と言ったのならば、異常のある確率は極めて低く、しかも内科や眼科や脳神経外科の医者にとっては、どうしようもない、診断できる病気がないのだから、何をすることもできない。
　すると、医者に紹介された、あるいは知り合いが勧めてくれた、と精神科を受診する人々がいる。一方、精神科を受診しない人々もおそらくたくさんいるだろう。
　精神科の臨床において、このような場合に「身体表現性障害」と名づけられた病態を考えざるを得ないことがある。からだの不調を患者は感じているが、からだの病気ではない。しかも、からだの不調はうつ病などのこころの病気によるものではなさそうである。
　身体表現性とは、からだに症状が現れたが、からだの病気は見出されなかったという意味である。
　ここで重要なことは、あるいは注意すべきことは、このような場合、「からだに原因はないのだから、こころに原因があるのだろう」と、誤って受け取られてしまいかねないことだ。このような場合、世間では、「神経」、「精神的」という言葉が用いられる。からだの病気は見つからなかったのだから、「症状は神経のせいだ」、「精神的なものです」。
　しかし、からだの病気はないのだから、こころの何らかの不調があるのだろうと考えるのは、少なくとも臨床上は正しくない。これは後述する。
　ところで、DSMは身体表現性障害の項目の中に七つの病態を挙げている。難しい言葉が続くが列記する。
　身体化障害、鑑別不能型身体表現性障害、転換性障害、疼痛性障害、心気症、身体醜形障害、特定不能の身体表現性障害。

このうち、最後の「特定不能の身体表現性障害」は、話を簡潔にするために除く。
　残りの六つのうち、DSMの診断基準を読んでみると、「心理的要因が関連した」という語句が使用されている、つまり何らかのこころの不調があることを診断基準の項目に挙げている病気があるが、それは転換性障害と疼痛性障害の二つである。
　他の四つの病気において、心理的要因が関連しているか、していないかは、診断をする際の条件ではない。
　しかも、転換性障害と疼痛性障害において、心理的要因が関連していると「判断される」と記されている。これは「心理的要因が関連しているのは事実である」という意味にとることができないだろう。関連していると医者が判断した、つまり推測したのである。
　ここで興味深いことは、DSMの診断基準の中に、「判断」という語を記してある病気は他にないことである。統合失調症の診断基準に「幻覚」という語がある。これは、もし幻覚が存在していれば「幻覚あり」としなさい、という意味だが、幻覚があるかどうかは医者の判断である。事実ではない、推測である。しかし、DSMは幻覚があると「判断」された場合にありとしなさい、という記述をしていない。とりあえず医者の判断は信用されるので、あえて記さなくてもよいということだ。
　ところが、身体表現性障害において、「判断」の語をあえて記したのは、医者の判断が信用できないという意味ではなく、心理的要因が関連しているかどうか、こころの何らかの不調が関与しているのかどうかの判断が難しいという意味であろう。
　これは、臨床上、当然と考えられる。少なくとも二つの側面からそのように考えることができる。
　第一、患者は頭痛を訴えていて、いろいろな科を受診したが、頭痛を説明できる病気が見つからなかったので、精神科に紹介された。ここで「何か精神的な事柄が関係しているのだろう」と考えると間違える。もし、そう考えたとすると、精神的な事柄を探すことになるだろう。見つかるとは思えないが、例えば、「頭痛が始まる前に仕事上の負担がとても大きかった」と患者が述べたとする。仕事上の負担が頭痛に関連しているのだろうか。この関連を証明するのは不可能に近い。なぜなら、何の悩みも、苦しみも、おぼつかなさも、こころの引っかかりも、不全感もなしに、毎日が爽快で元気溢れ物事はすべて順調に進み「何て楽しいんだろう」という日々を送り続けている人がいるなどとは想像できない。すると、詮索していけば、そして患者が全面的に協力してすべてを話せば、精神的な事柄らしきものはいくつも出てくる。仕事上の負担はその中の一つにすぎない。その中で仕事上の負担が頭痛に関連しているという証拠を示せるだろうか。示すことは極めて困難だろう。専門的な深い考察をして、「関連していると推測される」と言うことはできるが、それはその人の判断であり、事実ではない。
　第二、「心理的な要因が関係している」、「何か精神的なものがある」と言われても、患者は途方にくれる可能性がある。証拠もないのに、「何らかのこころの変調がある。おそらく仕事上の負担だと思います」と説明されても、理解できない人が出てくるだろう。患者が理解できない説明は、避けることが望ましい。「精神的なもの」という言葉ほど、患者が途方にくれる、あいまいな言葉はない。「精神的な問題が関与していると考えますが、精神的な問題が何か分かりません」と医者から告げられた患者は、あっけにとられるかも

しれない。実際、「精神的なもの」と言われても、患者はどうしたらよいのかが分からない。医者の方も、こうしたらよい、という助言を患者に示し得ないだろう。

　身体表現性障害に含まれる病気のうち、四つは心理的要因を診断基準に入れておらず、二つは「心理的要因が関連していると判断される」と、あえて判断という語を使用している。からだの症状があるのは確かだが、それを精神的なもの、心理的な要因に安易に結び付けないように、とする。これは臨床上うなずける考え方と思う。

4．転換性障害

　チャールズ・チャップリン（Charles Chaplin）監督主演の映画『ライムライト』（Limelight）には、下肢が動かず立てず歩けない踊り子が出てくる。彼女はある時に急に歩けるようになり、踊り子としての仕事を再開するが、それまでからだの病気のために歩けなかったのではない。からだの病気ならば急に歩けることはない。

　「転換性障害」は、からだの運動面あるいは感覚面の働きが損なわれている症状が見られるが、しかしからだの病気では説明できない場合を指す。

　運動面の働きが損なわれると、立てない、歩けない、手が動かない、声が出ない、食べ物を飲み込めない、おしっこが出ない、など。感覚面の働きが損なわれると、目が見えない、目が見えにくい、音が聞こえない、食べ物の味がしない、痛みを感じない、などがある。あるいは、けいれん発作の形をとることもある。『ライムライト』の踊り子は運動面に症状が出ていた。立てず、歩けなかった。

　これらの症状は、「からだの病気があるのでは」と思わせるほどに印象的なので、神経内科をはじめいろいろな科で診察がなされ、「からだの病気ではない」という結果となる。しかし、例えば目が見えにくい、歩けないという症状は放っておくことはできないので、精神科に紹介される。

　前述のように、DSMによれば、症状の出てくる前、あるいは症状が悪くなる前に、葛藤や負荷が存在しており、従って、これが関与していると判断される必要がある。

　転換性障害の転換（conversion）の語は、大ざっぱに言って、葛藤や負荷といったこころの不調がこころの症状としてではなく、からだの症状に移り変わって表れてくるという意味である。

　しかし、存在しているはずの葛藤や負荷を見つけることは、臨床上、思いのほか難しい。問診を繰り返し、適切な心理検査を行い、発症に至る経緯を組み立て、初診後の様子を観察し、たくさんの葛藤や負荷の中から、おそらくこれが関与しているのだろう、と推測する。これらの作業は重要であり、行われなければならないが、その結果が正しいかどうかは分からない。なぜなら最後まで推測だからだ。

　『ライムライト』の踊り子の場合、何らかの理由のため――それはもしかすると娼婦となり金を稼いでくれた姉への謝罪のためかもしれないが――自殺を図り、チャップリンの演じる道化師に助けられ、養生を受けるも立てず、歩けなくなるのだが、それは映画の初めではなく途中から明らかにされている。踊り子が歩けないというのは象徴的ともいえるが、背景は観る側の想像に任されているともいえる。「娼婦の姉が原因である」と理屈の上で確かめる作業は、あり得ないほど困難である。

もしかするとDSMは、葛藤や負荷を厳密に同定する必要はなく、おおよその推測でよい、としているのかもしれない。

ところで、極めて重要なことだが、転換性障害の注意点は別のところにある。からだの病気を転換性障害と誤診する危険性がまれに経験され、先輩の先生方から時々注意される。引き込まれるように、「これは転換性障害だろう」と、結果的に安易な判断をしてしまい、「精神的なものだから急ぐ必要はない」と考え、本当は存在する重大なからだの病気が見逃される。この危険性は常に自覚しておく必要がある。

5．疼痛性障害

痛みは知覚の不調の一つだが、他の知覚と比べ、群を抜いて、当事者に「何らかの異変が起こっているのかもしれない」と思わせる症状である。

痛みは頭から足先まで、からだのどこに起こってもおかしくないが、「からだの病気かもしれない」と、いわば教えてくれる、注意を喚起してくれるもので、病院に行ってみようかという気にさせる。激痛の場合はすぐに病院に駆けつける。

医者は、痛みの背後にある、原因となっている病気を探すだろう。しかし、現時点においてできる限り調べても、からだの病気はなかった。すると、何か分からないが未知のからだの病気があるかもしれない、あるいはこころの病気があるかもしれない、ということになる。

前者について、「繊維筋痛症」という全身が痛む原因不明の病気があり、（時に「精神的なもの」とされ精神科を紹介されることがあるかもしれないが）からだの病気として研究が進められている[61]。

後者について、例えばうつ病や双極性障害では痛みの訴えが多くなされるが、病気がよくなると痛みも訴えられなくなるので、「こころの病気によるものだろう」と考えることは筋が通っている。

しかし、原因を探しても、こころの病気が何もなかった場合、どうなるのか。

「疼痛性障害」は、そのような場合に、可能性として考えられる病気である。

ただし、前述のようにDSMは、この病気の診断に際して、「心理的要因が関連していると判断されること」を要求している。

繰り返すけれども、心理的要因の関連の判断は難しい。さらに、大切なことに、疼痛性障害は、「からだの病気はない、繊維筋痛症でもない、他のこころの病気もない」という否定の連続の末に成り立っている病気である。つまり、疼痛性障害の診断は慎重になされる必要がある。

6．心気症

からだが変調を来して、「何か病気になったのではないか」と心配するのは理解できる。今まできからだの変調を来してこなかったので、これからも病気にならないように日頃注意

---

61) Arnold LM, Clauw DJ, McCarberg BH: Improving the recognition and diagnosis of fibromyalgia. Mayo Clinic Proceedings, 2011; 86: 457-464.

するのはよく分かる。

　ささいな症状があっただけで、「ガンじゃないか」とふと心配する人がいても、それはよくある話で、取り立てて話題とするほどではない。

　「心気症」とは、自分がからだの病気なのではないかと心配するこころの病気である。どこがこころの病気と見なされる点なのだろうか。

　第一、重大な病気──例えばガンや認知症や破裂しそうな動脈瘤──なのではないかと心配する。ここで重要な点は、軽い病気ではなく、重い病気を気にかけるということである。しかし、重大な病気の可能性を心配したとしても、それ自体は分からなくはない。

　第二、いろいろ調べて、「何ともない」と医者に言われても心配する。もしかしたら見逃されているのではないかと重大な病気を心配する。医者に「何ともない」と言われれば一応は安心するものだが、もしからだの症状がなくならず続いていれば、心配し続けてもおかしくはない。

　第三、DSMは6カ月以上とするが、心配が短い間に消えずに長く続く。しかし、期間が長い短いだけでは、これだけで「変だ」と思わせることはない。

　しかし、これらのことがまとまって現れた場合、つまり、医者が「何ともない」と言っているのにもかかわらず、重大な病気かもしれないという心配が6カ月以上続き、かつ、このためにひどく悩み、日々の生活がうまくいかなくなっていれば、「よくある理解できることだ」とは言いにくくなる。こころの病気の可能性がある。

　このように心配が大きい場合、いろいろな病院を受診して回るかもしれない。その度に「何ともないです」と言われ、しかし納得できず別の病院を訪れる、そこでも納得できない、別の病院へ……。これが繰り返される。付き合わされるはずの家族も疲労するだろう。このような心配が、普通の温かい助言だけで、短い期間に収まるとは考えにくい。

　全般性不安障害は、生活のさまざまなことへの心配が続く病気だった。心気症は、心配が「重大な病気になっているのでは」という一点に絞られている病気である。重い病気は命を縮めるはずなので、「もしかしたら重い病気ではないか」という心配そのものは人間らしい一面を表しており、よく理解できる。

7．身体醜形障害

　自分のからだの良い点と悪い点はその人その人、それぞれ多少ともあるだろう。

　それは髪の艶であったり、鼻の形であったり、目じりの流れであったり、肩の形であったり、二の腕のちょっとした膨らみであったり、それこそ頭のてっぺんから足の先まで、その人その人の思いに上っているかもしれない。中学生や高校生をはじめとする青年期の若い人々は、自らのからだに敏感な時期にあるので、なおさら考えるかもしれない。しかし、それは普通のことである。

　さらに、そのように思っている人の悩みは、周りの人にもある程度は理解できる。自分のからだはやせすぎているので嫌だという場合、実際にある程度にやせているので、周囲の人々にも分からないではない。「やせていてもいいんじゃない？」という人から、「確かにやせているね」とうなずく人までに及び、それは理解の範囲内である。

　しかし、例えば鼻翼の形が膨らみ過ぎていて嫌だ、と本人は言っているが、普通に見て

鼻翼が膨らんでいない場合はどうなるだろう。ほとんどの人が「そんなに鼻の形が悪いとは思えないな」という場合はどうなるだろう。

これはその人の思い込みになるが、その思い込みが妙であり、日々の生活に支障が出た場合を「身体醜形障害」と呼ぶ。「醜形」の語は語感が度を越しているかもしれない。いかにも奇妙な病気という印象を与えるかもしれない。しかし、この病気の人の多くは、実際に会って、世間話をしてみても、奇妙に見えない。奇妙なのは、自らのからだのある一部分が変な形をしているという考えが度を越しており、その、いわば「こだわり」が日常生活を妨げていることである。

身体醜形障害のこだわりの度合いは、妄想と呼ぶにふさわしい場合もある。目じりが少し下がっている、これは上げなければならない、手術が必要だ。周囲の人々が「目じりは下がっていないから手術なんかやめろ」と言っても引き下がらない。絶対に変形しているからといって、その変形を手術により直してくれる医療機関があるかどうか調べ続ける。からだの一部が醜いかそうでないかは、その人の判断なので、人により判断が異なってもおかしくはない。からだは他人のものではなく、その人のものだから、その人がどう感じようと他人に何か言われる筋合いではないと言えるかもしれない。しかし、このように度を越していれば話は別である。

ここで、症状だけがあっても病気とは見なされず、「当人がひどく悩むか、あるいは日常生活に大きな支障がなければならない」という基準を再び思い出す必要がある。

「(短いとは思えない) 下肢が短いので、下肢を伸ばす手術を受けさせてほしい」と訴え続けて母親を疲れさせ、学校には行けず、友達とも会わず、夕食も家族と共にとらず、下肢を伸ばす手術をしてくれる医者を探し続けているならば、それは「その人の考えだから構わない」とみなしにくいだろう。一方で、たとえ短くない下肢を短いと確信していても、そのことで日常生活に支障がなければ病気ではない。

主に子どもや若者にみられる病気

1. 選択性緘黙

こころの病気のほとんどは、男性と女性に同じ割合で起こるか、あるいは男性の方に多く発症する。数少ない例外の一つがこの病気であり、女性の患者の割合が大きい。これは不思議である。自閉症は男性に多い。これも不思議なので研究者の関心を引き、自閉症の性差を主題とした研究が増えている。

「緘黙」とは「しゃべらない」という意味である。本当は話すことができるのだが話さないので、「しゃべれない」という意味ではない。突き詰めていくと、「しゃべらない」のか「しゃべれない」のか判断がつきにくい場合が出てくる。しかし、多くは自宅では普通にしゃべっているので、話せないのではなく、話さない。

どんな場合に話さないのか。それが選択性という言葉に表されているが、「選択」の語は「本人が選んだ」という意味に捉えられるので、やや不適切な言葉かもしれない。ここでの「選択」という言葉の本意は、「ある場所や状況では話すが、別の場所や状況では話

さない」というように、場所や状況を基準にしたものであって、本人の意思により「選択」したのではない。

多くは幼稚園や保育所でまったく話さないことで気づかれる。「自宅ではどうですか」と保育士に尋ねられ、「いや普通にしゃべってますけれど」と家族が答える。

そんなのよくある話じゃないか、と考えない方がよい。無口な人は自宅でも学校でもその他の場所でも無口であり、時に雄弁になることはあるだろうが、まとめれば無口である。自宅では普通にしゃべって、学校ではまったく話さない。これは無口、おとなしい、といった話ではない（時には自宅でも話さないことがあり、これを「全緘黙」と呼ぶ）。

話さないだけでなく、動作がゆっくりになる、まれには固まってしまったかのように動かない場合がある。そうなると自宅で話す言葉も滑らかでなく、ぎこちない。前述の突き詰めた場合（「しゃべらない」のか「しゃべれない」のか判断がつきにくい場合）とはこのような例を指し、緘黙が２，３歳頃から始まり、自宅でもほとんどしゃべらず、外ではまったくしゃべらない状態が長く続いて、小学生、中学生となっていくと、「しゃべらない」のではなく、「しゃべれない」のではないかという疑問が生じる。知能に問題のない自閉症との区別がつきにくくなるかもしれない。生育歴が得られないと統合失調症と見誤られる可能性もある。

当然のことだが、家庭環境や養育者の育児に原因を求める考え方は、間違っている可能性が高い。この病気が女性に多い理由を説明しにくいからである。

２．注意欠如・多動性障害

以前は「注意欠陥・多動性障害」と訳され、英語表記である"attention-deficit/hyperactivity disorder"の頭文字をとったADHDの方が通りのよいこの病気は、子ども、特に小学生時代に話題となることが多いが、近年は成人のADHDも注目を集めている。

「注意欠如」は注意力が欠けている、あるいは足りないことを意味するが、注意という言葉はさまざまな場面で使用されるので、もう少し具体的に考えた方が分かりやすい。注意が散漫である、きょろきょろしている、目移りが目立つ、そしてこれらの程度が著しい、注意が大変に移ろいやすい場合をまず考える。そこから日々の生活の中でどのような不都合が起こるだろうか。

いろいろ思いつくだろう。その中から九つが選ばれて、DSMの「注意に関する診断基準」の項目となった。

例えば、「自分の持ち物をすぐになくしてしまう」——筆箱にそろえてあげた鉛筆が、しばらくたつと、１本しか残っていない。ランドセルから算数と国語のノートがなくなっている。ぽろっと落ちた鉛筆に気づかない、あるいは気づいて拾おうとした時に別の子に声を掛けられ、頭を上げて拾わなかった……現場を目撃しないと分からないことのために鉛筆がなくなったのである。

あるいは「段取りが立てられない」——段取りとは物事の手順、順番のことである。工作を例にとると、厚紙に線を引き、ハサミで切って、折り曲げて、糊を塗ってくっつける、これらの工程のどの段階でも、完成品を頭の中に思い浮かべて、この目標に向かって現在の作業を続けるのだが、これはかなり高度な注意力を必要とする作業である。

あるいは「ケアレス・ミスが多い」――これは文字通り不注意による間違いである。繰り上がりをうっかりして足し算の答えが合わない。

「多動性」は動きが多いことだが、診断基準は「動きが多い」、「衝動的である」の両方を列記している。思いついたらすぐにしてしまうことを「衝動的」とすると、「動きが多い」とは「思いつきがないのにただ動いている」ことを意味すると考える。

DSMの多動と衝動に関する診断基準は、九つの項目を挙げている。

例えば「手足をそわそわもじもじ動かしている」――これは授業中や食事中の様子が分かりやすい。右手に持ったハンバーガーを口に入れようとしている時に、左手は頭をかき、右足はぶらぶらし、左足は床をとんとん鳴らし、お尻は椅子から浮きかかっている。体の部分部分がとにかく動いている。これらの動きは、何らかの考えがあって動かしているというより、ただ動いているように見えてしまう。

「授業中に立ち歩く」――これは何か思いついて席を立つ衝動の要素と、ただからだが動く多動の要素が入り混じった行動のように見える。

「順番が待てない」――滑り台に並んでいる列の後ろから前に割り込んでしまう振る舞いは、「早く滑りたい」という気持ちをいったん抑えておくことができない、つまり衝動を制御しにくいということである。

子どもは多少とも不注意で、落ち着きなく、思いついたら行動に移すという面を持っているので、ADHDの各症状は程度問題と言えなくもない。程度の問題ならば、ある線を超えたら病的で、超えなければ病的でないという境界線を意図的に引かなければならなくなるが、それは困難、というより理屈上は不可能である。線引きをしたとしても、その線引きは妥当なのだろうか？　しかし、診断基準にはっきりと当てはまる小学生は、おそらく誰が見ても、「これは家庭や学校で大人は大変だろう」と思わせるほどの振る舞いを示す。

従って、ADHDの各症状は程度、つまり量の問題の中に質の問題を含んでいる可能性がある。それは、子どもは誰でも多少とも不注意で云々、という表現では覆いきれない状態があることをほのめかしている。

ただ、問題はADHDを適応として認可されている薬剤があることである。すると診断がとても重要になる。程度の問題は境目を定めることが難しいのだが、程度の問題には同時に質の問題がありそうなことを念頭に置いた上で、診断はかなり慎重になされる必要がある。筆者は、このような例で不必要な薬剤を子どもが服用することのないように自戒している。

3．学習障害

「学習障害」という言葉はややあいまいである。

あいまいだから不適切だ、という意味ではなく、学習の障害はいろいろな角度から考えられるためにあいまいだ、という意味である。

少なくとも私たちの精神科の臨床の現場で、DSMに定められた学習障害の小学生や中学生が受診することはほとんどない。DSMの学習障害には、例えば読字障害という病気があるが、これは「字を読む」という能力が年齢や知能を考慮してもかなり劣っている状態を指す。このために、日々の学業や漫画を読むといった楽しみに差し障りが出てくる。

もちろん視力が悪いとか、乱視のために字がぼやけるという場合は含まない。字を読む以外の能力に問題はない。ただ字が読めないのである。このような子どもたちが受診することは少ない。教育現場の先生方が対応しているのかもしれないと考えてしまう。

しかし、学習の障害を広くとらえれば、いろいろな子どもたちがいる。

もともと知能の不調があると、足し算のやり方の習得に時間がかかる。自閉症のために授業よりも昆虫に興味があった場合、理科は好きだが国語は嫌う。注意欠如・多動性障害の場合は注意が散漫となって授業そのものに集中できない。母の病気がとても心配な子どもは、授業はうわの空で身が入らない。いずれも学習に障害があるが、DSMでは学習障害と呼ばない。

教育現場の学習障害の考え方の範囲は広く、学習に支障のある児童や生徒を全体として考える立場であり、医療現場の考え方の範囲は狭く、読字障害、算数障害など数少ない例に限定している。前者の方が現実的、実際的であると筆者は考える。

4．夜尿症

どの赤ん坊も初めはおねしょをする。しかし、2歳、3歳、4歳と年を重ねるうちに、だんだんとおねしょが少なくなっていく。

しかし、おねしょがなくなる年齢は、世間の人々が想像している年齢よりも意外に遅いといえると思う。

手近にあった論文[62]の前書きには、「いろいろな研究は5歳から7.5歳までの子どもたちのおねしょの割合は2.6％から11.2％であり、15歳の青年では1％から2％と報告している」と記されている。100人の中学3年生のうち1人から2人がおねしょをしているということになる。これは極めて高い数値だろう。もちろん家庭環境や親の養育は関係がない。そしてこの論文には「スロベニアのある地域の5歳の子どもたちのおねしょの割合は8.7％であり、他国と変わらなかった」と記されていた。しかし、「平均7.3歳の子どもたちのおねしょの割合は18.2％であった」というオーストラリアの報告もある[63]。

以上より、おねしょ、つまり夜尿症はありふれているといえる。小学1年生の10人に1人はおねしょをしているのである。あたりまえの出来事だ。中学生でもあり得る。夜尿症関連のホームページを見ると、有名な俳優や芸能人の「自分もおねしょで苦労した、でも治るからがっかりしないで」といった談話が載せられている。

夜尿症は寝ている間の出来事なので、本人の責任ではない。

小学生になってもおねしょをしている子どもたちは、上述の研究が夜尿症をありふれた現象だと報告していることを知らないので、「自分は厄介なお荷物を抱えてしまっているな」とかなりの負担を感じていておかしくない。さらに、小学校の高学年になると宿泊学習のような行事が組まれる。子どもにとって、おねしょは恥に関する事柄かもしれず、大

---

[62] Semolič N, Ravnikar A, Meglič A, Japelj-Pavešić B, Kenda RB: The occurrence of primary nocturnal enuresis and associated factors in 5-year-old outpatients in Slovenia. Acta Paediatrica, 2009; 98: 1994-1998.

[63] Sureshkumar P, Jones M, Caldwell PH, Craig JC: Risk factors for nocturnal enuresis in school age children. Journal of Urology, 2009; 182: 2893-2899.

きな苦痛になるかもしれない。周囲の大人たちの、子どもの自尊心を尊重した配慮が必要である。かつ夜尿症はたいていいつか必ず治るという点が重要である。

最近では、夜尿症は精神科や小児科ではなく、泌尿器科の扱う病気となってきた。泌尿器科の中に専門外来を設けている病院や診療所もある。

さて、注意しなければならないのは、おねしょが成長とともになくなったのにもかかわらず、ある時期から再びおねしょをするようになった場合である。心身に何らかの異変のある可能性があり、きちんと診察してもらう必要がある。

5．チック（Tic）

「チック」は一般の人々も知っている言葉である。

病気はたいてい軽い場合から重い場合まであり、軽いとはいえ病気なのだから患者はつらいが、重いと患者のつらさは格段に大きくなる。風邪は軽ければ何となくだるくすっきりしないものの仕事はできるが、重くなると何日か寝込んでしまう。チックはそのような病気の典型的な例かもしれない。

チックは自分が動かそうと思って動かせる筋肉の一部が、ほとんど動かそうと思っていないのにもかかわらず、突然に、素早く、何回も、同じように収縮し、弛緩し、つまりピクピクし、しかし筋肉そのものの病気ではない場合を指す。「自分が動かそうと思って動かせる」とは、例えばおなかの中の腸も筋肉でできているが、動かそうと思っても腸を動かすことはできないので、すべての筋肉に通用するのではない。まぶたは筋肉でできているが、動かそうと思えばまぶたを動かすことができる。

ところで、普段まぶたはほとんど自動的に、つまりその人の意図とほとんど無関係にまばたきをしている。かつ、周囲の人がその人のまばたきに注意を向けることはまずないだろう。その人の表情だけでなく、その人の振る舞いの中で、まばたきが自然に溶け込んでいるので、気づかないのである。普通のまばたきは上のチックの定義に当てはまってしまうが、チックではない。ところが、自然に溶け込んでいないまばたきを繰り返すと、周囲の人々は気づく。まばたきではなく、眼をぱちぱちしている。そのように見える。

この点は考えてみるととても不思議である。

普通のまばたきは自然に溶け込んでおり気づかれないのに、チックのぱちぱちはなぜ気づかれてしまうのか。

普段と違うので気づかれるのだろうが、まばたきとぱちぱちは、ほんのわずかな違いである。人間は本来このようなことには敏感なのかもしれない。毎日の日常生活に関わるからなのだろうか。

チックはこのように周囲の人々に気づかれてしまう。それが子どもならば親は言うかもしれない。「何で眼をぱちぱちしているの？」。

子どもはそれまでほとんど意図せずにぱちぱちしていたのだが、指摘されると、注意がまぶたに向く。ぱちぱちを止めようとする。しかし思わずぱちぱちしてしまう。意図的に動かせるはずの筋肉でできているまぶたが意図の制御を外れて動くのであり、しかも自然に溶け込んで動いているのではない。これはまさにチックだが、他人に指摘された本人は、それまで気づいていなかったのに気づかされたので、必要以上に注意がそこに向いて、つ

まりある程度の不調を感じるだろう。

　前述の夜尿症が寝ている間の出来事なので本人の責任ではなく、指摘されても本人はどうしようもなく、従って指摘しない方針が周囲の配慮につながる。同様に、チックも意図の制御を外れた出来事なので本人の責任ではなく、指摘されても本人はどうしようもなく、従って「指摘しないこと」が大事な、とりあえずの対処法だろう。

　ところで、チックは筋肉の動きなので周囲も気づくからだの動きである。今まで述べたまぶたのぱちぱちだけでなく、例えば鼻をくんくん鳴らす、頬をしかめる、肩を挙げてぐるりと回す、などいろいろな形があり得る。

　ここで、声帯を動かす筋肉も意図的に動かせる筋肉である。意図的に動かして声を出し、言葉をしゃべっているのである。ここがチックとなったらどうなるか。本人の意図しない声や言葉が出てくることになる。からだの動きの方を「運動性チック」、声や言葉が出てくる方を「音声チック」と呼ぶ。

　音声チックは運動性チックと異なり、社会生活上、本人の苦痛が大きい。授業中に眼がぱちぱちしてもクラス全員には気づかれない。しかし声や言葉が出たらクラスの多くの生徒に聞こえるだろう。バスの中で言葉が出たら、それもその状況とは関係のない言葉が出たら、周囲の乗客は不審に思うかもしれない。意図せずに声や言葉が出てしまうので、本人にはどうしようもなく、しかし周囲からは「抑えることはできないのか」と思われる。これはかなりの苦痛である。

　トゥレット障害（Tourette's disorder）という病気がある。「トゥレット」とはこの病気を最初に報告した医者の名前である。たくさんの運動性チックと一つ以上の音声チックが入り混じって長く続く。前述のように、周囲に理解されにくく、患者の生活は制限を受けるので、専門家も交えて研究啓発活動を行う自助会があり、ホームページで見ることができる。

　癖とも言えるような眼のぱちぱちから、深刻なチックと言えるトゥレット障害まで、チックの幅は広い。

周囲をあざむく、自分があざむかれる

1．詐病

　「詐病」は、病気でないのに、「自分は病気である」と周囲を偽ることである。本当の病気ではない。従って、本書に記すのは意味が乏しいかもしれないが、本当の病気を診断する時にまれに詐病を念頭に置く必要があり、また次の虚偽性障害を考える時に理解しやすくなるために記載しておく。

　偽るには理由があるはずで、それは、気の進まぬ会合に出たくないために「頭が痛い」と嘘をついて帰宅するというような、誰でもやったことがあるかもしれないささいなことから、犯罪捜査から逃れるために「覚えていません」とあたかも記憶の不調があるかのように装うことまで範囲が広い。

　詐病には必ず理由があり、それは自分に何らかの利益をもたらすものでなければならな

い。しかし、詐病が割に合うのは、日常とはひどく異なる、平時の良い悪いが通用しない場面である。例えば、戦争中に捕虜となり敵軍の兵士の尋問を受けている時に腹痛を訴える。見破られるかもしれないと思いながら、敵を欺き、味方のひそかな作戦を成功させるために嘘をついて、時間稼ぎをする。これは十分に割に合うやり方である。

日常のありふれた生活の中で詐病は割に合わない。からだの症状を訴えても、身体医はさまざまな検査の結果を元に診察をし、病気があるとは診断しないだろう。医者は、患者の表情や口ぶりや振る舞いをよく見ているので、それだけで病気かそうでないかをあらかじめ推測している。

こころの病気を装うことはさらに難しい。統合失調症を真似るのはまず不可能である。うつ病も難しい。強迫性障害も、行動を見ていればいずれは嘘が露呈する。

精神科医は、身体科の医師以上に、患者の表情や語る言葉や振る舞いを職業的に観察する習慣が身についており、そこから多くの情報を捕える。精神科医は患者の表情筋のわずかな動きを見逃さないので、相手が統合失調症の患者の表情を真似ていても、見破るだろう。「声が聞こえます」と幻聴を装っても、見破るだろう。統合失調症の幻聴は「声が聞こえる」のではなく、頭の中の考えなのか、声なのか、よく分からない状態にあることもよくある。これを患者が「聞こえる」と表現しても、日常生活において人の声が「聞こえる」こととは異なると考えられる。また、本当に「声が聞こえる」のだとしても、妄想気分を背景に置いた雰囲気の中で「聞こえる」のだから、これも日常生活における人の声とは異なる。

詐病は割に合わない。

従って、詐病は上述のように非常時に限定されるのではないかと思う。

2．虚偽性障害

何か都合の悪いことが起こった時に「目が見えなくなっていた」と主張するのは詐病である。つまり、装った嘘の病気。

都合の悪いことが表面上は何もないのに目が見えない、というのは転換性障害の可能性がある。つまり、本当の病気。

この二つの間、嘘の病気と本当の病気の間にあるのが「虚偽性障害」という病気である。

この三つは、病気とは何かという話題の、戯画的な側面から見た代表例のようである。

目が見えないことは、転換性障害の患者から見れば戯れではない。詐病の人から見れば戯れだろう。虚偽性障害の患者から見ればこれは戯れなのか、そうでないのか分からない。

転換性障害は自らを欺くが周囲を欺かない、詐病は自らを欺かないが周囲を欺く、そして虚偽性障害は自らも周囲をも欺く。

そう考えないとつじつまが合わなくなる。虚偽性障害の人が自らは欺かず周囲を欺けば、虚偽性障害ではなく詐病である。自らも周囲も欺く病気があるとすれば、それを虚偽性障害と呼ぶ。しかし、これは実際上は極めて理解しにくい事態になるだろう。

順番が前後するが、詐病では、その人は自分が嘘をついていることを知っている、しかし周囲の人々が嘘とは思うことのないように工夫する。転換性障害では、患者本人は本当に目が見えないのだが、つまり自らに正直なのだが、いろいろな検査の上で目が見えない

ことはないので、周囲の人は嘘——言い換えれば、それはあり得ないこと——と思う。虚偽性障害では、患者本人は嘘をついているという自覚がなく、かつ周囲の人々も——それは多くは医療関係者だが——嘘ではなく真実に見えてしまう。

では、具体的にはどのような状況なのだろう、虚偽性障害とは。

たくさんの釘を飲んでしまい、胃が傷ついて血を吐いたとする。ここで釘を飲んだのは死ぬためではない。自らのからだを傷つけるためでもない。つまり、理由は分からないが、あるいは何となく、釘を飲んだのである。その結果、血を吐いた、しかもお腹が痛い。本人は慌てて病院に駆け込む。X線撮影を行うと、胃の辺りにたくさんの釘が写っている。手術すべきかどうか、それは外科医の判断である。手術をしようとしまいと、手当ては受けるだろう。外科医から見れば、急性腹症と診断される病気である。

ところで、なぜ釘を飲んだのだろう。死ぬためではない。本人もそう述べるし、釘を飲んで確実に死ねるとは思えない。病気を捏造していると言えなくもないが、詐病でもない。急性腹症という本当の病気である。転換性障害でもない。急性腹症というからだの病気がある。面白がって、皆に見せびらかすために釘を飲んだのでもない。本人は慌てて病院を受診した。しかも、本人は釘を飲んだことを覚えている。釘を飲んで何か利益があるとも思えない。

これはかなり根深いからくりが、こころの中にあることを想像させる。容易に理解できない事態が起こっていることを示唆するだろう。

「ミュンヒハウゼン症候群（Münchhausen syndrome）」あるいは「代理ミュンヒハウゼン症候群（Münchhausen syndrome by proxy）」という言葉は覚えておくべきだろう。ミュンヒハウゼンとはある小説の主人公の名前である。前者は虚偽性障害の代表例と考えてよい。釘を飲んだ患者はこの症候群に該当する。後者は主に母親が自らの子どもに、いわば釘を飲ませる。転んでけがをして、病院で手当てしてもらったガーゼをはがして汚物を塗り、ガーゼを元に戻す。化膿がなかなか治らないと医者は腑に落ちなく思う。採った尿に買ってきた糖を入れ、違った検査結果にする。このようなことを親が自分の子どもに対して繰り返す。虐待と区別しにくい場合もあるだろう。

虚偽性障害におけるこころの不調は、普通の理解を超える。詐病や転換性障害に似ているように見えて、似ても似つかない内容を秘めている。

解離というありふれた現象

1. 解離

「解離」とはいかめしい言葉である。

「解」は、ばらばらに分かれるという意味である。「離」は、ちりぢりになるという意味であろうか。ばらばら、ちりぢりの語は強すぎる響きを有するので、解離は、「まとまっていたものが、いくつかに分かれてしまう」と控えめに受け取っておく方がよいと思う。なぜなら、解離はありふれた現象だからだ。

関連するこころの働きは意識、記憶、自我意識、知覚である。四つのうちのどれか一つ

が目立って不調を起こし、他の三つが少し不調となるという形をとる。結果として、まとまっていた八つのこころの働きから四つが分かれてしまう。

意識が不調を起こすと、例えば意識消失が起こる。この時、からだの不調はない。知覚が不調を起こすと、例えば幻聴が出現する。精神病症状だが統合失調症には該当しない。ところでDSMは記憶と自我意識を重視している。

2．思い出せない

俗に「記憶喪失」と呼ばれるが、自分に関係する事柄、名前や生年月日や生い立ちや家族の名前などが思い出せなくなる。からだをいろいろ調べても異常所見は得られないので、からだの病気はない。

「一過性全健忘」というよく似ている病気があるが、これは誘因なく、突然に、意識は保たれ、自我意識も保たれたまま、記憶だけが失われ、1日以内に回復する病気である。脳の中の海馬という部位の働きの一過性の混乱が関与しているといわれる[64]ので、こころの病気ではなく、からだの病気である。

解離としての「思い出せない」症状は、「記憶喪失」のような劇的な状態よりも、「記憶がとぶ」と患者が表現する目立たない状態が、特に若者の患者が多く受診する臨床の現場では意味が大きい。

医者：「昨日は何をしていましたか？」
患者：「……何してたっけな」
医者：「寝る前とか」
患者：「忘れた」

あるいは、

患者：「『さっき何していたのだろう』と分からなくなることがよくあります」

もちろん、からだは調べられているのでからだの病気はない。背景にこころの病気があるのだが、思い出せないという部分が、単なる物忘れではなく、解離症状を疑わせる。

3．どこかに行ってしまう

ある日、職場や家庭からいなくなり、どこかに行ってしまうが、その間のことを覚えておらず、放浪している時に発見されるが、氏名など自分のことを答えることができない。劇的だが、まれな病気である。

4．自分のことが分からない

「解離性同一性障害（dissociative identity disorder）」と名づけられたこの病気は、自我意識のうちの、自分は昔からずっと一人の同じ人間であると感じるこころの働きの不調である。前述（40～41頁）のように概念があまり明確でない病気と考える。

「多重人格」と俗称され、劇的に見えるが、一般の臨床の現場においてこの病気の患者

---

[64] Bartsch T, Deuschl G: Transient global amnesia: functional anatomy and clinical implications. Lancet Neurology, 2010; 9: 205-214.

が受診することはまれであろう。

　専門家による研究論文も少ない。例えば、PubMed（http://www.ncbi.nlm.nih.gov/pubmed）という、一般の人々も検索できる、研究論文の一大データベースがある。試みにmultiple identity disorder（dissociative identity disorderと同義）を検索語として2011年の論文数を見てみると14本の論文が見つかる。自閉症スペクトラム障害（autism spectrum disorder）を検索語とすると、2011年には1,500以上の論文が抽出される。両者の間の差が著しい。自閉症から見ればほとんど研究されていないに等しい。

　劇的だが、極めてまれな病気であると言えるだろう。

5．離人症性障害

「離人症性障害」はとても苦しい病気だ。

　中心は自我意識の不調である。自我意識が不調を起こすと、こんなにも苦しむのかということがよく分かる病気である。

　離人症は、自我意識のうちの、「自分の言動は自分のもの」、「自分と周囲の事物は異なる」という、普通ならば当たり前のこととして気にもしない部分の不調である。

　不調の特徴は二つあり、一つ目は自分自身の存在、そして自分と周囲との区別についての実感が十分に伴わない。二つ目は実感が十分に伴わないことに違和感を覚える自分がいる。つまり、自分はしっかりしているはずなのに、しっかりしていないと自覚させられる。

　例えば、目の前を犬が歩いているのを見たのだけれど、見たという感覚が十分でない、言い換えれば薄れている。これは視力が落ちて犬がぼやけて見えるということではない。鼻や尻尾や毛のつやは見えている、それこそ毛の微妙な色つやまで見える、しかし見えている感覚が薄れている。すると犬がそこにいるという実感が薄れる。まるで自分と犬の間に膜があるかのようだ。

　これが程度の差はあれ、聞くこと、におい、食べ物の味、悲しむ、喜ぶ、食事をする、風呂に入る、仕事先の相手に会う、新聞の記事を理解する、夕食の献立を考える、など、考えたり、知ったり、感じたり、行っていることのすべてに及び、また起きてから寝るまで一日中、毎日毎日続く。病気になる前の自分を覚えているので、前は花を見て和んだのに、あの感覚が薄れている、和まない、という違和感がある。

　これは苦しい事態だ。もし違和感を覚えさえしなければ、ここまで苦しまないだろうと思わせる。

6．劇的ではない解離症状

　解離症状は、前述のように意識、記憶、自我意識、知覚の不調である。

　夜を徹して仕事をしなければならず、ようやくやり終えて朝を迎えた。眠たいが頭は妙に冴えている。しかし細かな所で注意が散漫である。自動販売機に入れようとした硬貨を落としてしまう。電話がかかってきて話をしたが、しばらくたって誰からの電話だったのか、答えるのに時間がかかる。話の内容も細かな部分があやふやである。周囲の光景が白っぽく見えて、歩いているという実感がやや欠けている。地面につく足底がしっかりと地面についていないような気がする。

徹夜の翌朝は病気ではないが、その様相が解離によく似ている。

小学校に入ったばかりの児童が人気のマンガの主人公になりきって、風呂敷を肩にまとい、新聞紙で作った剣を手に、架空の怪獣相手に戦いを挑む。母親の注意など耳に入らない。保育所の幼児が人形遊びをしながら、小さな家具の配置をその日毎に変え、リュックサックも下ろさずに、長い時間を遊ぶ。

これも、遊んでいる間、自分は自分であるという感覚が薄れているかもしれず、解離の状態の可能性がある。

手首を切る少女、たくさんの薬剤を、死のうという明確な考えがないにもかかわらず服用する若者、イライラ感が募って自分でもどうしたらよいかわからず自室の壁をへこませる患者、これらが清明な意識のもとに、自分でやっているんだというはっきりした考えのもとに、すべてが行われているとは考えにくい。彼らは、だいたい覚えているけれど、すべてを十分に覚えていないと口にする。利害関係のある詐病でなければ解離症状と考えられるだろう。

解離症状は劇的ならばまれであり臨床上の重要度は低いが、劇的でなければありふれており、それ故に臨床上の意義が大きい。

性の病気

1．はじめに

性、睡眠、食事を人間の基本的な欲求と仮定すると、DSMは性と睡眠について多くの病気を挙げているが、食事の病気は少ない。しかし、一般の精神科臨床上は食事あるいは睡眠の不調を訴える患者が多く、性の問題を主訴として一般の精神科を受診する患者は少ない。性の問題をもつ患者数は多いと推測されるが、一人で悩んでいるか、あるいは性の病気を専門とする診療所を受診するのだろう。

性についてのこころの病気は、大きく三つに分けられる。

2．性交自体に関わる病気

性欲がなさすぎる、性交を嫌悪するなどの状態を含むが、一般の精神科を受診することは極めて少ない。

ここで重要な病態は、原因が薬物にある場合だろう。これを「物質誘発性性機能不全」と呼ぶ。これは「物により起こるこころの病気」の項にて述べたことと関連する。

精神科の患者はさまざまな薬を服用しているが、その中でまれに性機能の不調を起こすことのある薬物がある。ここで性機能とは、性欲、性交中の性的興奮、オルガズムの三つを総称する。

薬を服用していない人でも性機能の不調のある場合があるので、薬の副作用によるものかどうかの判断を安易にできないこと、別の病気の症状であるかもしれないこと、恥じて本当のことを言わない可能性があることなどから調査研究が難しい一面もあるが、最近の論文[65]によると、抗うつ薬、抗精神病薬、気分安定薬、抗不安薬による性機能不全が報告

されており、特に抗うつ薬においてそれが目立つ。ただし、薬が原因であるという根拠を示すことはかなり難しい。十分な検討が必要だが、例えば服薬する前の自分の性機能と、服薬してから異変があると自覚した時の性機能を比較する必要がある。

3．パラフィリア（paraphilia）と総称される病気

これは、日本精神神経学会の精神神経学用語集でも和訳が記されず、英語の発音表記のままである。

パラフィリアとは何か。Philiaは「世間において良しとされない方向に性的な深い関心を持つ傾向」というような意味であろうか。Paraは「普通を超えた」というような意味だろうか。ここに含まれる病気を見ると、性欲が普通では許されないであろう物や方法や状態に向かう、という意味になると考える。

露出症、窃触症、フェティシズム、小児性愛といった病名が並ぶ。窃触症は世間で言う痴漢に類似する。

いずれにも共通する重要な特徴の一つは、その物や方法や状態に接すると、強烈な性的興奮が起こることである。普通の興奮ではなく、強烈な興奮である。興奮の程度は普通の数倍どころではないだろう。経験したことのないほどの信じがたい興奮なのであるから、ひとたび体験すると逃れにくく、「もう一度体験してみたい」という衝動を抱いたとしても理解できなくはない。

満員電車のつり革にぶら下がって下半身を露出する。見つかって取り押さえられる確率は高いだろう。それにもかかわらず行ってしまうのは、他では味わえない強い興奮を予期するからだ。

もう一つの特徴は、この性向に本人が苦しんでいることである。苦しんでいなければ病気とならない。しかし、たとえ本人が苦しんでいなくとも、このような行為は社会的な通念、法律に抵触する場合が多いであろう。特に小児性愛は悲劇につながる可能性があり、本人が悩んでいなくとも、周囲が気づくことが強く望まれる。

3．性同一性障害

性の病気の多くは病院受診に至らない。例外がこの病気である。本人は深刻に悩み、何とかしたいと願う。

主に精神科医の集まる学術集団である日本精神神経学会は「性同一性障害に関する診断と治療のガイドライン」を提言し、ホルモン療法から性器の形成術までを含めた治療の道筋を示している（このガイドラインはホームページから入手できる）。世間には理解されにくいこの病気が、病気として正当な状態であると認められ、多くの患者が悩んでいることの反映であろう。

---

65) Serretti A, Chiesa A: Sexual side effects of pharmacological treatment of psychiatric diseases. Clinical Pharmacology & Thrapeutics. 2011; 89: 142-147.
66) Hoshiai M, Matsumoto Y, Sato T, Ohnishi M, Okabe N, Kishimoto Y, Terada S, Kuroda S: Psychiatric comorbidity among patients with gender identity disorder. Psychiatry and Clinical Neurosciense, 2010; 64: 514-519.

日本で２番目に古い性同一性障害診療所である岡山大学病院のジェンダーセンターを、1997年4月1日から2005年10月31日までの8年余りの間に受診した性同一性障害の患者は603名であった[66]。1年間に70名となる。毎週1人は受診していることになり、当時の西日本では1カ所だけだったことを差し引いても大きい数字と思う。

　性同一性障害の患者の多くは、小さいころから反対の性の衣類や遊びを好み、周囲の人々は気づいていたかもしれないが、幼少期において本人は気づいていないだろう。意図的に反対の性の遊びをしていたのではない。おそらく小学生の高学年以降に何気なく気づいていくだろう。何で自分は男なのにスカートをはきたくなるのか。そのうちに自分のからだに対する嫌悪感が出てくる。女性ならば膨らんでくる胸を嫌がる。男性ならば性器が気持ち悪く見える。苦痛になってくる。——自分は、本当は女なのに、からだはなぜ男なのか。振り返れば自分は小さいころからこのことで悩み続けてきた。今も悩んでいる。これからも悩み続けるだろう。将来はあるのだろうか——。すると仕事にも差し障りが出てくる。何とかしたいという気持ちが大きくなる。

　これはもちろん本人や家族の責任ではない。考え方や気持ちの問題ではない。からだ、つまり脳に深く根差した病気である。

睡眠の病気

1．はじめに

　睡眠の病気は数多く、また性の病気と異なり、病院を受診する人々も多い。
　ところで、起きている時と寝ている時に記録された脳波を見比べると、その違いに驚くだろう。
　目がはっきりと覚めている時、ほんの少し眠気が出てきた時、もう少し眠気が出てきた時、うとうとした時、浅い眠りに入った時、中くらいの深さの眠りに入った時、深い眠りになった時（正確に言えば、このような段階別ではなく推移していくのだが）、脳波は変化する。脳波を見れば、寝ているか、起きているが目をつむっているだけか、かなりの精度で区別できる。
　ちなみに、クジラやイルカは呼吸をしなければならない。そしておそらく睡眠もとらなければならないだろう。水の中に潜っていると呼吸できない。従ってクジラやイルカは時々水面に出て、鼻から呼吸をする。それが潮吹きの形になって目撃される。しかし、寝ている間、クジラやイルカはどのようにして息をしているのだろう？　水中にずっといると溺れてしまう。ずっと水面に浮かんでいるのだろうか？　時々、水面に出てくるのだろうか？
　しかし寝ているのにもかかわらず、動くことができるのだろうか？　睡眠をとっている間、どうやって呼吸をするのだろう？　彼らがおそらく睡眠をとっていると思われる時に脳波をとると、右の脳が寝ている時は、左の脳は起きている、そして次に逆になる、これを交互に繰り返す[67]。半分は起きているのでからだを動かすことができ、従って呼吸がで

---

67) Lyamin OI, Manger PR, Ridgway SH, Mukhametov LM and Siegel JM: Cetacean sleep: an unusual form of mammalian sleep. Neuroscience and Behavioral Reviews, 2008; 32: 1451-1484.

き、溺れないのである。

　睡眠中の脳は、起きている時の脳とどうも働きが異なるようだ。すると、その不調である病気は独特の形をとるだろう。その一部を取り上げる。

2．概日リズム睡眠障害

　人体の内部には、その人の意思にかかわらず、一定の周期がある。

　成長ホルモンは、睡眠中の夜半過ぎに最も多く分泌され、体温は明け方に最も低くなる。1日の中の変化の周期がある。典型的な例が睡眠である。夜、だいたい同じ時刻に眠くなって寝入り、朝、だいたい同じ時刻に目が覚める。これを変えようと思ってもなかなか変えられない。意図的に変えることは一応できる。わざとバラバラにするのである。しかし、その意図を止めてしまうと、そのうちにもともとの寝入る時刻、目覚める時刻に戻ってしまう。

　概日の「概」は「だいたい」、「おおよそ」という意味であり、「日」は1日24時間を指すので、概日リズムは「おおよそ24時間の周期のリズム」という意味になる。

　このリズムを仕方なく乱さざるを得ない職業がある。24時間操業しているために交代で勤務せざるを得ない工場勤務者、配送会社の社員、看護師、国際線の飛行機の添乗員、いろいろな職業があるだろう。例えば、看護師の勤務表を見せてもらうと、昼の勤務、夜の前半の勤務、夜の後半の勤務が、一定の周期性は持っているものの、混在し、睡眠時間帯は日ごとに変わらざるを得ない。慣れるまで大変だろうと思わせる。

　「概日リズム睡眠障害」では睡眠の約24時間周期のリズムが乱れる。乱れ方によっていくつかに分けられる。

　「寝付く時刻と起きる時刻が遅くなって固定している」――遅寝遅起きの病気版であり、早く寝付きたいのに寝付けず本人や家族が困っている。起床が遅いので学校に遅刻する。遅寝遅起きの習慣ならば、困らず、生活も支障されず、病気と呼べない。

　「25、6時間周期で睡眠時間帯が推移していく」――睡眠覚醒リズム表につけてもらうと、黒く表された睡眠時間帯がきれいに右下に向かって流れていく。

　「睡眠時間帯が日毎に異なり、規則性がない」――気分障害の若者の患者によく見られる印象がある。

3．睡眠時無呼吸症候群

　睡眠中に呼吸が一時的に止まり、十分な呼吸でなくなることが繰り返されると、途中で目が覚めることが多くなり、よく眠れずに朝を迎えることになる。毎晩これが繰り返されると深刻な事態になるだろうことが予想できる。

　この病気は、以前は精神医学の対象であったが、現在は内科や耳鼻咽喉科の扱う病気である。理由は、この病気の多くが舌の奥（舌根部）や口の中の天井部分の奥（軟口蓋）の筋肉が寝ている間に弛緩し、気道を塞いでしまうために起こるので、からだの病気と見なされるからだ。

　眠れていないので、朝からとても眠くて、集中力が低下する。

　筋肉が弛緩する機構は解明されていないが、中年の成人、肥満、扁桃腺肥大などが重要

な要因である。

4．REM睡眠行動障害

　夢を見ている時、人のからだは独特の状態にある。

　睡眠中の脳波、目の動き、呼吸の状態、心臓の拍動、手足の筋肉の状態を記録してみる。夢を見ている時の脳波は、ウトウトしている時、つまり起きてはいないが寝入ってもいない時の脳波に似ている。目はきょろきょろと動いており、起きている時の目の動きと似ている。呼吸は早くやや不規則で、心臓の拍動も同様に早くやや不規則であり、両者は起きている時の状態と似ている。しかし筋肉には力がほとんど入っていない。起きている時は、横たわっていてもからだのどこかに力が入っているもので、夢を見ている時のように、からだが弛緩してしまったような状態になることはない。

　まとめると、手足は弛緩しており、起きている時には起こり得ない状態にある。目の動きと心臓や呼吸の状態は起きている時のようである。脳は半眠り半起きの状態にある。かなり荒削りに表現すると、脳は起きており、からだは起きていない。この時に夢を見ている。

　REMは、「早く目が動いている」という意味の"rapid eye movement"の頭文字をとった略語である。REM睡眠とは睡眠中の夢を見ている時に該当する。

　REM睡眠行動障害[68]とは、第一に手足の筋肉の状態以外は上述と同じなのだが、手足の筋肉は弛緩していない、第二にこの時に足を激しく動かす、拳を突き出す、飛び跳ねるといった、家具に当たったならばけがをしかねないような荒っぽいからだの動きがみられる病気である。翌朝に夢の内容を尋ねてみると、寝ている間のからだの動きが夢の内容と合致する。例えば、ベッドからぴょんと跳んだのだが、夢は高い所から飛び降りたという内容。夢は普通、目覚めた直後は覚えていても急速に忘れてしまうが、この病気の場合は夢の内容を何日も覚えている。

　この病気の注意すべき点の第一は、すべてではないが、時に、前述のレビー小体型認知症の初発症状であることだ。レビーは人の名前。幻視とパーキンソン症状と認知症症状を示す。神経内科を受診する必要があるだろう。

5．むずむず脚症候群

　夜、寝ようと思って床に入り横たわる。静かに眠りに入るはずが、脚の皮膚の表面あるいはその内部が、むずむずする、ひりひりする、何か虫でも這っているかのように感ずる。そのために眠りにつけない。体を横に向けたり、またあおむけになったり、寝苦しくなる。ようやく眠りについたが、もう朝が近い。眠れない夜を後にして、昼間の活動が始まる。また夜が来る。脚の不快な感覚がまた訪れる。眠れない。

　このような夜が続き、たまらなくなって、病院に行く。この時、患者が「脚がむずむずして眠れないんです」と言わずに、「夜、眠れないんです」と訴えることがあり得る。患

---

[68] Boeve BF: REM sleep behavior disorder: updated review of the core features, the REM sleep behavior disorder- neurodegenerative disease association, evolving concepts, controversies, and future directions. Annals of the New York Academy of Sciences, 2010; 1184: 15-54.

者の多くは医学の専門家ではないので、脚のむずむずと不眠が関係しているとは考えていないかもしれない。患者に尋ねてみないと「脚のむずむず」が出てこないかもしれない。睡眠薬が処方されたとする。すると眠くはなるものの、脚のむずむずは軽くならないので、不眠が十分には改善しないことがあり得る。

「むずむず脚症候群（restless legs syndrome）」は、主に就寝前に、特に膝から足首までの脚の部分に、むずむず、ひりひりする感覚が出現する病気である。もちろん寝具がごわごわしており、それに触れた脚がむずむずするのではない。また、もちろん脚に湿疹ができており、そのためにむずかゆいというのでもない。体の病気がなく、薬の副作用でもなく、布団やパジャマがからだになじんでいないのでもない。女性にやや多く、若い人よりも中年以上にやや多いと言われている。

おそらく重要な点は、「脚がむずむず」して、そのために「眠れない」のだから、睡眠薬を処方しても解決にならないことである。不眠が患者の訴えの重要な位置を占める場合には、念頭に置くべき病気である。

食事の病気

1．はじめに

性と睡眠は直接には生命にかかわらない。

自らの生命を絶とうと決心して、性をすべて遠ざけても生命にかかわらない。睡眠をまったく遠ざける、つまり眠らないでいることは極めて困難だろうし、いずれ寝てしまうので生命にかかわらない。しかし、食を断つことは可能である。何が何でも固形物や水分を口にせず、それを続ける、勧められても口を開けない、拒否し続ける。これは可能であり、かつ生命にかかわる。断食は食を断つ象徴的な例である。

食事はその人の意思が関与できる余地のかなり大きい行為である。別の見方をすると、行為としての自由度が広いといえるかもしれない。

食事はかなり異質なことをしても、その人の所属する文化にもよるが、とりあえず許される。

テレビで、信じられないほどの大量の料理を食べても平然としている若い女性の出演する大食い選手権が放映される。極地を取材した本で、北極圏に住む人々は捕獲した海洋動物の腹をその場で裂き、流れ出る腸を美味しい美味しいと頬張ったが、取材者は口に含むだけで嘔気を催し吐き出した[69]。一方で、一汁一菜の簡単な食事を楽しみにする老夫婦もいる。

さらに、食糧難という言葉はあるが、性難、睡眠難という言葉はない。世界には材料がないので食事もできない人々が多数おり、そのことが報道されるが、それは生命にかかわる問題であるからだ。

性や睡眠に比べて、食事についての病気は少ない。食事という行為の自由度が大きいこ

---

69) 本田勝一：カナダエスキモー．朝日文庫，1981年．

との裏返しかもしれない。

2．やせ症

　正確には「神経性無食欲症（anorexia nervosa）」と呼ぶ。

　ほとんどは女性の、中学生から20歳代までの、それこそ骨と皮だけのようなからだを見ると、例えば母子関係が、あるいは友達関係がこの病気に深く関与しているとはとうてい思えない。まさに、その人の内部から湧き上がってきたものの結果が、このやせたからだに見える。

　「その人を取り巻く環境の何かがこの病気の原因である」という見方にはどうしても欠点が残る。母子関係といっても、その内容は複雑極まりない。複雑、つまり多様な要素の集まりを、ある一定の、つまり限られた状態に結び付ける試みは、前者をよほど統制しないと理屈に準じた説明になりにくいだろう。

　患者の状況はさまざまであり、患者ごとに異なるが、ひどくやせているという点では一致している。

　病気の始まりはいろいろな場合があり、ある時からダイエットを始める、ある時から何となく食べたくなくなる、ある時から食べると今までよりも少ない量で満腹になる、ある時から食べることに関心がなくなる、など一つ、あるいは二つ三つのために結果的に食べる量が減る。そのうちに体重が減ってくる。体重減少が止まらない。月経が止まる。骨と皮だけのようなからだに、時間をかけて徐々に近づいていく。

　病気が始まる前にきっかけがあるように見えても、例えば「ちょっと太っているね」と周囲から言われたことだけのために、ダイエットが続き、月経が止まるほどの体重減少までに至るとは思いにくい。ダイエットを進めるうちに、こころの中に本人も気づかぬ何らかの出来事が起こっていると考えることが自然に思える。

　患者の語る、検討する価値のありそうな言葉としていくつかの例を挙げる。普通に見てやせているのにもかかわらず「自分はやせていない」と述べる患者、「1回の食事って、どのくらい食べればよいのか分からない」と口にする小学生、「（食事を摂って）『お腹がいっぱいになった』と言うけれど、その『いっぱいになった』という感じがつかめない」とつぶやく少女がいる。彼らの話は病気の本態の一端を、自我意識や深部感覚の側面から表している可能性がある。

　患者の行動に現れる特徴の例をいくつか挙げる。

　1日のうちに自分の口にした食べ物や飲み物の熱量を手帳に列挙し、これを毎日きちんと続けていく。あるいは、いつもからだを動かしている。腹筋運動を繰り返し、立って本を読み、脚は足踏みをしている。日課が決められており、その変更にとても躊躇する。このような行動が強迫行為、反復行動、あるいは過活動と見なされれば、強迫性障害、自閉症スペクトラム障害、軽躁病相との異同の検討に結び付く可能性がある。

　経過の観点から見ると、食が細いままに過ぎていく場合、途中から食べ過ぎに転換する場合、自ら嘔吐し、あるいは下剤や浣腸を使用して、からだの中の食べ物をからだの外に無理やり出そうとする場合がある。嘔吐や下剤使用は体内の電解質の平衡を乱すおそれがあり、からだへの負担が大きい。やせ細ってしまった患者の栄養が足りないのだから補っ

てあげればよいと急速に栄養を与えると、いわば低栄養に慣れていたからだがびっくりしてしまい、からだ全体が深刻な危機状態に陥ることがある。うまい日本語訳がないが、refeeding syndromeと呼ばれ、治療の開始時点において最も注意すべき事項である。

食を断つと生命に関わる。ある研究は神経性無食欲症になると死亡率が5倍になるとする[70]。亡くなってしまった患者の5人に1人は自殺であった。

この病気の原因は不明であるが、やせている女性を良しとする時代趨勢や飽食とされる世の中を、安易にこの病気と結び付けない方がよいと思う。

3．過食症

正確には「神経性大食症（bulimia nervosa）」と呼ぶ。

やせ症は食べなさすぎる、過食症は食べすぎる。

食べない方は、「まったく食べない」から、「普通量近く食べる」まで、範囲がはっきりしている。

食べ過ぎる方の範囲は、「普通を少し超える量を食べる」から、「際限なく食べる」まで、はっきりしていないといえるだろう。「際限なく」とは無限大という意味に近いので、食べ過ぎる方は世間の常識を超えるところまでに至る。

過食の度が過ぎた場合は、極端に言えば胃から食道を通って喉まで食べ物で一杯になるほどだ。「食べ過ぎ」とは質的に異なるかもしれない。

話は変わるが、過量服薬（overdose）という言葉がある。精神科通院患者が、処方された薬を大量に一気に服用する行動を指す。「死にたかったから」という患者もいるが、はっきりと言わない患者も多い。すると何のために飲んだのか。その行動の裏には何があるのだろうか。

仮に全部で100錠を飲んだとする。いっぺんに100錠は無理なので小分けするのだが、5錠ずつとすると20回になる。1回の服用に10秒かかるとすると200秒、3分余りが必要である。300錠とすると10分間になる。

この間、患者はどのように服用しているのだろうか。それはさまざまだろう。現場を目撃できないので患者に尋ねることになる。全員ではないが、飲んでいる間のことをあまりはっきりと覚えていないという患者がいる。まったく覚えていないのではない、うっすらと覚えているが、はっきりではない。「覚えていない」とは「思い出せない」という意味であり、「健忘」と名づけられる症状である。「健」とは元気という意味ではなく、ものすごくという程度の意味であり、健忘の意味は思い出せない程度が甚だしいということになる。この患者の場合は少し思い出せるので部分健忘と呼ぶ。

過量服薬の患者の一部は薬を飲んでいる自分をはっきりと自覚していないことになり、自我意識のうちの「自分の言動は自分のもの」という側面の不調である。従って過量服薬の一部は解離の状態の間に行われている可能性がある。ところで、ある研究は衝動性（impulsivity）が過量服薬に最も関連する要因であるとした[71]。ここの衝動性とは、関心

---

[70] Arcelus J, Mitchell AJ, Wales J, Nielsen S: Mortality rates in patients with anorexia nervosa and other eating disorders: a meta-analysis of 36 studies. Archives of General Psychiatry, 2011; 68: 724-731.

のある物に強くこころを突き動かされ、抑えきれずに動いてしまうという「派手」な意味というより、結果をあまり考えずにふと動いてしまうという「穏やか」な意味である。何気なくやってしまう、計画を立てずに取り掛かる、場当たり的に行動する、などの言葉が当てはまると思う。

同じようなことが一部の過食に当てはまる。何気なく食べ始める。そのうちに止まらなくなる。ここの部分は、衝動が高まっていることを思わせる。大量の食べ物を食べるには時間を要する。食べている数十分から数時間の間を部分的にはっきりとは覚えていないと患者が言ったのならば、解離の状態にあったことが推測できる。

解離と衝動性は近縁の状態であると考える。

その他の重要な状態

1. 適応障害

この病気は一般の人々にもなじみやすい病気かもしれない。

身体表現性障害における心理的要因の関連性が「判断される」という形の記述に比べ、適応障害では「はっきりと確認されるストレス因子がある」と明示されている。ストレスとなるような出来事や状況のために病気となっている。原因—結果の図式がはっきりしている。これはストレス因子がなかったならば病気にならなかったことを意味する。

しかし、注意すべき点がいくつかある。

第一、心的外傷後ストレス障害（PTSD）を思い返すと、残酷無比な出来事が起こっても、平然としている人から茫然自失となる人まで、いろいろであった。適応障害のストレス因子は、PTSDのストレスほど強くない。しかし、同じストレスがかかっても、平気な人から、この病気になる人までいるだろう。

DSMの解説書[36]に例示されているストレス因子は「失恋」、「災害」、「職場でうまくいかない」、「配偶者とうまくいかない」、「治安の悪いところに住んでいる」であり、また人生上の節目の出来事（「入学」、「独り立ち」、「結婚」、「子どもの誕生」、「定年」など）である。

子どもの病気がなかなか治らない難病であると診断され、これから長い闘病生活を送らなければならない、と分かった母親が、しばらくして毎日が何となく悲しく、張り合いがなく、子どもが元気だったころの写真を見ては涙を流し、子どもの看病のためにいろいろと手はずを整えなければならず、からだに鞭打って日々を送っているが疲れやすく、家事もおろそかになってきた。ここでは「子どもが難病になった」その結果として「母親は憂うつなこころの状態になった」、「原因—結果」という図式が明瞭である（もちろん明瞭だとは即断できない。たまたま子どもの難病の告知と母親の憂うつ感が重なった可能性を考慮する必要はある）。

---

71) Kingsbury S, Hawton K, Steinhardt K, James A: Do adolescents who take overdoses have specific psychological characteristics?: a comparative study with psychiatric and community controls. Journal of the American Academy of Child and Adolescent Psychiatry, 1999; 38: 1125-1131.

第二に、適応障害というこころの病気になった際に認められる症状が、抑うつ症状、不安症状、そして素行上の問題の三つに限定されていることである。素行上の問題とは決まりや規則や法律を破るような行動を指す。前述の母親は抑うつ症状を認めた。このことは、例えば、精神病症状を認めたならば、適応障害の診断は初めからなされないことを意味する。

　さらに、認められた症状が他の病気の診断基準に当てはまったならば、そちらを優先し、適応障害という診断名はつけない。前述した例の母親がうつ病に該当したならば、うつ病とする。

　第三に、次の二つの「どちらか」が満たされなければならないが、この点はかなり重要かもしれない。一つは、「ストレス因子があったとしても、その結果が大きすぎる」こと。二つ目は、「日々の日常生活にかなりの支障の出ている」ことである。この二つのうちのどちらかが必要である。

　二つ目は分かりやすい。前述の母親は家事に支障を来していた。

　問題は一つ目である。前述のように、ストレス因子への反応は人によって異なる。しかし、ストレス因子の具体例は、いわば人間社会に起こっておかしくなさそうなことばかりであり、それにもかかわらずではなく、だからこそ、人によって感想が異なる。例えば、結婚したのに配偶者とうまくいかず、抑うつ症状に悩む人を見て、ある人はよく理解できると言い、別の人はあまり理解できないと思う。かつ患者本人も感ずるかもしれない（自分がこんなになってしまうとは思いもしなかった、もう少し自分はしっかりしていると思っていたが、などと）。

　DSMは、この部分をストレス因子に出会った時に「予測されるものをはるかに越えた苦痛」を患者が感じている、と説明している。「予測されるもの」とは「世間の常識」ではないだろう。この程度の（小さな）ストレス因子なのに、そんなにもこころが不調になるのかと疑うのではなく、その人にとっては「この程度の（小さな）」ではなく、苦痛を生ずるほど「大きかった」のである。

　つまり、適応障害の診断にあたっては、患者本人の特徴や生き様の背景を検討する必要がある。このストレス因子がこの患者に症状を生ずる原因だったという説明がなされ得ることが大事だろう。

2．人格障害

　筆者は、日常の臨床の中で「人格障害」の考え方が有用であるとは考えていない。

　患者の人格を考えることもあるが、それは臨床の必要上のためである。この時、「人格」というより「人柄」という言葉が臨床的であると感ずる。病気の症状が現れる前に、その人がどのような人だったのかを把握しておく作業は重要である。

　しかし、ここでは人柄ではなく人格である。もしその患者の人格障害の有無を判断する場合には、「今までの精神医学の歴史を念頭に置き、DSMの診断基準に従うこと」、「患者の年齢を考慮すること」の２点に留意している。

　DSMは、特定不能の人格障害を除くと10の人格障害を挙げている。

　その診断基準に当てはまるのはかなり厳しい。それぞれ７〜９項目の基準のうち少なく

とも3〜5項目が該当しなければならない。最も緩いのは7項目中3項目（43％）以上が必要とされる「反社会性人格障害」であり、最もきついのは8項目中5項目（63％）以上が必要とされる「演技性人格障害」と「依存性人格障害」である。一見したところ人格障害に思えても、DSMの診断基準はなかなか満たさない。

　ところで、ある中学生を診て「人格障害である」と診断することは理にかなうだろうか。中学生は成長の過程である青年期にあり、人格も成長の変化の最中にあり固定していない。確かに人格のゆがみがあるのではないかと思わせることがあるかもしれないが、変化のさなかの人格は変わる可能性があり、人格障害の考え方になじまない。むしろ、こころの病気があるかないかを考えた方がよいだろう。

　20歳代もこころの成長の途上である[72]。従って、もし人格障害の診断をつけるとするならば、さまざまな意見があるだろうことを念頭に置いた上で、30歳以降になってからだと考える。

　研究上、子どもから大人までの発達の過程の中で、人格の問題を重視する方向はうなずける。しかし、臨床上は、「人格の問題は」とするのではなく、「その人の人柄は」という観点から見た方が有用ではないかと思う。

　人格という言葉は硬い印象を与えるが、人柄という言葉は柔らかいであろう。人柄を、良い悪いではなく、その人の持ち味として捉えていこうと思う。

3．精神遅滞

　「知的障害」、あるいは「知能障害」とも呼ぶ。

　「精神遅滞」の診断基準の一つに、知能の不調（およそ70またはそれ以下の知能指数）があるが、それだけでは「精神遅滞」と呼ばない。知能検査で測定された知能指数が70以下であるが、社会の中で自立した生活を送っていれば、病気と呼ばない。しかし、そのような人は、知能指数が70以下の人たちの中のほとんどではなく、一部だろう。

　知能がこの数値の範囲に入る人の割合は1〜2％と推定される。この数字は恐ろしく大きい。これほど多いこころの病気は限られている。従って、知能の不調は医学の重要な課題となるが、精神医学が関与できる部分が少なく、例えば小児医学がはるかに重要な役割を果たしている。染色体、あるいは遺伝子の不調により知能障害をきたした病気はほとんど小児医学の専権事項である。

　精神医学の役割の一つは福祉施策への橋渡しかもしれない。20歳未満の特別児童扶養手当、20歳以上の障害年金の福祉制度は、障害をもつ本人や保護者が申請し、条件に当てはまった場合に与えられる支給制度だが、例えば精神遅滞児をもつ保護者の日常の苦労は想像を絶することがあり、経済的な負担も大きくなるので、これらの制度を必要とする家族がいるだろう。その申請手続きの一部分に精神科医が関与することがある。

---

[72] 笠原嘉：青年の自立と個性化をめぐって．岩波講座「子どもの発達と教育6　青年期」．181-221頁，岩波書店，1979年（笠原嘉：アパシー・シンドローム．2-68頁，岩波書店，2002年に所収）．

VI. 脳を調べる

はじめに

　脳のかたちや働きを捉え、理解する意義は、少なくとも二つあると言うことができる。

　第一に、脳は私たち人間を含めたすべての動物の活動をつかさどっており、人間の（もしかしたらサルや犬などの動物にもあるかもしれない）こころの働きのおそらく源である。そして、信じられないほど複雑な構造物で[2]未解明なことが多くあり、だからこそ研究者の意欲をかきたてる。こころを解き明かすための、簡単で美しい法則が見つかるかもしれない。これは研究者の知的な好奇心を奮い立たせるだろう。

　第二に、例えば精神科医は患者のこころの病気を治そうとする職業であり、現時点では手持ちの治療法を駆使して患者に相対するが、こころの働きのおそらく源である脳の働きが解明されることは、病気のよりよい治療に結び付くかもしれない。これは病気を治したいという実利的な願望を満たすことにつながる。

　以下にいろいろな検査法を記していくが、それらは脳のかたちや働きに関連している。ところで検査にはそれぞれの長所と短所がある。しかし、もっと重要なことは、どんな検査にも限界があることである。脳の断面のきれいな写真を見ても、1ミクロンの極微のところまでは見えない。ある大きさまでは分かるが、それより小さなものを見ることはできない。知能検査により知能指数が得られても、それは脳の働きのすべての能力を示しているのではない。脳波検査で脳の働きがすべて分かるのではなく、脳のある限られた働きが推測できるだけなのである。しかし、逆に、限界に留意していれば、得られた結果は常に正しいと言ってもよいほどに信頼がおける場合が多い。

　検査法は（どんな検査法であっても同様だが）、それを作り上げた理論家や技術者の大きな好奇心とたゆまぬ努力の結果である。それは貴重である。これまでにその恩恵を被った人々は、莫大な数に及ぶだろう。検査は、得てして「検査漬け」など陰性の印象を与える場合もあるが、もしそのようなことがあるならば、それは患者に無駄な検査をたくさん行おうとする医師などの問題であって、検査自体を作り上げた人々の貢献は賞賛に値する。そのことは、検査がなかった場合を考えると分かるだろう。

脳の形を見る

1．頭のレントゲン写真

　健康診断ではたいてい胸のレントゲン写真を撮る。肋骨が白く写り、中央辺りに心臓が

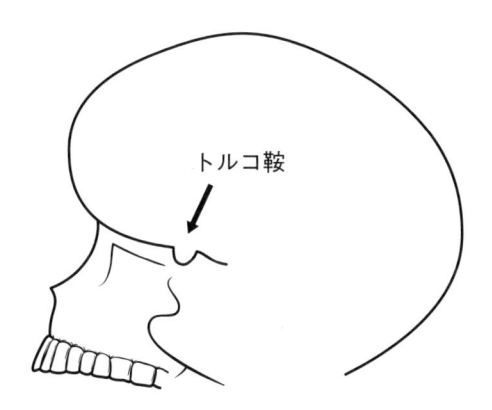

[図: 頭蓋骨側面図、トルコ鞍の位置を矢印で示す]

図7 頭部X線写真
　レントゲン写真を頭の真横から撮ると、トルコ鞍と呼ばれる、お椀を縦切りにしたような骨の写真が写る。このお椀の中に脳下垂体という脳の一部分が納められている。脳下垂体自体はみることができないが、トルコ鞍の形から脳下垂体の形が推測できる。

映り、その両側に肺がほぼ黒く映るが、黒い中にかすかな白い線がたくさん見える。気管支などである。放射線科医は、この写真から「結核があるか」、「悪性の腫瘍があるか」だけでなく、とてもたくさんの情報を読み取る。

　頭のレントゲン写真を撮ると、頭蓋骨だけが写って脳はほとんど見えない。いろいろな角度から撮る方法が考案されており、それぞれ耳鼻咽喉科や眼科や口腔外科などの病気の診断のために、耳や鼻や口の辺りの骨の様子がよく分かる撮り方がある。精神科の病気の診断のために役立つ撮り方はただ一つ、真横から撮る方法かもしれない。脳下垂体という、成長ホルモンやオキシトシンなど重要なホルモンを分泌する部分があるが、これをお椀のように支えている骨がある。この骨は、真横からは、お椀を縦に切ったような、口の広いU字形に映って見える（図7）。脳下垂体に腫瘍ができて大きくなると、骨が押されてU字形の下の部分が膨らむ。しかし、これは脳下垂体が大きくなっていることを間接的に示すもので、膨らんだ脳下垂体が直接に見えるわけではない。後で述べる断層写真では直接に見ることができるし、頭痛などのために精神科を受診する患者がまれにいるかもしれないが、脳下垂体の腫瘍は脳神経外科医が治療する病気である。従って、大きな総合病院の精神科でも、頭のレントゲン写真を日常的に撮ることは少ないだろう。しかし、頭にレントゲン線、つまりX線を当てる方法は、次の断層写真で大いに活躍する。

2．頭にX線をさまざまな方向からあてる

　右目の下まぶたと右耳の穴の入口とを結ぶ線を考える。左側でも同じ線をとる。次に左右のこの線を通る面を考える。この面は頭の下の部位をいわば輪切りにしている。この面に平行な面が、例えば5ミリメートル間隔で、頭のてっぺんまであると考えると、20～30枚の面で頭が輪切りにされていると考えられるだろう。

　ここで、一番下にある面とその一つ上にある面2枚の面ではさまれた5ミリメートル幅の薄いスライス（slice）を想定する。

　このスライスにちょうど合う5ミリメートル幅の帯状のX線を、面に平行に、顔の真正面から当ててみる。目の下あたりから入ったX線はまっすぐに進んで、後頭部と頸の境あ

たりから5ミリメートル幅の帯となって出てくるが、それを検出器で捉える。捉えられたX線の帯を例えば1ミリメートルごとに縦に切っていくと、検出器には縦5ミリメートル×横1ミリメートルの長方形に捉えられたX線の強弱の量が並んでいることになる。

X線がある物を通過すると、その強さが弱くなるが、物の性質により弱くなる割合はそれぞれ異なっている。脳の中味は血管があったり、表面のしわがあったり、空洞があったり、つまり、のっぺりとどこもかも同じということではないので、X線が通過する部位によって弱くなる割合は異なる。

従って、からだに入る前のX線の強さは同じだが、5ミリメートル×1ミリメートルの長方形に到達したX線の強さはそれぞれ異なるはずだ。弱くなった割合を数字で表すと、1ミリメートルごとに異なった数字の並んだ行ができる。

頭の中心を軸に平面を、例えば1度だけ回転させ、同じようにX線を当て、数字の並んだ行を得る。これを1回転360度繰り返す。すると360個の行を得ることができる。ここでX線がまったく通過できなかった場合を白色、まったく弱くならなかった場合を黒色と決めておくと、X線の通過できる程度により、白色から黒色の間、つまりいろいろな濃さの灰色を定めることができる。

数字の並んだ360個の行を、極めて単純に言い換えて、連立方程式として解くことにより、脳の各部位をいろいろな濃さの灰色で図示できるのではないか（正確には、連立方程式を解くのではなく、「逆投影法」という方法を使う）。

一つ上の5ミリメートル幅のスライスでも同じことを行い、これを頭のてっぺんまで繰り返すと、輪切りの図だが、その人の脳を見ることができる。

これが患者や家族も知っている言葉、「CTスキャン（CT scan）」の原理である（図8-1～図8-7）。CTは"computed tomography"の頭文字をとったもので、訳すと「コンピュータ断層撮影」となる。「断」はスライスとして輪切りにしたことに相当し、「層」はスライスが重なっていることを示す。

これは、生きている人の脳を見ることができる画期的な手段といえるだろう。この検査の恩恵を被った患者は莫大な数になると思う。しかし、X線は放射線の一つであり、問題ないとされているとはいえ、被曝を念頭に置いておかねばならない。

3．からだはほとんど水でできている

人間の体の2/3は水である。

水は体の中にうまく分散しているので、日々の生活の中で、水が重要であり、からだの多くを占めているという実感はないかもしれない。しかし水が重要なことは想像できる。

水は尿や便や汗などの中に含まれ、絶えずからだから出ていっているので、絶えず補給しておかないといけない。1日くらいならば、食べ物を摂らなくてもひもじく、力が出ないだけだが、水を1日でも摂らないととても苦しい。

水はからだの中に一様にあるのではなく、多い所と少ない所とがある。脳にも水があるが、同じように、所によって多い少ないがあるだろう。これを利用して、脳の形を見ることができないかと考えられたのが、最近は一般の人々も知っている「MRI」である。これは、"magnetic resonance imaging"の頭文字から来ているが、「磁気共鳴画像」と難しい、

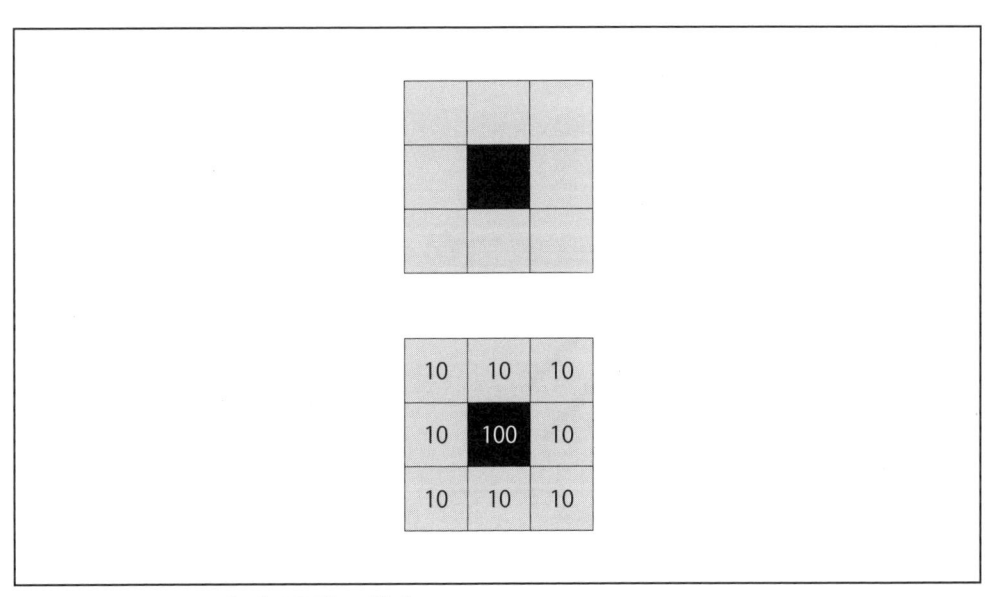

図8-1　CT scanにおける画像の構成

　図のような物（9つの升からなる正方形）があったとする（上）。そして、X線の遮蔽度が、中央の升は100、周辺の升は10であったとする（下）。このような物にX線を周囲からあてて、図示できるかどうか。

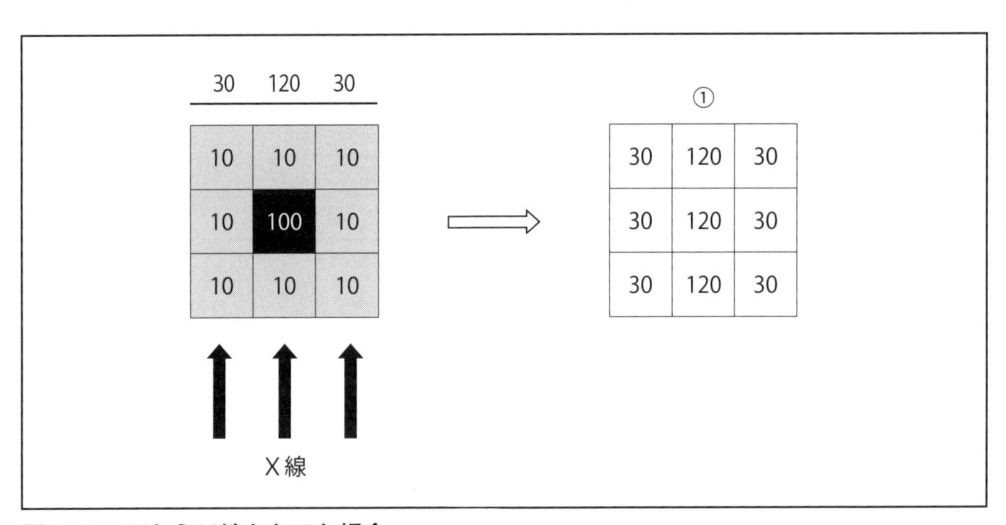

図8-2　下からX線をあてた場合

　下からX線をあてた。遮蔽度を加えて、左から30、120、30の数字が得られる。例えば、左側の30の数字が、上中下の、どの升から来ているのかは不明である。そこで上中下の各升に30の数字を当てはめる。中央、右側も同様にする。得られた結果を①とする。

正確な言葉に訳される。

　水は水分子の集まりである。水分子は二つの水素原子と一つの酸素原子からなる、つまりH_2Oと表記される。このうちの水素原子は原子核と一つの電子からなるが、MRIは水素原子の原子核の方に注目する。ここで、水素の原子核はからだの中で水だけでなく、脂肪やたんぱく質の中にもその構成物質として存在するが、ここでは簡便のため水を構成する水素原子だけに注目する。

　からだを、磁石によりつくられた磁場の中に置き、そこに水素の原子核の振動数にあっ

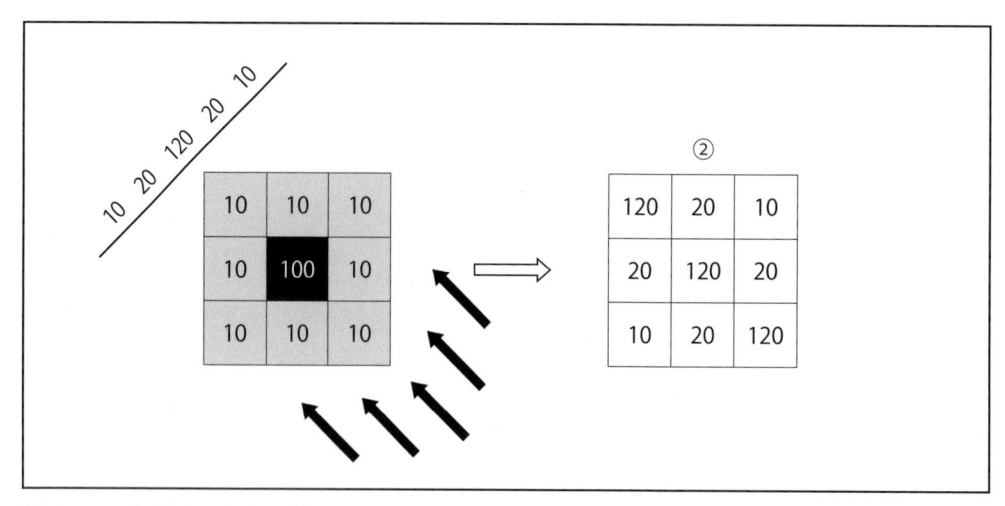

図8-3　右斜め下からX線をあてた場合

　右斜め下からX線をあてた。同じように、10、20、120、20、10の数字が得られる。この数字がどの升から来ているのかは不明である。そこで各升にそれぞれの数字を当てはめる。得られた結果を②とする。

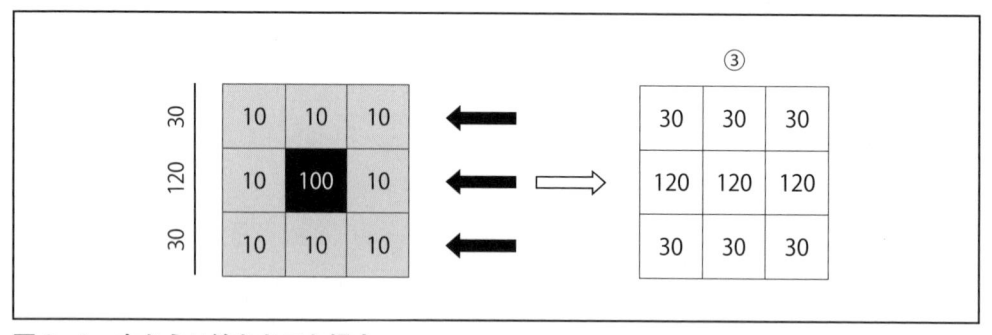

図8-4　右からX線をあてた場合

　右からX線をあてた。30、120、30の数字が得られる。同じく、この数字がどの升から来ているのかは不明である。そこで各升にそれぞれの数字を当てはめる。得られた結果を③とする。

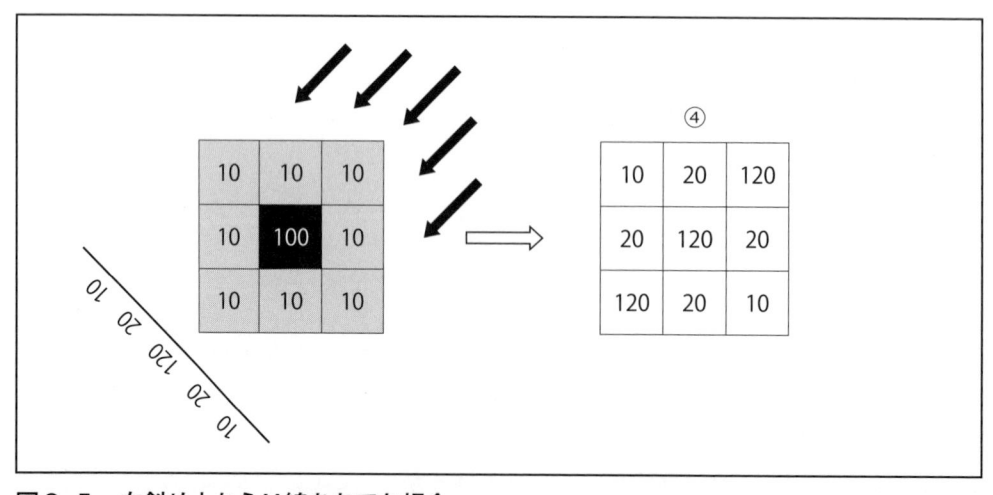

図8-5　右斜め上からX線をあてた場合

　右斜め上からX線をあてた。同じように、10、20、120、20、10の数字が得られる。この数字がどの升から来ているのかは不明である。そこで各升にそれぞれの数字を当てはめる。得られた結果を④とする。

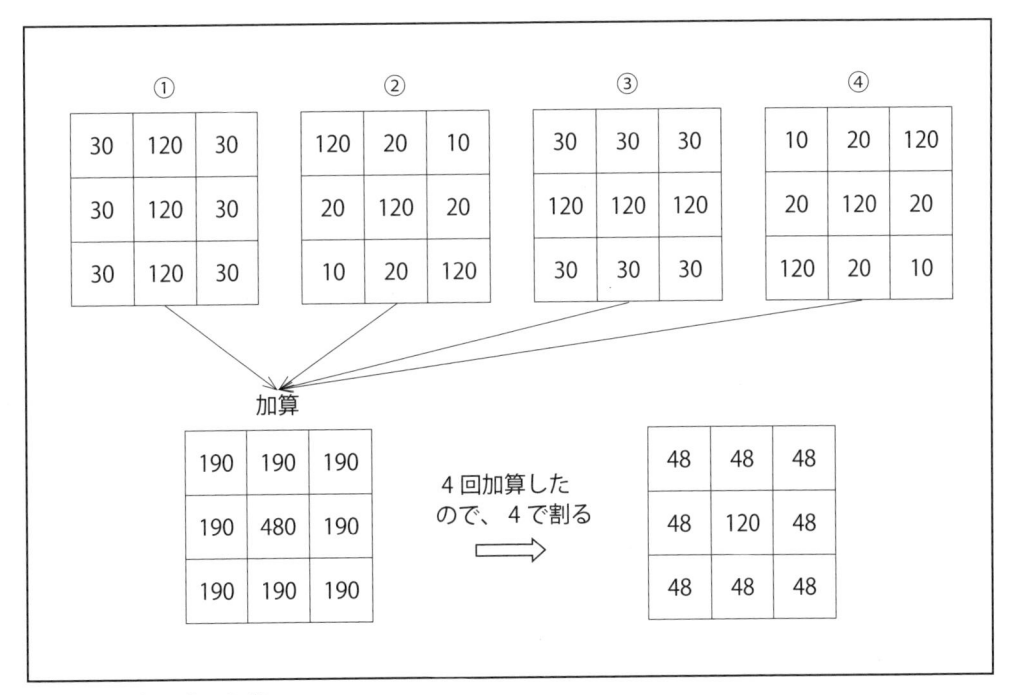

図8-6　①〜④の加算
得られた①、②、③、④の各升を加算する。4回加算しているので、それぞれの升の数字を4で割る。

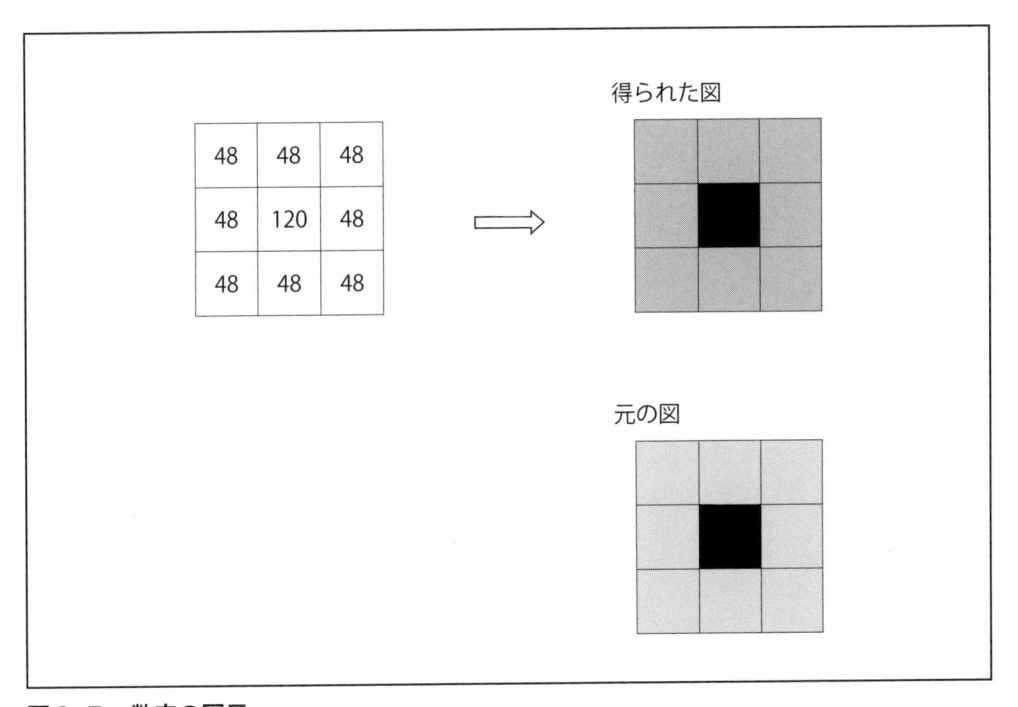

図8-7　数字の図示
　このような方法で得られた数字を図示する。元の図と同一ではないが、よく似ている。重要なことは、元の図を誰も見ることはできないにもかかわらず、X線を周囲からあてることにより構成された図は、元の図を反映している。分からなかった図が分かったのであるから、これは画期的と言えるだろう。

た電波を当てて、次に止めるという作業により、水素の原子核から電波が出てくる。それを検出器で捉える。別に、電波が出てくる位置を定めるための磁場をかける。

　水素の原子核がたくさんある部位からは大きな電波が出てくる。少ないところからは小さな電波。得られた電波の量と特徴、及びその位置から、黒から白まで、つまりいろいろな濃度の灰色の色をつけて画像とする。

　この辺りのことは難しい、量子力学的な理屈によるので、とても分かりにくい。しかし、MRIにはいろいろな画像の描き方があり、画像を読むためには多少ともその理屈を知っておいた方がよいかもしれない。しかし、それは本書の範囲を超えるので、これ以上は触れないでおく。

　MRIの訳語の「磁気共鳴画像」の「磁気」とは磁場をかけたことを示し、「共鳴」は水素の原子核の振動数に合った周波数の電波を当てたことを表す。

　CTスキャンは、X線を当て、通過した量から連立方程式を解くことにより位置を決め画像をつくる。MRIは、磁場をかけて出てくる信号を計算して位置を決め画像をつくる。両者は画像として得られる点で似ているようで、その原理はかなり異なることが分かる。得られた画像の読み方も異なるだろう。

　MRI検査では強い磁場の中に身をさらすので、磁場の影響を受けるものがからだの中や体の表面にあるとからだが傷つくという短所を有している。例えば、心臓のペースメーカーは動作が不安定となり心臓の働きが悪くなる。濃い化粧をしていると軽い火傷を負うことがある。ある人がMRI検査を受けることができるか、それともできないかについては、医師や診療放射線技師が検査前に必ず確認する。さらに、実際にMRI検査を受けてみれば感じるだろうが、狭い筒の中に身を横たえるので、とても窮屈である。そこで数十分の間、じっとしていることを要求される。「もし地震が起こったら逃げ出せるだろうか」などという心配が出てくるかもしれない。心配がなくても、前述のパニック発作（不安発作）が現れることもある。この点も検査前に問診があるだろう。

　一方で、長所も数多い。得られるのは数値情報なので、さまざまな計算法を駆使して、いろいろな角度からの断面写真を見ることができるだけでなく、脳の各部位の体積を算出することもでき、さらに、脳の働きや神経の走り具合を見ることもできる。現時点で、臨床上も、研究上も、大変価値の高い検査法である。

4．脳の中の水のわずかな流れを捉える

　両側の高さ、底の幅がそれぞれ1メートルで、きれいに石が敷き詰められた水路を水が整然と流れている様を頭に浮かべてみる。淀みなく、はねることもなく、一定の速度でたんたんと流れている水は、進行方向には進むが、直角の方向にはなかなか進まないだろう。45度の方向にさえ進みにくい。上や下にも向きにくい。ところが、その水路の先に浅い貯水槽があった。そこにたどり着いた水は貯水槽に落ち、落ちた水は360度の方向に、加えて上下の方向に、つまり、あらゆる方向に動くだろう。

　水は水の分子の集まりである。水分子は整然とした進み方から雑然とした進み方まで、取り巻く環境、つまり水路か貯水槽かあるいは別の何かによって、多様な進み方をする。

　水分子一つ一つに、あり得ない話だが、仮に赤い玉を結び付けてみる。きちんとした水

路ではたくさんの赤い玉は一定の速度で美しく動いていくだろう。その先の貯水槽では、赤い玉の一つ一つは、てんでんばらばらに、しかし、これも美しく動くだろう。

私たちのからだを形づくる物質の、重さにして約6割は、前述のように、水であるというが、血液の中にはたくさんの割合の水があり、骨の硬いところにある水の割合は小さい。しかし水があることに変わりはない。脳は神経などの集まりである。神経の中にも水がある。

ところで、からだの中で水は動かずにいるのではなく、多少とも動いている。動く量はそれぞれ異なるだろう。ほとんど動かない部位——それは、例えば骨の硬いところ——もあれば、かなり動く部位——それは、例えば血管の中——もある。脳ではどうか。脳は神経の集まりだが、水、つまり水の分子は一つの所に留まっているのではなく神経の中で動いている。

ここで考えてみよう。

神経は脳の中で複雑な回路をなしている。とても狭い範囲で入り組んで絡み合っている。しかし一方で入り組まずに、ある部分とある部分とを滑らかにつないでいる場合もある。例えば、脳の表面の左の部位と対称となる右の部位とをつなぐ神経がある。

神経が滑らかに伸びている部分では、前述の水路の水のように、水分子は神経の中を滑らかに動くだろう。神経が複雑に折れ曲がっている部位では、前述の貯水槽の水ように、滑らかには動けず、あちこちに行ったり来たりするだろう。

水分子の中の水素の原子核の動きを、前述のMRIの技法を応用して、動きの滑らかさの程度により色分けして画像にすることができる。滑らかに伸びる神経がたくさん束になっているところでは、その画像は明瞭に見ることができるだろう。

理屈はとても難しく本書の範囲を大きく超えるが、拡散テンソル画像法（diffusion tensor imaging、現場では頭文字をとってDTIと略されることがある）と呼ばれる、現時点で最先端の技術の一つである。

脳から自然に出てくる情報をとらえる

1．脳の心電図

神経を通る情報の伝達は、神経と神経のつなぎ目以外は、電流により行われる。電流が流れている所々で電位が異なる。電流の流れ始めの電位と流れ終わりの電位の差を電圧という。

健康診断を受けるとたいてい心電図検査がある。胸の主に左側に六つの電極が付けられる他に、手足も四つの電極で挟まれる。心臓が膨らんだり縮んだりするのは、心臓の筋肉が伸びたり縮んだりしているからだが、その伸縮も電流によって起こる。ところで、電位そのものを測定することはできない。測定できるのは電位の差、つまり電圧である。右手の電極を基準として左手の電極から見た電位の差の、時間経緯の中での動きが心電図の一つである。手足の四つの電極をひとまとめにして一つの電極として、それを基準に、胸に付けた六つの電極それぞれから見た電位の差の、時間経緯の中での動きも心電図である。

心臓の筋肉の電位差に比べると、脳の神経の電位差はとても小さいが、感度を上げれば、心電図と同じように何らかの波形が得られるだろう。それを脳波と呼ぶ。

　脳波は、何もせずに記録だけするならば、受身的に電位差をただ測るだけなので、からだに害を及ぼさない。これが最大の長所である。ただ、普通の脳波検査では、途中で、3分間ほどの深呼吸をする作業と、点滅する閃光を閉じた瞼に当てる課題が行われる。これは、いわば、脳に負担を負わせて綻びを出させようとする刺激であり、この点で、微々たるものだが、害がないとはいえない。一方、こころに害を及ぼすか——害はないといってよいと思われる。頭には髪の毛があるので、それを避けるように電極を付けるが、フケや脂や整髪剤などのゴミを脱脂綿で取り除くために、こする時に少し痛く、また20個ほどの電極を付けられることが負担にならないとは言えない。しかし、あらかじめ説明をしておくことにより、負担は減らせるだろう。脳波検査はあらゆる検査の中で最も安全な位置にある。

　脳波はてんかんの診断に決定的な根拠を与え、診察と組み合わせれば意識のごく軽い不調を捉えることができる。

　臨床上の短所は、「静かにして動かないでください」という指示に従えない幼児などに施行できないこと以外には、特にない（もっとも、幼児への検査の難しさは、脳波だけでなく、本書に記した検査の多くに当てはまることである）。研究上の短所は、脳の異常の部位を特定しにくいことである。右の額の電極に異常な波が認められても、右の前頭葉に異常があるとはいえない。一方、長所の一つは、刻々と過ぎる時間における電圧の変化を、秒以下の短時間の単位で捉えることができることである。

2．神経の電流は磁場を発生する

　電流の周囲に磁場が発生することは学校教育で教えられる。

　神経の情報伝達も電流なので、その周囲には磁場ができるが、それは極めて小さいものである。しかし、大ざっぱに言って、神経が盛んに活動して電流が盛んに流れれば、発生する磁場も大きくなる。逆ならば小さくなる。その変化を捉えることはできないか。

　この変化をとらえたものを脳磁図（magnetoencephalography）と呼ぶ。電流と磁場は相関しているので、脳波と同じような波が捉えられる。

　長所は、磁場を捉える「電極」の一つに異常な波が見られたならば、その電極のすぐ下に異常があると言えることである。この点は脳波と極めて大きな違いである。また副作用としては心理的負担があるかもしれないが、それはごく小さいといってよい。身体的な負担はほぼまったくない。極めて安全な検査法である。

　短所は特にない。3，4歳の幼児はじっとしていられないので対象になりにくいが、近年は小さな幼児をも対象とした研究がなされるようになってきている[73]。

---

[73] Kikuchi M, Shitamichi K, Yoshimura Y, Ueno S, Remijn G, Hirosawa T, Munesue T, Tsubokawa T, Haruta Y, Oi M, Higashida H, Minabe Y: Lateralized theta wave connectivity and language performance in 2- to 5-year-old children. Journal of Neuroscience, 2011; 31: 14984-14988.

脳の働きが盛んな部位の血液の流れは多い

1．MRIを応用する

　神経の活動が盛んな所はエネルギーをたくさん消費するので、それを補うために血液の流れが増えるだろうと予想される。逆に血液の流れが増えている部位では神経の活動が盛んだろうと仮定できる。

　MRIは水を利用していた。脳の中で水の多い場所の一つは血管の中の血液である。すると、血液の流れが増える、減るという変化をMRIにて捉えられるのではないか。これは間接的に神経の活動が盛んになっている、鎮まってきている、ということを反映するので、とても役立ちそうに見える。

　これが機能的磁気共鳴画像法（functional magnetic resonance imaging, functional MRI, fMRI）と呼ばれる、今なお研究の第一線の方法である（ただ、より正確には、水素原子ではなく、赤血球の中にあるヘモグロビン——次の項を参照——の量の変化を測っている）。

　この方法により、脳のいろいろな部位の役割が想定できる。

　狭いMRI装置の中に横たわってもらい、課題を与え、血流の増えた脳の部位が特定されれば、課題とそこの脳の部位が関係しているのだろう考えられる。

　人間の顔写真を見せると、何も映っていない写真を見せた時と比べて、紡錘状回という脳の側頭葉の底にある部位のある一部の血液の流れが増加する。脳のこの部分が顔を識別する際に働いている可能性が示唆される。興味深いことに鳥愛好者（バード・ウォッチャー）や車愛好者（カー・マニア）は、鳥や車を見ると紡錘状回のこの部分の活動が盛んになる[74]。彼らは、鳥や車を物ではなく、顔として見ているといえるのかもしれない。

　もちろん脳はとても複雑なので、機能的磁気共鳴画像法の簡単な課題による脳の部位の働きの同定だけでは全体像の把握は容易でないだろうが、研究方法として現時点で強力であり、比類がないだろう。

2．ヘモグロビンと光を利用する

　息を吸って肺に届いた空気の中の酸素は、血液の中の赤血球にあるヘモグロビン（hemoglobin）という蛋白質にくっつき、血液循環に乗って全身に運ばれる。

　脳にたどり着いた赤血球は、ヘモグロビンから酸素を放ち脳に与える。脳はもらった酸素によって生きていける。

　ところで、脳にたどりついた血液の流れは、脳の活動の盛んな所で増えているだろうと仮定できる（前述のfMRIの考え方と同じ）。この経過は酸素のついたヘモグロビンの量の増減の経過と相関する。ヘモグロビンの量が増えれば、そこの神経の活動は盛んであると

---

[74] Gauthier I, Skudlarski P, Gore JC, Anderson AW: Expertise for cars and birds recruits brain areas involved in face recognition. Nature Neuroscience, 2000; 3: 191-197.

推定される。あるいは逆に神経の活動が盛んであれば、そこでのヘモグロビン、つまり血液の流れは増えているだろう。

　話は変わるが、光は粒子の性質を持つと同時に波の性質も持っている。波には周期があり、一つの周期の長さを波長と呼ぶ。
　ところで光は電磁波の一種である。電磁波は波長の短い方から順に、ガンマ線、X線、紫外線、光、赤外線、電波と大ざっぱに分けられる。雨後の空の虹は、空気中の水滴がプリズムの役割を果たして、光が波長により分けられて色になって見えたものである。虹の色は内側から外側に向かって、だいたい紫－青－緑－黄－赤の順に並んでいる。紫の方向に行くと波長が短くなり、赤の方向に行くほど波長が長くなる。
　紫の方向にずっと行くと目に見えなくなるが、そこの波長の電磁波が紫外線である。一方、赤の方向の目に見えなくなる波長の部分が赤外線である。この赤外線に注目する。
　赤外線は波長の短い方から近赤外線、中赤外線、遠赤外線の三つに分類される。近赤外線の波長は700〜2,500nm（ナノメートル）である。
　ガンマ線は放射能の一つであり、からだを通過する。X線もレントゲン写真から分かるようにからだを通過する。紫外線はからだを通過しないが、日焼けの例から分かるようにからだの中に少し入り込む。光は眼の角膜を通って網膜まで届くため、からだの中に少し入り込める。ところで赤外線は皮膚から10数cmの深さまでからだの中に入ることができる。頭蓋骨も通過できる。しかし赤外線は、からだの中に10cmほどまで突き刺さるように入るのではない。皮膚や体毛や筋肉や脂肪や血管などいろいろなものがあるので、からだに入った赤外線は、物にぶつかるたびにあらゆる方向に散乱する。皮膚に入って散乱させられて、すぐにからだから出てくる赤外線もあるだろう。ところで、ここで話題になるのは近赤外線である。

　再び話が変わるが、光が物を通る時、光のある波長の部分は吸収されて物を通過しない。例えば透明な下敷を赤色の絵の具で一面に薄く塗って、乾かして、それを通して景色を見ると、景色は赤く見えるだろう。光の赤以外の青や黄の波長部分が吸収されて赤だけが通過したからである。というより、その絵の具は赤以外を吸収するので赤色の絵具なのである。

　酸素のついたヘモグロビンはたまたま近赤外線の波長の領域をよく吸収する。そうすると頭の皮膚から赤外線を頭の中に向かって放射すると、その一部はヘモグロビンに吸収されて、強さが小さくなり、さらに散乱して頭の皮膚から出てくるだろう。神経の活動の盛んな部位では吸収される量が多くなり、出てくる量が減る。これを利用して脳の働きが推測できる可能性がある。
　近赤外線スペクトロスコピー（near-infrared spectroscopy, NIRS）はこのような仕組みを利用して脳の働きを調べる検査法である。例えば「て」で始まる言葉（てがみ、てぶくろ、など）をできるだけたくさん言ってください、という課題を与えると、前頭葉に相当する部分の血液の流れが増えているとみなされる。それを、この検査法で捉えることがで

きるとされている。赤外線がからだに安全であり、からだの中にある程度の深さまで入り込み、ヘモグロビンが近赤外線の領域の波長をよく吸収するという、三つの偶然が重なった検査法である。これは、地球から太陽までの距離は地球から月までの距離の400倍であり、太陽の直径は月の直径の400倍であり、そのために皆既日食が見えるという偶然ほど荘厳ではないかもしれないが、興味深い偶然である。

放射線を使う

炭素（C）という元素は、地球上ではほとんどすべて6個の陽子、6個の中性子、6個の電子から構成されている（これを^{12}Cと記す。陽子6個＋中性子6個＝12）。ここで人工的に6個の陽子、5個の中性子、6個の電子からなる炭素の仲間を作ることができる（これを^{11}Cと記す。陽子6個＋中性子5個＝11）。^{11}Cを放置しておくと、時間とともに量が減り、半分の量になる時間（半減期）は20分ほどであり、寿命が短い。

どのようにして量が減るか。一つの陽子が一つの陽電子を出して中性子に変わる。電子は普通マイナスの電荷なのだが、陽電子はプラスの電荷を帯びており、近くの電子とぶつかると、一つの陽電子と一つの電子が消えてなくなり、代わりに正反対の方向に広がって進む、二つの粒子としてのガンマ線が生まれる。

仮定の話として、脳のある特定の場所に30分の間だけくっついている物質があったとする。この物質を構成する^{12}Cの中の一つの^{12}Cを^{11}Cに変える。この物質を脳の中に入れると、いつものようにある特定の場所にくっつくだろう。30分の間に^{11}Cは減っていくが、ある特定の場所から少なくとも20分の間、いくつもの、正反対の方向に広がるガンマ線が出ていることと同じになる。このガンマ線を検出すれば、脳のある特定の場所の位置を決定できるだろう。

このような仕組みを利用した検査法をポジトロン断層法（positron emission tomography, PET）と呼ぶ。Positronは陽電子のことであり、emissionは放出するという意味であろうから、陽電子が出された結果を断層写真のように画像にする検査である。炭素のほかに酸素（^{15}O）、窒素（^{13}N）、フッ素（^{18}F）などが使われる。

問題点は、ガンマ線は放射線であるので、CT scanよりも少ないとはいえ被曝のあること、^{11}Cのような物質は容易に作れず特殊な施設が必要なこと、^{11}Cの20分のような適度な半減期の物質をなかなか作れないことなどであるが、比類のない長所もある。

ある特定の部位と量をかなり正確に特定できる。例えば、セロトニン（serotonin）という神経伝達物質を、再利用のために神経の中に取り入れる機構が、自閉症の脳のある部位で減っており、それが自閉症症状と相関していることを示した研究がある[75]。病気の解明につながる可能性がある。

---

75) Nakamura K, Sekine Y, Ouchi Y, Tsujii M, Yoshikawa E, Futatsubashi M, Tsuchiya KJ, Sugihara G, Iwata Y, Suzuki K, Matsuzaki H, Suda S, Sugiyama T, Takei N, Mori N: Brain serotonin and dopamine transporter bindings in adults with high-functioning autism. Archives of General Psychiatry, 2010; 67: 59-68.

VII. こころを調べる

はじめに

　こころの状態を調べる方法は、医師による診察や医師以外の職種による面接が最も基本的で、かつ重要であり、この結果がほとんどを占めてしまう。

　こころの病気の診療において、問診よりも検査が重要なことはとても少ない。検査が決定的な役割を果たす例として、意識の不調を示す脳波検査、知能の不調を表す知能検査があるが、それ以外の検査が身体医学にて使われる検査ほどの役割を果たしているかどうかは疑問である。

　しかし、そうではあっても、前述の脳を調べる技術、そして、ここで述べる検査法により補足することが多い。

　こころを調べる検査においても、その限界に留意すべきことと、適切に使用すれば大きな力となることが当てはまる。

　ここでは検査法のすべてを記すことはできず、臨床での必要性が高いと思われるものだけを取り上げる。

病気の有無を選り分ける

　病気があるかないか、ある程度の方向を短い時間に指し示してくれる検査があれば便利である。この方法をスクリーニング（screening）検査と呼び、ほとんどが質問紙に筆記具で答えてもらうか、口頭で質問に答えてもらう方法をとる。質問が多すぎると時間がかかり過ぎてスクリーニングにならないので、10個とか20個程度の質問からなっている。時間をかけるのならば、スクリーニング検査ではなく、普通の診察をした方がよほどよい。

　スクリーニングの動詞形である"screen"は、例えば病気が「ある」のか、「ない」のか、どちらであるか分かっていない人々が集まっている時に、その人々の中から病気が「ある」人を選り分けるという意味も有している。つまり、病気であることが分かっている人々を対象としているのではない、という点が重要である。

　スクリーニング検査の最も重要な注意点は、病気の有無を断定できないこと、この検査を行っても診断は得られないこと、つまりおおよその目安を教えてくれるだけであるが、そこをわきまえておけば貴重な手がかりになり得ることである。

　認知症を例にとる。

　認知症の診断は、臨床上、病気になり始めたとおぼしき頃から現在までの症状の推移、診察時の精神状態、神経学的な診察所見、MRIなどの検査所見などに基づき、総合的に検

討することによりなされる。もとより医学の診断は「完璧で間違いない」と断言できる場合は多くないが、ここでは、この総合的な診断結果が正しいとする。

認知症のスクリーニング検査では「何点以下ならば認知症が疑われる」という基準が設けられている。さて、基準点以下の場合、総合的な診断結果も認知症であるとは限らない。逆も同様に、基準点以上の場合、総合的な診断結果も認知症でないとは限らない。

基準点以下で、かつ総合的な診断結果も認知症だったならば、スクリーニング検査の結果は当たった。これをとりあえず「病気があることで的中した」としておこう。しかし、総合的な診断結果が認知症でなかったならば、スクリーニング検査の結果は間違っていたことになる。これを「偽陽性」と呼ぶ。間違って陽性、つまり、認知症があるとしてしまった。

一方、基準点以上で、かつ総合的な診断結果も認知症でなかったならば、スクリーニング検査の結果は当たった。これをとりあえず「病気がないことで的中した」としておこう。しかし、総合的な診断結果が認知症だったならば、スクリーニング検査の結果は間違っていたことになる。これを「偽陰性」と呼ぶ。間違って陰性、つまり、認知症がないとしてしまった。

病気（ここでは「認知症」）を持っている人の総数のうち、スクリーニング検査により「病気があることで的中した」人数の割合を「感度（sensitivity）」と呼ぶ。

また、病気（ここでは「認知症」）を持っていない人の総数のうち、スクリーニング検査により「病気がないことで的中した」人数の割合を「特異度（specificity）」と呼ぶ（表2-1，表2-2）。

表2-1　感度と特異度の例（1）

診察を受ける前に、病気があるかどうかは分からない。ある程度の目安を与える方法がスクリーニング検査である。ここで、30人の人々のうち、その病気に罹っている人が5人いたとする（これが誰かは診察を受けていないので分からない）。その病気のスクリーニング検査を受け、14人の人が病気に罹っているかもしれないと判定された。その14人の人が診察を受けたところ、4人の人が実際にその病気であった。もし仮に、スクリーニング検査によりその病気に罹っていないと判定された16人の人も診察を受けたとする。1人が病気であった。5人の病気の人のうち、1人がスクリーニング検査により見逃されていた。一方、4人は正しく病気があるとされていたことになる。この時、このスクリーニング検査の感度は80％であるとする（4/5×100）。見逃されてしまった1人は、このスクリーニング検査を受けた意味がなかったことになる。しかし100％の感度を求めることは、スクリーニング検査から見ると、極めて難しい。ところで、本当は病気に罹っていない25人のうち15人がスクリーニング検査により病気はないと判定されていた。この時、このスクリーニング検査の特異度は60％であるとする（15/25×100）。病気でない人を正しく病気でないと判定することもスクリーニング検査のもう一つの役割である。

		十分な診察の結果		
		その病気あり	その病気なし	合計
スクリーニングの結果	その病気あり	4	10	14
	その病気なし	1	15	16
	合計	5	25	30

表2-2　感度と特異度の例（2）

ここでは感度は20%、特異度は32%である。このスクリーニング検査の実用性は高くない。何らかのスクリーニングの性格を有している評価を受ける、あるいは自ら行う時、感度と特異度の考え方は重要であろう。

		十分な診察の結果		
		その病気あり	その病気なし	合計
スクリーニングの結果	ある病気あり	1	18	19
	ある病気なし	4	7	11
	合計	5	25	30

　この二つの日本語と英語はかなり頻繁に出てくるので、覚えておくべきである。
　感度の割合と特異度の割合とが両方とも大きなスクリーニング検査が、優れていることになる。しかし、なかなかうまくいかないもので、たいていのスクリーニング検査は、感度が高いと特異度が低くなり、特異度が高いと感度が低くなる傾向がある。従って、感度と特異度が両方ともほどほどに大きくなるようなところを基準点としている。つまり、要点は、繰り返しになるが、スクリーニング検査の結果は、「絶対ではないが、かなりの目安を定めてくれる」、あるいは「かなりの目安を定めてくれるが、絶対ではない」ということである。
　この辺りの詳細を記した良書がある[76]。
　さて、スクリーニング検査の結果が基準点の上か下かということだけに注目してしまっては面白みがない。答えの一つ一つを見て、考え、そこから患者に質問をしていく方法が有益で、かつ検査をした意味を大きくする。
　例えば、日本版Beck Depression Inventory-II（日本版BDI-II；日本文化科学社）という質問紙がある。うつ病相の症状が21項目にわたって並んでおり、過去2週間の自分を振り返って、それぞれの項目ごとに4段階のどれにあてはまるか丸印をつける。丸印のついた数字を合計し、その得点が基準点を超えると抑うつ状態の可能性があるとされる。しかし、この質問紙を、基準点を超えたか超えないかということだけに使用するのはもったいない。答えの一つ一つを患者と話し合い、ほんとうにうつ病相だったのか、そうだとしたらいつ頃から現れたのか、同じようなことが以前にもあったのかどうか確認する作業が大事である。そうしてみると、例えば問診では抑うつ気分は目立たないと考えていたが、質問紙への答えでは「気が滅入っていてとてもつらい」という質問項目に丸印がついており、問診をさらに進める必要のある事態が起こったりする。
　スクリーニング検査は、認知症、うつ病相の他に、軽躁病相、不安症状、解離症状などさまざまな病態について考案されている。重要な点を繰り返すと、スクリーニング検査の結果には偽陽性と偽陰性が必ずある。

---

[76] 古川壽亮：エビデンス精神医療. 医学書院、2000年、109-110頁.（本書は根拠に基づいた診療を行おうという意図で書かれ、参考となる点が大変に多い）

病気の重さを判定する

　ある病気の診断がついた後に、その病気の程度、重いか軽いかを点数化して判定する評価法がある。これを「重症度評価法」と呼ぶ。

　誤解してはならない注意点は、診断がつく前に使用できないこと、この方法により診断はできないことである。スクリーニング検査と比較してみると、前者は似ていない点であり、後者は似ている点である。

　重症度評価法は、患者と面接をして、決まった質問や観察を行い、その回答や観察結果を点数化し、合計点を重症度の目安とする。

　例えば、うつ病相の重症度の評価法の一つに「ハミルトンうつ病評価尺度（Hamilton Rating Scale for Depression）」がある。抑うつ気分について質問し、存在しない場合、尋ねられたときに肯定する場合、自発的に訴える場合、訴えることに加えて泣く場合などに段階をつけ、存在しない場合を0点、以降、1点、2点と点数を4点まで定める。うつ病相の他の症状も同様に質問と観察により点数をつけていき、全部が終了してから合計点を計算する。

　治療がうまく進行し、定期的にこの評価を行うと、点数は徐々に小さくなっていくだろう。治療の効果判定をグラフで示すことができる。

　日常の多忙な診療の中で15分、20分を割いてこの評価を行う余裕は少ない。しかし、薬物療法に限らず、ある治療法が有効かどうかの判定には、どうしても数字により症状の重さを算定する必要がある。診療場面では点数ではなく、印象により良くなっているかどうかを判断するだろう。しかし、臨床試験や治験と呼ばれる、特定の治療法の効果の有無を検討する研究には重症度評価が必須である。

　統合失調症、躁病相、自閉症、強迫性障害などさまざまな病気に重症度評価法がある。繰り返すが、この方法によって診断はできない。診断された後の症状の重さの評価である。

知能を算出する

　知能について、前述した部分（42頁）への追加として、ここでは具体的な知能検査法のうち一つを示す。

　現在、おそらく最も一般的に使用されている知能検査法は、「ウェクスラー式知能検査（Wechsler Intelligence Scale）」である。ウェクスラーは心理学者David Wechslerの名前に由来する。

　この知能検査は改訂が続けられ、関係者の間ではWAIS、WISC、WPPSIの頭文字をとった略語を使用して、「ウェイス」、「ウィスク」、「ウィプシ」と発音することがよくあるが、それぞれ成人用のWechsler Adult Intelligence Scale-III（第3版の意味）、児童用のWecsler Intelligence Scale for Children-IV（第4版）、幼児用のWechsler Preschool and Primary Scale of Intelligenceの頭文字などをとった略号である。

　知能検査の意味については前述の個所を参照してほしい。

性格を推測する

　性格あるいは人格を探索する検査法にはいろいろな種類があるが、ここではロールシャッハ・テスト（Rorschach test）だけを取り上げる。ロールシャッハとはこの検査法を編み出した人物名（Hermann Rorschach）である。

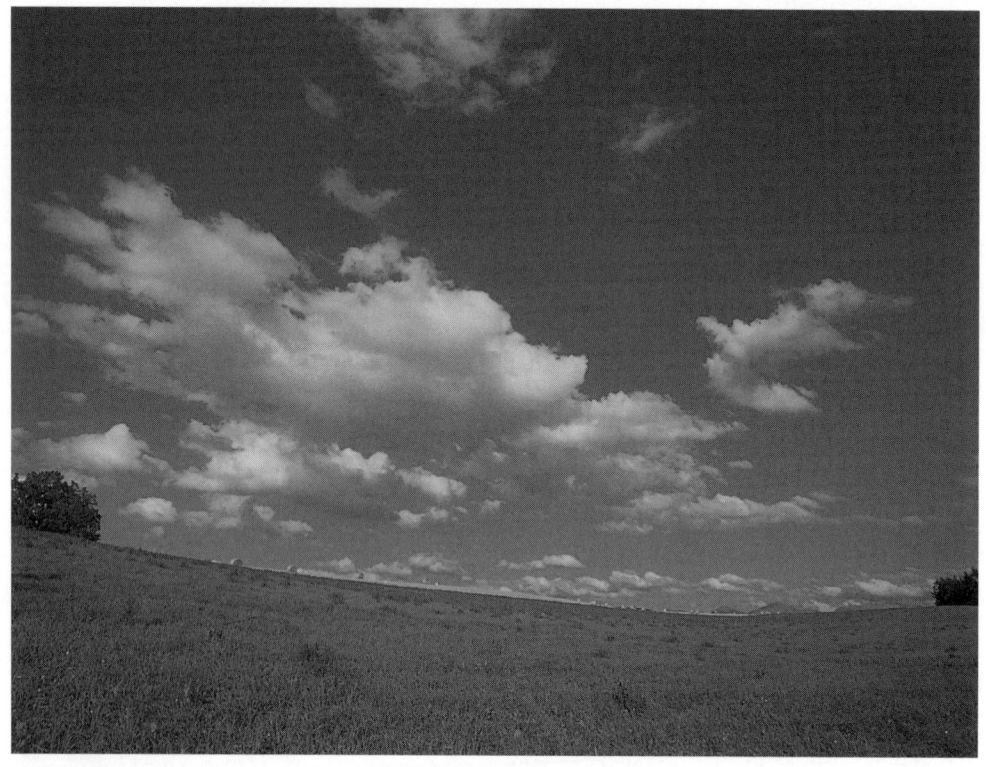

図9　雲
　雲は形にならぬ形（不定形の形）をしていることがある。雲の全体あるいは一部を見ていると、具体的な事物が見えてくる。それは人それぞれ、さまざまに異なるだろう。

　昼間に空を見上げると雲がある（図9）。ある程度に整然とし名前を付けることのできる、例えば入道雲や巻雲であっても、全体ではなく部分を見るとさまざまな形をしている。名前のつかない雲は整然としているとは言いがたく、形とならない形の集まりである。
　子どもたちは、その雲を見て、「あそこに顔の形をした雲がある」、「あっ、ペリカンのくちばしみたいな形をしているよ」、「あれは自動車だね」と言って遊ぶ。
　雲はあいまいな、漠然とした形、そしてその集まりである。その全体、あるいは一部を具体的な物に置き換える作業、これは、こころ、そして究極は脳の働きだろう。
　ここで重要なことがいくつかある。
　第一に、ある子どもが「顔の形をしている」と言って、「ほんとだね、男の人の顔だ」などと同意される場合もあれば、「僕には顔には見えないな」と同意されない場合もある。漠然とした形を具体的な物に置き換える作業には、かなり多様な個人差がある。

第二に、検査者が「あそこに見える雲が何に見えるか答えてください」という問題を出したとする。その時、その検査者が何を意図して問題を出したか分かるだろうか。「この写真に写っている雲は入道雲ですか、巻雲ですか」という問題ならば、雲の種類の名前を知っているかという、つまり知識を問うという検査者の意図は明らかである。しかし、「雲が何に見えるか」という問いから質問者の意図は分からない。質問を出した検査者も何を目的に問題を出しているのか自分でも分からないだろう。つまり意図不明の不思議な質問になる。

　第三に、答えた後で説明を求められる手順が加わっているので、でたらめに答えることが難しい。やる気がなくて、あるいは意地悪をしてやろうと、考えてもいない答えをして、「じゃあ、どの部分がどうなって、そう見えるのですか」と問われると説明ができない。つまり、何かに見えると答えるためには、何らかのこころの、そして脳の働きをせずにはおれない。

　最後に、答えの点数化ができない。顔が5点、ペリカンが3点などとできない。顔が良くて、ペリカンが良くないといえない。つまり、答えの解釈が難しい。一つ考えられる方法は、多数の人々に同じ問題を出して、答えの頻度を算出することである。40％の人が顔と答えた。ペリカンという答えは20％であった。また、答えの数も算出できる。ある雲のここは頭、こっちは自動車、全体は祭壇と答えれば、その人は三つの答えを出した。別の人が同じ雲のここはペリカン、他は思いつかなければ答えは一つである。

　しかし、このような作業から始まり、多岐にわたる解析を行い、結果を解釈し、最後に性格にたどり着くまでの極めて複雑な過程は容易に想像できる。

　空の雲の代わりに、左右対称のインクのしみの中に何が見えるか問うのがロールシャッハ・テストである。インクのしみは決められた10枚の図版となっている。答えの種類の頻度と答えの数は蓄積され、整理されている。そこからどのような解釈を行っていくか、それは十分な訓練を受けなければできない。

　ところで、ロールシャッハ・テストの図版を見た時のこころの働きは、極めて簡略化してしまうと、知覚、思考、感情、記憶にまたがっているといえる。このうち知覚は図版を見ることに留まるので除くと、思考、感情、記憶が残る。このうち記憶は底の部分で働く。なぜなら記憶がなければ、顔という言葉もペリカンという言葉も思い浮かばないからである。これは知識としての記憶である。「ここは火の形をしているな、ああそうだ、小学生の昔、お祭りで見たかがり火によく似ている」、これは思い出としての記憶である。気づいているにしろ、気づいていないにしろ、記憶の働きの上で、思考と感情が働く。ところで思考と感情は対等の関係ではない。思考は感情の影響をかなり受ける。極めてひどく感情が揺さぶられると、例えば台風の大雨で起こった地滑りに危うく巻き込まれそうになった時に、思考はほとんど働かない。「茫然自失」。一方、感情に左右されずに思考だけが働く場合もある。「信号が赤だから止まろう」。ロールシャッハ・テストの図版を見たときのこころの働きは、記憶の裏打ちの上で、思考と感情の表現されたものと考えられるかもしれない。この辺りの科学的な検討が必要とされるのかもしれない。

　しかし、多様な側面を持つ性格は、細かな解析を行う検査からではなく、本人や家族の

語る言葉から全体的に把握されるとも考えられる。「あの人は情に厚い」という言葉は、その人柄の一つの側面を、どんな検査結果よりも、端的に分かりやすく言い表しているだろう。

VIII. 治療

治療の目標

1．本書で定める目標

　からだの不調であっても、こころの不調であっても、何らかの病気であると診断したならば、どのような治療をするかが重要になる。患者あるいは家族や知人は、医療に助けを求めてきたのだから、その求めに応じなければならない。これを治療と呼ぶ。

　ここで、「病気を治す」、あるいは「病気が治る」という時に、「治す」や「治る」の意味を考える必要がある。

　例えば、どの程度まで「良く」なった時に治ったとするのか。これは一般の人々にとっても、治療に携わる人々にとっても、難しい課題である。

　ここで、試みに、「治る」を「治癒」という言葉で置き換えてみる。「治癒」という言葉は、病気が完全になくなり、元の「健康」な状態に戻ることを暗に意味している。つまり「完治」である。これはあり得ることだろうか。

　走っていたら転んで、膝を擦りむいてしまった。これは擦過傷というけが（病気）である。消毒して、時間の経過に任せれば、出血は止まり、小さなかさぶたができ、そのかさぶたもいずれはがれ、元に戻る。その後は不自由なく毎日を過ごすことができるだろう。しかし、かさぶたの取れた後は傷の痕跡を残していないのだろうか。顕微鏡で見れば傷を負った跡が見えるだろう。これを元の「健康」な状態に戻ったといえるのか。完全には戻っていないので、戻ったとはいえない。

　治癒を達成することは極めて難しい。患者や家族が治癒を求めると、医者は厳しい立場に追い込まれるだろう。完全に治る病気は、からだの病気を含めて、あるかどうかも疑わしい。従って、治癒は治療の目標となりにくい。それは現実的な考え方である。しかし、すると、どの程度まで良くなったならば治ったとするのかという課題が必然的に生ずる。

　おそらく、多くの場合、患者や家族が求めていることは、病気が良くなり、完全に元に戻ることではなく、病気は完全に良くなっていなくても、元の通りの生活ができることであろう。病気のことはほとんど忘れて、学校に行く、仕事場に行く、家のことをする、それが目標であろう。この目標は現実的であり、達成できる可能性がある。

　しかし、この現実的に達成できる目標にも、考えてみると難しいことがいくつかある。

　第一に、どのくらい良くなったら治ったとするか、その程度が患者により、家族により異なることである。例えば、かすかであっても傷跡が頬に残った場合に、気にしない人もいるだろうが、とても気にする人がいても不思議ではない。自分の大事な顔である。かす

かな傷であっても敏感に受け止め、わずかな瘢痕を消してほしいと訴える人がいても、それは理解できることである。顔に傷がある限りその人にとっては「治った」と言うことができない。しかし、背中に残った傷ならばどうであろう。普段、他の人の目に触れることはほとんどない。多くの患者は治ったとして気にしないかもしれないし、そもそも傷を負ったことを思い出さないかもしれない。

　第二に、医者が「良くなった」と思っていても、患者は「良くなっていない」と感じている場合や、逆に医者は「良くなった」と考えていなくても、患者は「良くなった」とみなしている場合がある。虫歯をうまく治療できたと医者が考えても、患者は歯に違和感が残ると訴える。風邪だから数日は運動を控えなさいと医者から言われた患者が、咳も鼻水もないから大丈夫だと運動をしてしまう。

　さらに第三に、治りやすい病気もあれば、治りにくい病気もある。治るまで時間を要する病気もある。短い期間の治療により治る病気は、患者本人も治ったと感じ、医者も治ったと見なすだろうから、問題は治りにくい病気、そして治るまで時間のかかる病気である。この二つの場合、「良くなった」という判断が患者ごと、家族ごと、医者ごとにかなり幅広く分散する可能性がある。ここで、短期間で治るこころの病気はとても少ないことを念頭に置くべきである。急性虫垂炎（世間で「盲腸」と称される）や肋骨の亀裂骨折（肋骨のひび）は治療を受ければ1カ月もたたないうち治ってしまう。しかし、これほど早く治るこころの病気はない。こころの病気の場合、治りやすくても数カ月単位の話であり、多くは年単位の心づもりで治療を受ける必要がある。すると、どの程度になったならば治ったとするのか。治療の経過の中で、患者により考えが異なり、医者により判断が違い、患者と医者の意見の食い違いが起こりやすい。

　例えば、不安症状は、その人の存在の基盤を揺るがすほどの場合があり、患者本人にとっては極めてつらい症状であるが、不安発作の最中を除いて、外見上は表情も、振る舞いも、しゃべり方も周囲に違和感を覚えさせないように見える患者が多い。つまり病気の人のようには見えない。本人がつらいと言っても、普通に見えるので、人々は取り合わない。患者が「治った」と感ずるはるか前から、周囲には治っているように見える。これは不安症状を持つ患者の不幸である。

　昔の中国に「病気になっても、そのままにして、医者にかからないのは、中くらいの医者にかかったのと同じだ」ということわざがあった。下手な医者にかかって悪くなるよりはましだ、という皮肉とも考えられるが、中くらいの医者に診てもらっても、それは診てもらわないことと同じだという意味にも取れるので、別の角度から考えると、患者自身が治ったかどうかの判断を厳しい目で行っているということになるだろう。医者による「治った」という判断と、患者によるこの厳しい判断とが、だいたい重なることが望ましい。

　症状が消えてしまえばとてもよい。いくらかの症状が残っていても、病院への通院加療が必要でなくなるほどになればよい。しかし、症状が残っており、通院による治療は必要だが、本人が症状に悩まされることがなく、学校に行き、職場で働き、家事をこなし、周囲の人々の援助を受けなくても、あるいは援助を受けながら、社会の中で自立した生活を送ることができれば、それはよいと言えるだろう。人によっては「治っている」と考えるかもしれない。本書では、この段階に達している状態を「治っている」と定める。

こころの病気の治療において、年月がかかろうとも、この段階に至ることはかなり多いと筆者は思う。こころの病気には世間の人々が考えているよりも治る病気が多い。確かに年余に及ぶ治療によっても治りにくい病気はあり、さらに悲しいことだが治らない病気もある。しかし、こころの病気の多くは、いつも治る可能性を秘めており、その希望を持って治療を受けることが重要である。

2．説明と同意（インフォームド・コンセント、informed consent）

　治療や検査を行う前に、その内容を患者に伝え、了承が得られれば治療あるいは検査を行う。これを様式化したものが、一般の人々にも通りの良い「インフォームド・コンセント」である。

　ここで、この手順により同意を得ることができれば、インフォームド・コンセントの作業は終わりというわけではない。検査は1回で済んでしまう場合も多いので、1回の同意でよいだろうが、治療は時間経過の流れの中で進んでいく。

　治療中にはさまざまな予期せぬ出来事が起こる。それは考えれば無数にあり、医療の現場では実際に無数に起こる。「うっかり寝過ごし、予約の朝の検査時間に間に合わなかった」、「いつも利用していた薬局が改装中のため休みであり、薬をもらい損ね、3日間服用していない」、「職場の急用のために診察を延期してほしい」、「病院を変えたいので紹介状をもらいに来た」などのような、治療と直接に関係のないものの、治療に影響を及ぼす出来事も起こる。

　治療自体がうまく進まないこともよくある。ある薬剤を無効と判断して処方を変更するのは、ありふれた出来事である。

　治療の前にインフォームド・コンセントを得たが、治療が予想外の展開を示し、当初の考え方を変える必要が出てきた。本来ならば様式化されたインフォームド・コンセントが必要である。しかし予想外の展開は、重要であっても、それほど重要でなくとも、めまぐるしいほど頻繁に起こる。それが実際の臨床であろう。

　その一つ一つに様式化されたインフォームド・コンセントが必要だろうか。筆者は必要でないと考える。なぜなら、そのような暇がない。ここではインフォームド・コンセントが様式化から臨床化に移り変わると思う。

　医者：「しばらくこの薬を使ってきたけれど、効果はなかったと思う」
　患者：「そうかもしれないけれど、少し良かったかなとも思います」
　医者：「どうしようか。別の薬に変えるやり方もあるけれど」
　患者：「ちょっと気が進まないです」

　結局、処方の変更はなかった。これは臨床的なインフォームド・コンセントである。単なる言葉のやりとりであるが、診察という時間の経過の中での出来事であり、治療のために患者と医師が話し合っている。様式的なインフォームド・コンセントの手順とかなり異なる。

　このようなやりとりは、医者と患者による、いわば共同作業であり、信頼関係に基づいた話し合いというより、現実的な、社会での適応という目標に向けた双方の調整作業である。その中で、どのような状態になったのならば治ったとしようかという、ある程度の合

意が患者と治療者との間で生まれれば大変良いと思う。

　インフォームド・コンセントは事前のやり取りではなく、治療の時間経過の中で、患者と医者の間において折に触れて確かめられるものであり、最後には様式的なインフォームド・コンセントから離れるであろう。

治療が有効かどうかの判定

1．はじめに

　治療とは患者に何らかのことをするものだが、病気が改善しなければ、その治療法はその患者にとりあえず効果がなかったとみなされる。ところで、症状が良くなったとすると、その治療法に効果があったとみなされるだろうか。そう簡単な話ではない。実際、治療の有効性の判断はかなり難しい。

　虫歯が痛む。痛み止めを飲む。1時間後に痛みはほとんどなくなった。痛み止めを飲まなかったならば虫歯の痛みはおそらく3時間、4時間は続くだろう。何もせずに痛みが消えることもあり得るが、その確率は低いと思われる。1時間後に痛みが消えたならば、おそらく痛み止めが有効であった。

　しかし、こころの病気ではこのように治療効果の判定が容易な場合はとても少ない。

　治療は時間の経過の中で進んでいく。これは大変重要である。

　治療は時の流れに乗って進む。その間に治療Aを行った。その後、症状Xがなくなった。これは治療Aが有効であったことを意味しない。Aがあってもなくても、たまたまXが消えた可能性があるからである。Aが有効だったのかもしれない、あるいは無関係だったのかもしれない、どちらか簡単には分からない。

　これは、双極性障害やうつ病におけるうつ病相や躁病相などの病相の治療の際に、如実に実感される。例えば、うつ病相にあるので抗うつ薬を処方した。4週間後、抑うつ気分や希死念慮がかなり軽快した。これだけでは抗うつ薬が有効であったのかどうか分からない。うつ病相が時間の流れの中で自然に消えていっているのかもしれない。もともと病相には初めと終わりがある。従って双極性障害やうつ病の治療の有効性の検討はとても手間がかかるだろう。

　このようにこころの病気の治療の多くは、結果の判明までに時間がかなりかかる。普通は数カ月単位である。

　短期間で治療効果の分かる症状には、例えば不眠がある。

　1カ月前から寝付きの悪い夜がある。いつも通り床に入っても、寝入るまで1時間ほどを要する。翌朝、眠いのを無理に起きて出勤するので、仕事中は眠気のために集中しにくい。10日ほど前から毎晩、寝付けない。つらいので病院に行って薬をもらった。指示されたように、布団に入る1時間前に薬を服用した。その晩から寝付きが悪いという感覚はない。よく分からないけれど、布団に入る時にはもう眠くて、おそらく5分くらいで寝てしまっているのだろう。2週間後、病院を訪れ、「寝付きの悪い夜はなかった」と医者に報告した。

　1週間、毎晩、寝付きが悪かった。催眠薬を飲み始めた夜から2週間、毎晩、寝付きは

悪くなかった。この時、催眠薬が有効であったと考えるのが自然である。ただし条件がある。薬を飲む前1週間（これを治療前期間とする）と、飲み始めた後2週間（これを治療後期間とする）の生活ぶりに大きな変化のないことが必要である。例えば、治療前期間に大きな悩みがあったのだが、治療後期間にたまたま悩みがなくなった。このような場合には寝付きが改善したのは薬の作用によるのか、悩みがなくなったためなのか、にわかに判断しがたい。あるいは、治療後期間に仕事が急に増えて、残業をこなし、ひどく疲れて帰宅する夜が続いた。症状改善が催眠薬によるものか、仕事の疲労によるものか区別しにくい。治療前期間と治療後期間の患者の生活ぶりに大きな変化がなかった時に初めて、薬が有効であった可能性がとても高くなる。

　不眠のように分かりやすく、短時間で判断ができる症状であってさえ、治療の有効性の判断には慎重さが必要である。

　医療の現場には「結果が良ければそれで良い」という側面が確かにある。目標は患者や家族の苦しみの軽減なので、どんな治療をしようとしまいと、目標が達成できなければ患者や家族は失望する。ただ、どの治療法を選ぶのかについて、おおよその目安は必要である。目安がないと、治療はやみくもに、行き当たりばったりに行われる懸念が生じ、最後には、これでもかこれでもかと次々にさまざまな治療を試す事態に陥らないとも限らない。これは避けたい事態である。

　それでは、治療が有効なのか有効でないのか、どのようにして推測するのか、あるいは確かめるのか。

　「この治療法は効果があると確信している」と有名な人が言ったとしても、それだけでは効果があるかどうか他の人には判断できない。いくら有名な人が確信していても他の人に通じない。どうしても効果の根拠を示す必要がある。そしてその根拠は理屈が通っており、他の人が納得したり、批判したりできるように公開されていることが望ましい。

2．一つの方法

　不思議なことに、何もしなくても、あるいは治療とは呼びにくいことであっても、病気が良くなったように見える場合がある。

　例えば、朝に自宅前の通りを掃除する、これを1カ月の間、続けていたら、肩こりが良くなった。このとき、掃除が肩こりに有効であるといえるだろうか。掃除と肩こりの改善は時間関係であって、それが直接の因果関係に結び付かない。掃除とは無関係に肩こりが改善した可能性を否定できない。

　あるいは、ろ過した雨水を飲んでいたら、便秘が軽快した。ここでの問題点も、雨水が便秘に有効だったのか、無関係だったのか判断できないことである。ある人が雨水は便秘に良いと思い、一人で納得している分には構わない。その人その人の自由である。その人が友人に雨水を勧めても、とりあえず、許されるだろう。副作用があったらまずいが、親しい間柄であり、勧められた方も仕方がないと考えるかもしれない。しかし第三者に雨水を勧めることは問題が大きい。有効かどうかの根拠を理屈にのっとって示す必要がある。つまり、どうしても理屈が必要である。

　ある行為を行って、それが治療法として有効であるかどうかを推測する方法がある。し

かし、そのためには極めて難しい障壁を乗り越えなければならない。

例えば次のような患者を考えてみる。

ある病気の患者にある治療をして良くなった。別の時に、同じ病気の患者が受診し、前回と同様の治療を行い、症状は改善した。月日が流れ、また同じ病気の患者が来院し、同じ治療をしたら、良くなった。3人続けて改善している。ひょっとすると、この治療は効果があるのではないか、と思う。このようなことは臨床上よく見られる出来事である。

しかし理屈は冷徹なもので、3人連続して良くなっても、その治療が有効だったとはいえない。6，7人の患者が連続して良くなった時に初めて、その治療法は統計計算上、有効かもしれないと言える[77]。「連続して」というところが重要であり、4人連続して良くなっても、5人目が良くならなければ、「連続」は途切れる。6人目、7人目が良くなっても意味がない。7人のうち6人も良くなっている、86％の有効率がある、と主張しても、理屈が伴わない。さらに連続して6，7人が治っても、その治療法が「有効かもしれない」であり、「有効である」ではない。

逆に言えば、ある治療を行い、ある病気の患者が10人連続して治ったのならば、それを根拠として、世間の人々に言えるだろう。もしかすると効果があるかもしれない、と。しかし、普通、そのようなことほとんど起こり得ない。

例えば、摂食障害の患者にある治療を施す。治療はおそらく少なくとも1，2年に及ぶだろう。しかしその患者は良くなった。同じような摂食障害の患者が4カ月毎に次々と受診したとする。1年に3人である。彼らに同じ治療を行う。10人の治療を終えるまで5年ほどを要する。しかも厳しいのは10人全員が改善していなくてはならないことだ。途中一人でも良くならなければ、その治療法が有効であるとはいえないとして、初めに戻ってやり直す。さらに5年前後を必要とする。これは非現実的である。その治療法が有効であるかどうかを示すのに時間がかかりすぎる。もっと要領のよい方法はないのだろうか。

あるいは、摂食障害専門の病院ならば、10人の患者が連続して1カ月の間に受診するかもしれない。いっぺんに同じ治療を行う。2年後に10人全員が治っているだろうか。これはほとんどあり得ない話である。治療は工場の製造過程のように進むものではない。

治療法の有効性の検討のためには、どのような方法がよいのだろうか。

3．別の方法

1）はじめに

理屈の上で、ある治療法が有効かどうかの判定は次の方法によらざるを得ない。面倒なことをと思われるかもしれないが、患者や家族は、その人の一回限りの人生の中で、不自由のない生活に戻りたい、戻らせてあげたいと有効な治療法を切実に求めているのである。治療の有効性の検討は重要な事柄である。

---

77) 古川壽亮：Evidence-based Psychiatry：実証的証拠に基づく精神医療（第2回）. 精神医学、1995; 37: 242-251.

今まで「治療」という言葉を無造作に使ってきたが、治療という言葉には何らかの効果があるということが前提として含意されている。効果のない行いを治療とは呼ばない。ここでは効果があるかないかを確かめる段階なので、細かく言えば治療という言葉を使えない。そこで、これからしばらくは、「治療」ではなく、とりあえず「実践」という言葉を使用する。ある実践法が有効ならば治療法と呼べる。

　ある実践Aが有効かどうか、一つの分かりやすい方法は、何もしなかった時と比べることである。
　ある患者に実践Aを施して、症状の程度が100から30に減った。架空の話になるが、その患者に何もしなかったけれど、症状の程度が100から50に減った。この時、実践Aが有効だったといえるだろうか。
　実践Aをした結果として症状が改善した（100から30へ）。何もしなくても症状がやや改善した（100から50へ）。医療における話題でなければ100から30への方が大きく感じられ、実践Aが良いとされるかもしれないが、医療は理屈に従う必要があるので、ここでは統計学的な検定を行って、両者の違いに意味があるか、ないか判断しなければならない。
　実際は、一人の患者に同時に二つの実践（「A」と「何もしない」）を行えない。どのようにしたらよいか。

２）同じ病気のたくさんの患者の協力を得る

ⅰ）準備

　病気Xを、広場恐怖を有するパニック障害としよう。
　実践Aを「カウンセリング」とする。カウンセラーに30分間のカウンセリングを受ける。実践Bを「何もしない」としてしまうと、これは「『何もしない』ことをする」ということなので、厳密に考えると相応しくない。カウンセリングと外観上は似ているが「効果のなさそうなことをする」必要がある。そこで実践Bを「雑談」としよう。カウンセラーと30分間の雑談をする。雑談なので病気Xの話は出てこないかもしれない。
　パニック障害の標準的な（つまり効果のあることが分かっている）治療法は薬物療法、あるいは認知行動療法である。後者については、その治療法の教育を受け、臨床経験を積んだ専門家が日本ではまだ少ないため、薬物療法が行われることが多い。そこで、ある一定の薬物だけを使用し、量を変更せずに、服用を続けるものとする。薬物療法の有効性は確認されているが、もちろん全員に効果があるわけではなく、また効果があったとしても、その程度は、とても良くなる患者から少し良くなる患者までさまざまである。ここでは、その患者に薬物がどの程度有効であったかについては問わないものとする。つまり、薬の効果がかなりあった患者から、ほとんど効果の認められなかった患者までが含まれる。
　すると「薬物療法＋カウンセリング」と「薬物療法＋雑談」の２種類の「治療＋実践」がある。
　実践の目標を生活の質（Quolity of Life、QOL、クオリティ・オブ・ライフ）の改善とする。パニック障害は、パニック発作を中心の症状とする、ありふれた病気であり、たく

さんの方が苦しんでいる。パニック発作を体験して動じない人はおそらく皆無である。患者は発作の出現を予期し、そのためにおびえており、かつ発作の最中は自らを制御できない。さらに広場恐怖があると、行けない場所が出てくる。美容院に行けない、歯医者にかかれない、繁華街に入れない。患者ごとに行けない状況は異なるが、苦手な場所がある。パニック発作と広場恐怖があると生活の質は下がるだろう。皆が楽しんでいるように見える町内のお祭りを楽しめないのである。

前提となる仮説は、半年間におよぶ「カウンセリング」は「雑談」に比べて、広場恐怖を有するパニック障害患者の生活の質を改善する、である。この仮説が確かめられればカウンセリングが有効となる。

受診して、パニック障害と診断された患者に研究の説明をし、研究への参加協力の同意が得られた場合に対象者とする。対象者は通院中の患者、あるいは新たに受診した患者の中から出てくることになる。

ここでやや難しいことは、以前から通院中の患者の場合、顔なじみになっているという利点はあるものの、対象者はさまざまな治療を受けても十分には改善していない者になるだろう。十分に改善している患者は、当然のことながら、生活の質も悪くないことが予想できる。生活の質が悪くなければ、それよりも良くなる余地が小さいので、仮にカウンセリングが有効であったとしても、今以上に良くすることは望みにくい。また、かなり良くなっている患者に新たに研究協力への負担を求めることは現実的ではない。従って、十分には良くなっていない患者に頼むのだが、さまざまな治療を受けてしまっていると、上述の「一定の薬物だけを使用している者」という条件から外れてしまう可能性がある。協力を呼びかける患者は、通院中の広場恐怖を伴うパニック障害患者の中の一部になるだろう。

新たに受診した患者には、それまでいろいろな治療を受けてこなかった者が多いと予想でき、「一定の薬物だけを使用している者」という条件に当てはまるが、顔なじみでないという欠点がある。患者は医者のことをあまり知らず、医者も患者がどのような人かあまり分かっていない。協力をすぐには呼びかけにくい。すると対象者となる患者はかなり限られてくるだろう。

患者から見ても利益があるかどうか分からない。協力しないという判断も、協力するという判断も、同等である。良し悪しではない。従って、協力するという判断には、自分のためだけではない、社会のために、今この場合は広場恐怖を持つパニック障害の他の患者のために、という利他的な要素が、目に見えぬ形で含まれているだろう。

ある実践が有効であるかどうかを確かめる作業は、ほぼ必須である。しなくてもよいということにはならない。患者にわざわざ協力を求めて、負担をかけるのは好ましくないという方向に行くと、効果の有無が不明な実践、いわば「我流の治療」をすることになるだろう。医療は、確かにその場その場での判断の求められる、時間の流れの中で起こる出来事であり、判断が我流にならざるを得ない場合がある。しかしそれでよいとはならない。

さて対象者を探すことに苦労しそうである。しかし、実践が有効であるかどうかを確かめる作業には、これからも解決しなければならない課題が現れる。

ⅱ）二つの群に分ける

　実践A（カウンセリング）の効果は、実践B（雑談）と比べなければ推測できない。一人の対象者に両方を同時には行えないので、実践Aを受ける対象者（薬物療法＋実践A）と実践Bを受ける対象者（薬物療法＋実践B）の二つの集団を作る必要がある。それぞれを「カウンセリング群」、「雑談群」と呼ぼう。

　10人、20人の患者がある時点でまとまって一気に対象者となることは少なく、一人一人が順番に対象者となっていく。ある患者に依頼したならば、次の患者に依頼するのは同じ日ではなく、数日後、あるいは数週間後であろう。すると、例えば10人の患者に依頼し終わるまでに数カ月を要する。このような流れで進んでいくことを頭に置いてほしい。

　さて、一人目の対象者は「カウンセリング群」、「雑談群」のどちらに入るのだろうか。それを決めるのは、医者も看護師も、患者も家族も知らない、別のところにいる人である。この人を振り分け役としてあらかじめ決めておく。振り分け役の人は、治療や実践とは無関係であり、別のところにおり、普段は別の仕事をしている。この人は、病院から連絡があったら、ここでは「左」、「右」のどちらかの返事をするよう決められている。「カウンセリング群」、「雑談群」のどちらかの返事をするのではない。この人は「左」がカウンセリング群か雑談群か知らない。「右」も同じ。「左」、「右」の決め方はでたらめにする。一人目は左、2人目は右などのように規則的、順序的にしない。何も知らぬ同僚にさいころをふらして奇数が出たら左、偶数なら右と答える、としてもよいかもしれない。左右が決まったならば病院に連絡する。2人目の対象者が決まったら、同様にして左右を決める。

　このように順次40人の患者が対象者となったとすると、左が約20人、右も約20人となるだろう。

　ここで重要なことは、でたらめに振り分けたので、対象者は、誰の意思にもよらずに、二つの群のどちらかに入ったのである。すると、結果として、例えば平均年齢がほぼ同じになるだろう。男女の比率もほぼ同じだろう。家族の平均人数も違いはないだろう。患者のさまざまな特性が、一人一人は異なるのだが、二つの群の間で大きく違わない。何らかの項目において統計上意味のある差があった場合、それはたまたま違っていたのである。偶然に違っていたのであるから、この違いは意味のある違いではなく、ことさらに考察の対象としない。ここで、意図的にでなく、作為的にでなく、でたらめに振り分けることによってのみ、ほぼ同質の集団が二つできる。一方にカウンセリング、他方に雑談を行い、数カ月後に両群間の生活の質に違いがあったとすれば、それは実践の違いによると推測できる。

　一方、無関係の人ではなく、仮に主治医の同僚が振り分けの役を担ったとしよう。同僚は、普段の雑談の中で、主治医から患者のことをいろいろと聞いているかもしれない。すると、振り分ける時に、治りやすそうな患者をカウンセリング群に入れようという考えが、意図せずとも、生まれる可能性が否定できない。この辺りの細かな所では、人間の考えが揺れ動きやすい。さいころを振っていても、次は偶数が出てほしいなという気持ちがふと生まれないとも限らない。サイを振る手に妙に力が入ってしまう。奇数が出るとわずかに落胆することも起こり得る。でたらめな振り分けでなくなってくる。すると二つの群の間

に、質に違いが生まれる可能性がある（ここで、「違いが生まれてしまう」と言っているのではない。「違いの生まれる可能性がある」と言っているのである）。仮に違いがあったとすると、結果として変化した生活の質の違いが、つまり二つの群の治り具合が、実践の違いによるのか、集団の質の違いによるのかどうか推し測れない。さらに、第三者から「どのようにして二つの群に分けたのですか」と問われた時に、主治医の同僚が「私がさいころを振って分けました」と答えても、そして実際に無の心境でさいころを振っていたとしても、「意図的に分けたのではないですか？」と問われると反論できない。根拠を示すことができない。すると研究結果の信頼性が小さくなる。

でたらめに振り分けることを「無作為化（randomized）」と呼ぶ。人知の及ばぬ、いわば大自然の神が二つの群に振り分けたと言っても大げさでない。

iii）どちらの実践を受けているか分からない

これまでは架空の話である。次もわざとらしく見えるだろうが、架空の話としてほしい。

この病院では診察が終わると診察室の出入り口からではなく、後ろの別の戸を開けて退室するようになっている。戸を開けると、左、真ん中、右に三つの戸が並んで見える。手前に受付の係員がいる。左の戸を開けると、そこはカウンセリング室であり、医者に言えなかった悩みごと、言い足りなかった悩みごとにカウンセラーが耳を傾けてくれ、助言をしてくれたり、黙って話を聞いてくれたりする。時間は30分と定められている。真ん中の部屋はリラクゼーション室であり、柔らかな椅子に座って音楽などを聞きながら休養できる。同じく30分の制限がある。右の部屋は雑談部屋であり、カウンセラーとよもやま話をするが、病気の話や悩みについては口にしてはいけないことになっている。やはり30分まで過ごすことができる。

この病院の通院患者は診察が終わると、後ろの戸を開け、受付に左・中・右のどこに行きたいか希望を伝えることができ、30分を過ごし、医療費を払って帰っていく。ところが研究の対象となった患者だけは、振り分け役から連絡を受けた受付の人に左、あるいは右の部屋のどちらかに行くように指示される。

医者は、対象者が左右のどちらの部屋に行くか知らされないことになっている。カウンセラーは一般の患者に交じって対象者が来るので、目の前の患者が対象者なのか一般の患者なのかどうか分からない。

ただ、この場合の大きな欠点は、対象者である患者自身がカウンセリングを受けているのか、雑談をしているのか分かってしまう点である。対象者が診察の際に医者にふと話してしまうかもしれない。自分は診察が終わると雑談をしていく、と。すると医者もこの患者が実践Aを受けているのか、実践Bを受けているのかを知ってしまう。

一般の人々も知っている場合のある「二重盲検」という言葉は、「にじゅうもうけん」と読み、double-blindの訳語である。二重とは医者も患者も両方ともという意味である。両方ともどちらの群に入っているのかblindである、つまり分からない。実践法の有効性の判断には、この「二重盲検」性も重要な前提とされる。

というのは、医者が眼の前の患者はカウンセリング群側だと知っていると、症状が良くなるかもしれないという眼で見るかもしれない。雑談群側と分かると、どうせ良くならな

いだろうという眼で見ないとも限らない。患者も同様に考えるかもしれない。すると判断が歪む可能性がある。患者が医者に左右どちらかを言わないとすると、医者は知らず、患者は知っている。二重盲検ではなく一重盲検である。

これで根拠となり得る理屈が作り出せるのだろうか。

iv）盲検性が破られている。

抗精神病薬や古典的な抗うつ薬は特有の副作用が出やすく、飲んでいる患者が訴え、医者も患者の表情や振る舞いを見ると副作用に気づくことがある。その副作用はまれに危険な場合があるが、多くは危険でなく、しかし患者をある程度に悩ませる。

その抗精神病薬や古典的な抗うつ薬が有効かどうかの研究を行う場合を考えてみる。

この時、その薬と、何の作用も表さない物質（これを偽薬、placebo、プラセボと呼ぶ）を二つの群の患者に服用してもらう。

偽薬でも「副作用」は出る。ただし臨床試験では副作用かどうかは分からないことも多いために、「副作用」の語の代わりに「有害事象」という言葉を使用する。有害事象とは、何らかの実践の最中、あるいは後に、対象者のからだやこころに現れた異変のすべてを指す。つまり、有害事象は、本当の副作用と偶然に起こった無関係の出来事の二つからなる。

ここには時間が関与している。

偽薬を服用した後に咳が出たとする。それは有害事象とみなされる。偽薬→咳は、偽薬が前で咳は後であり、偽薬が咳に関連しているとはいえないが、逆に関連していないともいえない。分からない。副作用の観点からは、後者を重視する。関連している可能性を念頭におく。そこで有害事象とする。おかしな例えかもしれないが、液体の薬の有効性の研究において、偽薬を水（ただの水）と定めたとする。偽薬（水）を与えられた対象者が数時間後に咳を訴えたとする。日常生活では水のために咳が出たとは考えないが、研究においては水（偽薬）の副作用のために咳が出たかもしれないと考える。

ところで、抗精神病薬や古典的な抗うつ薬の副作用は明瞭であり、偽薬や水の「有害事象」とは質が異なる。従って、対象者や医者は、今飲んでいるのは偽薬ではなく、本物の薬だろうという見当がついてしまう。ここで盲検性が破られる。

上述のように、精神療法やカウンセリングの有効性の検討は、偽薬にあたる方法を如何にするか困難であり（ここでは「雑談」としたが）、また対象者に初めから知られてしまっており、盲検性がもともとない。

「盲検性が破られていると治療効果の判定ができない」と割り切ってしまうと、治療法となり得るさまざまな試みは意味がないものとみなされてしまう。これは損失であろう。有効な治療法を見いだす試みはこんな壁にも遮られるのだが、何らかの方法を使って、この壁を乗り越えなければならない。例えば次のような工夫がある[78]。

いくつかを挙げる。①治療者と効果の判定者を別にする。生活の質について質問する人を主治医とは別にし、かつカウンセリングを受けているのか、雑談を受けているのか知ら

---

[78] Even C, Siobud-Dorocant E, Dardennes RM: Critical approach to antidepressant trials: blindness protection is necessary, feasible and measurable. British Journal of Psychiatry, 2000; 177: 47-51.

ないようにする。②同じ意味により、効果の判定者を有害事象の評価者と別にする。③三つ以上の群を作る。カウンセリング群、雑談群に追加して、例えばリラクゼーション群を作る。生活の質の改善がカウンセリング群において他の2群よりも大きかったならば、カウンセリングの有効性はよりはっきりと推測できることになる。④何の効果もないだろうと考えられる雑談群ではなく、例えば認知行動療法群とする。カウンセリングが認知行動療法と劣らずに生活の質を改善したとすれば、カウンセリングが有効でないかと推定できる可能性が出てくる。

　ここで大切なことは、無作為化（randomized）が生命線であって、二重盲検は次に重要であるという順序である。

v）二つの群の治り方を比べる

　対象者は2週間ごとに半年間にわたって通院し、8週間ごとに「生活の質」を評価する。生活の質の評価法はいろいろあるが、世界的に使用され、日本語版のある、実際に面接して質問に答えてもらう形式のものを使用し、総得点を求めた。得点の高いほど生活の質が良いとされる。

　開始前の得点は、カウンセリング群と雑談群の間で差はないはずである。でたらめに振り分けたので、生活の質の程度も同じになるだろう。そして8週目、16週目、24週目の得点が算出される。

　注意点は全員が24週間を終了したか否かである。途中で何らかの理由で、例えば家族が急に転勤することになった、途中でやる気が失せたので続けたくない、2週間ごとにきちんと通えず、16週目の得点がない、などの理由で満期を全うできない可能性もある。臨床の現場はいろいろなことが起こり得る。40人全員が24週を滞りなく終えることは、普通は起こらない。何かが起こるのである。ここで全期間を終えられなかった対象者がいても、いわばがっかりせずに、資料を残しておくべきである。そして、それを結果に明記する。途中で終了してしまった対象者の資料はとても重要であり、全体の結果に反映できる。

　ここで、いったん、本筋から離れて、対象者が途中で通院しなくなってしまい、研究の全期間を終えなかった場合の対処法について述べる。このような対象者をここでは「途中終了者」と呼ぶことにする。

　対象者から研究へのインフォームド・コンセントが得られ、無作為化がなされ、カウンセリング群か雑談群のどちらかに組み入れられた（どちらの群に入っているのかについて、少なくとも治療者は知らないが）。その対象者が途中終了者になってしまった。それまでに得られた資料（データ）は無駄になるのだろうか。

　仮に、全期間を終了していないので不十分な資料であるとして、研究をまとめる際に途中終了者の資料を除外したとする。これは無作為化の手続きへの違反である。なぜなら無作為化が研究の生命線であった。この手続きによって、背景の均質な2群ができたのである。そこから途中終了者を除外すると、2群の均質性が損なわれる可能性がある。均質性が損なわれたならば、研究の結果の信頼性は低くなるどころか、意味が失われるといってもよい。

従って、途中終了者の資料を生かす必要がある。どのような方法を使うのか[79]。ここは専門的になるので、一つの方法のみを記す。途中終了者が途中で終了せずに全期間を終了したと仮定する。そして、途中終了時点から全期間終了時点までの期間（この期間は架空の期間である）の生活の質の得点を、この対象者がカウンセリング群に入っていたならば最低点であった、雑談群に入っていたならば最高点であったとするのである（これを"worst case scenario法"と呼ぶ）。カウンセリングが雑談よりも有効であるかどうかを知りたいのであるが、そこにいわば「冷や水」を浴びせる。そうしてもかつ、カウンセリングが雑談よりも有効であるという結果が出たならば、その結果の信頼性は低くならないであろう。別の角度からいえば、途中終了者が多くなるにつれて、カウンセリングの有効性を示すことが難しくなっていく。

　さて本筋に戻ろう。全員が終了したならば、まず、4回の得点の推移を見る。24週目の得点が統計的に意味のあるほどに増加していなければ効果があるとはいえない。次に各群の得点の推移の仕方に差があるかどうか検討する。カウンセリング群の方が高い得点で推移するのか、雑談群の方が高いのか、あるいは両群に差がないのか。
　仮説は、カウンセリング群の「生活の質」得点が24週間後に有意に増加している、であった。
　ここでは統計学的な複雑な検討が行われて結果が出る。結果が出てしまう。その結果には反論しにくい。
　仮説を支持する結果が出たので、カウンセリングはパニック障害の生活の質の改善に有効である。あるいは、仮説を支持しない結果が出たので、カウンセリング、雑談ともに有効かどうか分からない。どちらかの結果が出るだろう。

3）この方法の欠点

　この効果判定法の欠点は、やむを得ず二重盲検が破られることの他に、もう一つある。
　対象者を選ぶときに、いわば「純度の高い」患者を選んで対象としがちなことだ。
　例えば、ある新しい抗うつ薬と見なされる可能性のある物質の効果を確かめる時に、症状のために自殺の意向を強くほのめかしている患者は対象から外される。なぜなら偽薬の群に入ってしまい、実際に自殺を企てたならば、本末転倒である。治療ではないので、このような危険性をあらかじめ除外しておく。すると、その物質が抗うつ薬として認可された場合、細かな話だが、患者の症状の重さはいろいろなので、強い自殺の意向を持っている患者にも有効かどうか分かりにくい。
　あるいは、自閉症の対人交流の問題に有効な可能性のある物質が見つかったとする。自閉症はてんかんや知能の不調を有することもあるが、対象者にこれらを持つ自閉症者も含めたとする。数十名の自閉症者および保護者の協力を得て、研究が始まった。二つの群に分け、一方にはこの物質を、他方には偽薬を与える。この時、両群において、てんかんを持つ対象者の割合、あるいは知能の問題をもつ対象者の割合はほぼ同じであろう。結果と

---

[79] 古川壽亮：エビデンス精神医療. 医学書院, 2000年, 73-79頁（76として前掲）.

して、もし新しい物質の有効性が示されなかった場合、つまり対人交流症状の程度の変化が両群の間に有意な差として見られなかった場合、新しい物質に効果がなかった言うことができない。てんかんがあったために、その物質の働きが妨げられた可能性を除けないからである。それは分からないのだが、もしかするとそうかもしれない。あるいは知能の問題があったために、その物質がうまく作用しなかったおそれを念頭に置かねばならない。有効性が示されなかったことと、効果がなかったこととが同じにならない。するとてんかん、あるいは知能の問題をもつ自閉症者は対象に入れない、ことにとどまらず、特定の薬を服用している患者も除外する、重い頭部外傷を被ったことのある患者は除く、というように、できるだけ症状の「純粋」な患者だけを対象としがちである。そこで有効なことが分かったならば、次にてんかんを有する自閉症患者を対象とした研究に移るだろう。しかし、一つ一つ、このように有効性を確かめていくと膨大な時間がかかってしまう。数十年を有するだろう。それは実際的ではない。すると、例えば特定の薬を服用していることが有効性に影響するかどうかについて確かめられずに認可される。一方、日常の臨床では自閉症といっても実にさまざまな患者がいる。すべての患者に有効かどうか確かめられていないままに薬を使用することになる。

　それでも、ある治療法が有効であったなら、有効性が確かめられた範囲でその内容は臨床的に有益である。10人の患者のうち何人が良くなるのか、症状の程度が治療前の何割ほどまで軽くなるのか、年齢や性別によって効果に違いがあるのか、など内容の判明している項目が多ければ多いほど参考となるだろう。しかし、これらが研究により確かめられる前の段階では、その治療法を臨床の現場で使ってはならない、としてしまうと、膨大な時間が必要となり、いつになっても、その治療法を使えず、利益を得る可能性のある患者の利益にならないことが起こり得る。それは現実的でないと考える。

4）欠点を抱えてもなおこの方法は重要である

ⅰ）はじめに

　治療法の理屈に基づいた有効性の確認は、このように欠点を抱えながら、なされていく。これは治療法の有効性が完璧な理屈ではないことを意味するが、そのことは本質的に重要であろう。理屈に基づかない治療は宙に浮いたように右往左往する可能性がある。しかしある程度の理屈があれば、それは目安となる。目安がなければ何も分からない。欠点はあっても目安があれば、治療の方向付けが定まるだろう。

　重要なことに、薬ならば認可されても研究は続けられる。同じ薬でも、数百人から数千人の大人数を対象として、別の薬や治療法と比較して、いろいろな特徴の患者を対象として、多くの研究結果が学術雑誌に発表され続けていく。そして、その結果から有効性の範囲の精度が高まっていく。

　例えば薬物療法を受けている統合失調症患者の社会適応や陰性症状に認知療法が有効かどうかを検討した報告がある[80]。

ⅱ）研究結果を集めて解析する

　病気Xに治療Aが有効であるという研究結果が出た。しかし患者は同じ病気Xであっても多種多様なので、一つの研究の結果だけでは前述のように心もとないともいえる。

　そこで研究結果をたくさん集めてきて、統計にのっとってまとめる方法がある。これを適当な日本語訳がないが、メタアナリシス（meta-analysis）と呼ぶ。

　例えば次のようなメタアナリシスがある[81]。

　統合失調症の症状が軽快した場合、薬物療法を続けるかどうかは重要な課題である。薬物療法を続けていても再発する場合があり、かつ薬の副作用により患者が被る不利益も無視できないのではないか、あるいは中止すると再発する可能性が高くなり、患者の利益を損ねるのではないか、どちらか判明していると治療の見通しを立てやすくなるだろう。そこで薬物療法を継続した群と中止して偽薬を服用した群を設けた研究を集めて、メタアナリシスが行われた。全部で116の研究があり、対象患者は6,493人となった。検討項目は7カ月後から12カ月後までの再発の有無、副作用の内容などであった。すべての研究をまとめると、再発率は継続群が27％、偽薬群が64％であった。副作用について、例えば体重増加は継続群10％、偽薬群6％、不随意運動がそれぞれ16％、9％であった。統計解析が行われ、結果として、薬物療法を続けることによる利益は副作用を上回った。

　問題が一つのメタアナリシスで解決されるわけではない。メタアナリシスを集めたメタアナリシスが存在することもある。数年後に新たなメタアナリシスが出現して結論が変わることもある。しかし臨床の現場において目安となることは確かだろう。

　理屈を必要とすると、二つの群に分ける、偽薬を使用する、統計数値が出てくる、など、ともすると冷たい印象を与えるかもしれない。しかし、このような研究には、良い治療を施したいという願いが込められており、常に研究を続けることは真摯な態度であると筆者は思う。

どのような治療法があるか

　こころの病気の治療は、病院や診療所の医療機関において完結する場合と、医療機関だけでは不十分であり、福祉機関などをも交えて行われる場合がある。さらに治療の目標は支障のない社会生活を送ることであり、患者によっては医療費の公費負担などの福祉施策が必要とされるだろう。

　また治療に関わる職種も多岐にわたる。医師、看護師、作業療法士、薬剤師、精神保健福祉士、介護福祉士、社会福祉士、心理療法に携わる職種──彼らが、連携というより、他の職種の動きを念頭に置きながら自らの職責を果たすことが重要であろう。

---

80) Grant PM, Huh GA, Perivoliotis D, Stolar NM, Beck AT: Randomized trial to evaluate the efficacy of cognitive therapy for low-functioning patients with schizophrenia. Archives of General Psychiatry, 2012; 69: 121-127.
81) Leucht S, Tardy M, Komossa K, Heres S, Kissling W, Salanti G, Davis JM: Antipsychotic drugs versus placebo for relapse prevention in schizophrenia: a systematic review and meta-analysis. Lancet, 2012; 379: 2459-2464.

本書では治療におけるすべてを記す余裕がなく、またそれは本書の目的ではないので、医療機関における治療の一部に限定する。

治療は「形態」と「内容」から分類できる。

治療の「形態」は通院治療か入院治療かの2種類がある。もちろん通院と入院は互いに入れ替わり得るので、初めに入院治療、退院したら通院治療、調子が悪くなったらまた入院治療と、どちらかだけで足りるものではない。どちらが良いとも悪いともいえない。

治療の「内容」は精神療法か、薬物療法か、あるいは作業療法などの他の治療か。各々の治療法は排他的ではなく、並列可能であり、精神療法だけが行われる、薬物療法と作業療法が同時に行われる、などさまざまな組み合わせがあり得る。

本書では治療の「形態」でなく、「内容」だけを記す。そして、精神療法、薬物療法、電気けいれん療法、作業療法に限定する。

精神療法

1．はじめに

精神療法、心理療法、カウンセリング、どう呼んでも大枠は同じことになるので、ここでは、まとめて精神療法とする。

「こころの働きのある側面に他者が関与して不調を改善する」。精神療法を極めて簡単に示すと、そうなる。

ところで、医療機関の中ではなく、人々の集まっている日常の社会の中では、ある人のこころの働きに他の人が働きかける場面は頻繁に起こっている。対人交流は本来そのようなものである。

収集日でない時に不燃物を持っていったら、近所の人が「今度の金曜日ですよ」と教えてくれる。別の人が「ごみ収集の日も知らないのか」と注意する。教示、叱責、ともにこころへの働きかけである。

試験や試合に失敗して打ちひしがれている学生を慰める。「この商品の方が良い」と店員が勧める。「その方法は間違っている」と上司が指摘する。「あの映画はとても良い出来だ」と友人が意見を述べる。いずれも、ある人が別の人のこころへ働きかけている。

働きかけた人は、その働きかけが正しいと思っている場合から、間違っているかもしれないと考えている場合までさまざまであろう。また相手の気持ちを考えもせずに働きかける場合から、配慮し過ぎて控えめになる場合まで多様である。さらに働きかけられた人が納得する場合から反発する場合までいろいろ考えられる。

しかし、精神療法では、日常生活の出来事のやり取りが対象なのではなく、こころの病気が対象である。働きかける人は専門家なので、患者の状態を観察しながら、自分の発言が患者に対する間違った働きかけとならないようにと考えながら、患者の感情を揺さぶらないようにと配慮しながら、働きかけたり、あるいは働きかけを控えたりするだろう。

しかし、それでも、精神療法の行われる場は、日常の対人交流の場とはまったく異なる特殊な状況ではなく、いわば日常の対人交流の場の様式化された変形場面である。特殊な、見たこともない、儀式のような方法が使われるのではない。そのような方法はない。専門家が想像もつかないような呪文を唱えるのではない。そのような言葉はない。

「様式化された変形場面」とは、第一に、働きかけられる人はこころの病気を持った患者であり、働きかける方は特別の勉強をし、臨床経験を積んでいる専門家である。日常場面とは異なる。第二に、患者と専門家が出会う所は診察室や相談室などに限定される。日常の環境とは違う。

他方で、日常と異ならないのは、第一に、特殊な専門用語が飛び交うのではなく、誰もが耳にしたことのある言葉が使われることである。第二に、部屋の中には特殊な装置ではなく、普通の机といすがあり、専門家と患者がたいていは座っていることである。

そこで何が行われるのか。

雑談ではない。説得でもないだろう。いくら説得しても幻聴が消えるはずはない。また、専門家が患者のこころの奥底を探って、何らかの問題点を見つけ、それが症状や病気と関連していると考え、何らかの特定の働きかけをするのでもない。こころはあまりに複雑なので奥底までたどりつかない、あるいはどこが奥底か分からない。見つけた問題点らしきものが症状や病気と密接に関連していることを証明するのは不可能に近い。すると、どのような働きかけになるのだろう。

あるいは、精神療法の達人のような専門家がいて、多くの患者を治すかもしれない。しかし、重要なことは、普通の専門家が修練を積むことにより実行できなければ、実際上の意義が小さいということである。達人にしかできないのならば、数多くの患者の治療にあたるためには多数の達人が必要となるが、それは現実的にあり得ない。すると達人も普通の専門家も外見上は同じような働きかけをすることになるが、それはどのようなものなのだろう。

さらに加えて、別の観点から見ると、精神療法の有効性が前述の方法により、おおよそ確かめられていることが望ましい。

2．二つの精神療法

精神療法の方法や内容を、ある程度まで定型的なものと、さほど定型的とはいえないものとに分けて、考えてみる。

前者の精神療法は、これこれこういう内容です、と説明できる。このようなやり方で行われます、と示すことができる。これこれの病気に有効なことが確かめられています、と伝えられる。このような条件を満たした精神療法を、ここでは「定型的な精神療法」と呼ぶことにする。

後者の精神療法は、内容や方法を言葉ではっきりと示しにくい。さらに、有効といえるかどうかが分かりにくい。このような精神療法を、ここでは「その他の精神療法」と記す。

「定型的な精神療法」は、一部の病気に有効であるが、すべてのこころの病気に有効なのではない。薬物療法と同様にすべての病気に有効な精神療法はない。また行う回数あるいは段階の決められていることがある。例えば、10回で終了、あるいはこの段階まで来た

ら終わる、などのように。

　ここで診察場面を想像してみよう。

　初診の時から「定型的な精神療法」が始められるだろうか。そうではない。医者が診察をして、診断をして、患者の状況をある程度まで把握してから、「定型的な精神療法」が向いているかどうか、この患者の利益になるだろうか、という評価をした後に、インフォームド・コンセントの手続きを経て、「では始めましょう」となるが、そこに至るまでに少なくとも数回の受診が必要だろう。また、例えば10回の「定型的な精神療法」が終わったならば通院は終了するのだろうか。そうではないだろう。ほとんどの場合に通院は続けられる。なぜなら病状が改善したら受診する必要がなくなるのではないからである。通院を止めて、すぐに悪化して元の状態に戻る可能性が否定できないので、良くなってから当分の間、再び悪くならないかどうかの経過観察が必要である。人間のこころは、修理をしたらもう故障しないという機械とは異なる。あるいは、機械の場合でさえ、修理者はその後の動き具合を気に掛けるのではないだろうか。もしかしたら再び故障するのではないか、と。

　すると、通院期間の中で「定型的な精神療法」の占める期間は一部である。では、それ以外の期間、医者と患者は何をしているのだろうか。「調子はどうか？」などのやり取りはもちろんするだろうが、他は雑談なのだろうか。あるいは、そもそも「定型的な精神療法」に向いていない病気だった場合、長期にわたる通院の間、医者は調子を尋ねて処方箋を切り、他に話をしても雑談だけなのだろうか。

　そうではないだろう。そこで行われるやり取りは、雑談ではなく、精神療法と考えるべきである。「定型的な精神療法」の前後、あるいは途中においてさえも、別の精神療法が行われている。この時の精神療法が「その他の精神療法」である。

　つまり、繰り返しになるが、精神療法には大ざっぱにいって2種類がある。一つは内容や方法をはっきりと伝えることができる精神療法（定型的な精神療法）、他方は、厳しく言えば、あいまいで有効かどうか分からない精神療法（その他の精神療法）である。前者だけを精神療法としてしまうと臨床の実地にそぐわない。大変短い時間であっても、診察における医者と患者のやり取りは、医者側の言葉を選んだ発言によって舵が取られ、患者が話をするという構造になっているので、いかに有効性が不明瞭であってもある種の精神療法といえる。

　本書では「定型的な精神療法」である認知行動療法（cognitive behavior therapy）と対人関係療法（interpersonal psychotherapy）のうち、前者を取り上げる。後者の対人関係療法は認知行動療法とともに、例えば社交不安障害に有効であることが報告されている[82]。

　そして、有効性が確かめられていなくとも、医者が舵を取るやりとりである「その他の精神療法」を重視して記す。

---

82) Stangier U, Schramm E, Heidenreich T, Berger M, Clark DM: Cognitive therapy vs interpersonal psychotherapy in social anxiety disorder: a randomized controlled trial. Archives of General Psychiatry. 2011; 68: 692-700.

3．認知行動療法

「認知療法」、「行動療法」、「認知行動療法」という三つの言葉がある。
それぞれについて考えてみよう。

1）認知療法

「認知療法」における「認知」とは、患者の物事の考え方、捉え方を指す。認知療法はそこに焦点を当てる。

粗っぽく記してしまうと、患者が「自分は不幸な人間だ」と思っていたならば、専門家が「世界には寝る場所も食べる物もない人々がいるが、彼らと比べて不幸の度合いは大きいのか」と伝えると、患者は「そうでもない、もっと不幸な人々がいる」と思うかもしれない。「もっと不幸な人々に比べれば、自分はそんなに不幸ではないのかもしれない」と考えられれば、気持ちが楽になり、それがからだに良い影響を及ぼし、心身が良い状態となり、「では前向きにやってみよう」という意欲が湧いてくるかもしれない。ここでは考え方が多少とも変わり、行動に及んでいる。

しかし、そのように単純な話ではないことは容易に分かる。

患者が「自分は不幸な人間である」という考えを抱いている時に、その考えは病気の症状としての考えである。ところで、日常生活において、例えば「今日はおそらく晴れだろうから、傘を持っていかない」と考えていたが、「天気予報は雨だから、傘を持ってきなさい」と指摘された。一般に、人々の勘よりも、天気予報の方が信用できるだろうから、「では、傘を持っていこう」と考えを改めた。ここで重要なことは、「今日はおそらく晴れだろうから、傘を持っていかない」という考えは、病気により出てきた考えではないことである。さらに、傘についての考えならば、考えを変えることはよく起こるかもしれない。しかし、「信念」のような生き方に関わる考えの場合、人々は自らの考えを、迷いながらも、なかなか変更しないことがあると想像する。例えば何かのスポーツ競技で、負けが込んでいるのに、「今度の試合も今まで通りの戦略で臨む」と監督が言ってマスメディアから叩かれた。監督は迷いながらも、自らの信念に基づいて戦略を簡単には変えない。ここでも重要なことは、戦略に関する監督の考えは病気の症状によるものではないことだ。

病気の症状として「自分は不幸な人間である」と考える時、その患者が自らの「自由な」意思の決定として、そう考えたのではないことは、ほとんど明らかである。気分は悲しく、寂しく、からだが重くて動かない、新聞を手にしても活字が頭に入らない、夜も眠れず、食欲も落ちている、毎日がつらくてたまらない、自分はもう先行きが長くないだろう、という状態にさいなまれている中で、その人には何の落ち度（責任）がないにもかかわらず「自分は不幸な人間である」と考えたのであるが、それは「考えた」というより、「（病気のために）そう考えるほかはなかった」という方がふさわしい。

そのような時に、「世界には寝る場所も食べる物もない人々がいるが、彼らと比べて、あなたの不幸の度合いは大きいと言えるか」と単に伝えて、患者が考えを改めるとは思えない。

すると、認知療法において、患者の「認知」に焦点を当てて、それを変えるという方法

には、患者に伝える時の高度に組織化された技法、および患者が何回も繰り返して試みる時間の二つがまず必要となるであろう。

そして、物ごとの捉え方が徐々に変化していくと、それに引きずられて行動も変わってくる。長い時間をかけて、「自分はそんなに不幸な人間ではないのかもしれない」という考えが前景に立ち始め、「自分は不幸な人間である」という考えが背景に退いていくと、「寝込んでばかりいても仕方がない。部屋の片づけでもしてみよう」とからだの動きが出てくるかもしれない。

2）行動療法

行動療法は、まさに患者の行動の仕方に焦点を当てる。

例えば、高い所は怖いと退いている人が、50cmの高さの台の上に10秒間立つ、これを1日2回1週間繰り返す。次に10秒間ではなく、20秒間立つ。次に、70cmの高さに上げる。1日2回10秒間、台の上に立つ。これを1週間続ける。次に20秒間に延長する。このように少しずつ高さと時間を増やしていき、高所に慣れるようにする。数カ月もたつと、以前ならば考えてもみないほど、例えば200cmの高さに立っていることができる可能性がある。行動がある程度に変わってくる。

ここで変わってくるのは行動だけではなく、認知（つまり、考え）も変わっている。なぜなら、50cmの高さの台の上にまさに立とうと足をかける時、怖いという感情はおそらく出てくるだろうが、その感情に尻込みせずに、「そんなに高くないから大丈夫だ」と「考えて」、自らに言い聞かせる。実際に台の上では怖いだろう。しかし10秒後に台から降りた時に、事がうまく運ぶと、「怖かったから、もう嫌だ」ではなく、「よくやった。次もまた試してみよう」と自らを励ますように「考える」かもしれない。つまり、行動療法では、行動が変わると同時に、認知（考え）も変わっている可能性がある。

しかし、認知療法と同様に、このように単純な話ではないことは容易に分かる。

高所恐怖症の人が、高い所を避けるのは、不安を避けるためである。高い所が「怖い」のは、普通の意味における「怖い」からではなく、不安に伴う恐怖感を覚えるからである。「不安」症状は、おそらくすべての人が耐えることのできない恐怖感を伴う。世間の人々は、高所恐怖症（虫恐怖症でも、飛行機恐怖症でもよい）の人が口にする「怖い」という言葉を、普通の意味の「怖い」と受け取り、「不安に伴う恐怖感」の意味にはとらないので、高所恐怖症の人のおびえた姿を理解できず、得てして軽く見るのである。世間の人々も、不安症状の恐怖を実際に体験してみたならば、おびえすくんで、動けなくなるだろう。

すると、初めは50cm、次は70cmの高さ、初めは10秒間、次は20秒間、と機械的に進めていっても、うまくいかないであろう。なぜなら、対象としているのは、普通の「怖い」ではなく、「不安に伴う恐怖感」という病気の症状であるからだ。

行動療法において、患者の「行動」に焦点を当てて、それを変えるという方法には、認知療法と同様に、患者に指示する時の高度に組織化された技法、および患者が何回も繰り返して試みる時間の二つがまず必要となる。

4）認知行動療法

ところで、前述のように、行動療法においては、行動が変わるとともに、認知（考え方）も変化している、ということができる。高い所に立つという行動の変化とともに、同時に高い所でも大丈夫だという考え方の変化も伴う。一方、認知療法では考え方が変わり、その結果として行動が変わる。同時に変わるのではない。「自分は思っていたほどに不幸ではないのかもしれない」と、こころに少しずつ沁み入るように考えが変わっていき、それに引きずられるように、「何かしてみようか」とからだを動かす。

従って、行動療法は認知行動療法と言い換えることができる。認知療法は認知療法のままである。しかし認知療法も考え方の変化だけでなく、行動の変化をも狙うのであろうから、細かく分けずにまとめて認知行動療法とここでは呼んでおく。「認知療法」、「行動療法」、「認知行動療法」の言葉の使い分けには、専門的には細かな議論があるのだろうが、本書では「認知行動療法」にまとめてしまう。

5）方法の概要

ⅰ）はじめに

「認知（考え）」や「行動」を変えることは、マウスを対象としても、人間を対象としても、それは一つの個体としての動物なのだから、容易ではない。しかし、認知行動療法が対象とするのは、病気の症状である。日々の生活に支障を来すほど苦しむ患者に現れた症状の軽減を目指して、認知行動療法が行われる。治療であるから、容易ではないけれども、さまざまな工夫をして、実行可能な方法がいろいろと提案されている。そして、症状の改善は短期間には望めず、ある程度の期間を必要とする。その間は地道な作業の積み重ねである。特効薬がないのと同じように、魔法の方法があるのではない。

ⅱ）概要

認知行動療法の取り掛かりは、患者の症状の特徴を細かく評価した上で、診察者が患者の意見を取り入れ、これからの取り組みの計画表のようなものをまず作ることだ。計画表にのっとって進めていくのだが、ここで重要と思うのが、診察者が「やりなさい」と指示を出して、患者が「分かりました」と従うのではないということである。診察者は患者の様子を見ながら、助言や方法の修正を行う。診察者が患者一人に任せず、もう大丈夫だというところまで併走する形になる。いわば、巣立ちの日を迎えた雛を、親鳥が近くで見守るように。卵からかえった雛に餌を運び続けたのは、この日を目指していたからであった。

認知行動療法の計画表は、それについての解説書の類を読むと分かるように、細かな段階づけがなされており、いろいろな取り決めがある。これを普通の外来診療の忙しい合間に行うことは難しい。この治療法を行う専門家のいる医療機関や相談所で行われるか、入院治療の際に行われることになるだろう。

さらに、すべてのこころの病気に効果があるのではなく、患者の症状と取り巻く状況を把握し、有効だろうと判断された場合に計画的になされる。

4．その他の精神療法

1）日常の診察や面接で行われる精神療法

ⅰ）はじめに

　患者の話を聞き、診察者が何らかの言葉を口にする。それは世間の日常の会話とは異なる。診察や相談に乗る時に、日々のやり取りと同じでは意味がない。患者の話を聞く目的は、病気の症状の緩和あるいは生活の困窮の軽減である。もし人々の普通の話がこの目的を達成できるのならば、精神科医や精神保健福祉士は不要となるが、実際は違う。従って、患者の話を聞く、あるいは患者と相対するという作業は日常と異なっていなければならない。

　しかし、それは容易なことではない。

　患者や家族の話を聞くことは容易である。聞きながら相づちを打つ。これも慣れると難しくない。専門家でなくとも可能であろう。

　ただ、話をずっと聞いている、時に相づちを打つところに留まっていては時間が過ぎるだけである。

　なんらかの反応、返事をする必要があるが、その反応は日常の雑談ではないので、治療上意味のある返事をしなければならない。しかし、これは聞いたこともないような特殊な返事ではなく、独特ではあるが日常の言葉を使用した応答となるだろう。これは専門家でなければできない。

　さらに容易でないことは、耳をすまして話を聞いた後で、こちらのこころの中に浮かぶ考えや感想をひとたび保留にすることだ。なぜなら、こころに浮かんだ意見が日常世間の意見とよく似ていたならば、間違っている可能性が高いからである。そうではなくて専門的な考察から生まれた感想であったならば、それこそ臨床的に、あるいは理屈としてふさわしいのかどうかという検証を行う。

　「上司が厳しくてびくびくしています。仕事に集中できなくて。朝、目覚めた時には会社に行きたくないという気持ちがあるんです」と患者が述べたとすると、いろいろな状況が考えられる。例えば、第一に、上司が実際に理不尽に厳しく、他の多くの社員もびくびくしており、辞めようとしている者も出てきている。第二に、上司は厳しくないのだが、患者が他者からの評価を過敏に受け取り、情動的に反応する傾向を有している。第三に、上司は厳しくなく、患者も普段ならば叱責されても受け流せるのだが、他の問題、例えば町内会の気の進まない役割を任され、ある行事の準備にてこずり余裕がない日々を送っており、仕事に集中できない。第四に、上司も職場も無関係であり、うつ病相が始まっている。他にもいろいろあるだろう。患者のある発言について、さまざまな可能性が考えられ、どれが正しいのか、あるいは考えつかないことに正しい答えがあるのかもしれず、さらに患者に尋ねてみないと推測できない。あるいは、患者自身が気づいていないことの中に、訴えに関与している出来事があるかもしれない。確かそうな答えは簡単には見つからないので、それまでは判断を留保する。もし、上司が理不尽なほど厳しいのかどうかを確かめ

ずに、「上司がそんなに厳しいのならば出勤したくない気持ちも分かる」と即断してしまうと、診断を間違えるのは明白である。

このような問診はまさに問診であって定型的な精神療法ではないが、すぐれて精神療法的であると思う。その理由の一つは、患者が、自らの悩みの背景を専門的にいろいろな角度から考えてもらった、という安心感を抱く、言い換えれば「ホッとする」可能性があるからである。

ⅱ）「ホッとする」ということ

さほど時間を割けない診察の間に、「ホッとする」という体験を患者が抱くことができれば、それは良いことだろう。その体験は頻繁には起こらないかもしれない。しかし、次のようになれば意味があると考える。

ある診察の後に「ホッとした」。次の診察では「ホッとしなかった」。前者を○印、後者を×印で表記する。初診から10回目の診察までの間、○印が1回、×印が9回であった。11回目から20回目までの診察では○印が4回、×印が6回であった。次の10回の診察において○印が7回であった。1回1回の診察は、○か×かのどちらかであるが、全体の流れを見ると、○印が少しずつ増えている。これは患者にとって良いことだろう。診察を終えて帰宅した時、家人にわずかなほほ笑みをもらすかもしれない。薬をきちんと飲もうという意識が高まるかもしれない。床に就く時にイライラが少し減っているかもしれない。

しかし、患者が「ホッとする」ような診察を行うことは簡単ではない。魔法のような話し方があるわけではなく、呪文のような言葉はほとんどあり得ない。

「上司が厳しくてつらい」と患者が言った時に、「つらい気持ちはよく分かります」と言うべきか、言わないでおくべきかの判断は難しい。実際に上司が厳しいのならば「つらい」のは理解できないわけではないが、上司が厳しくないのならば、「上司が厳しくて」・「つらい」の前半は無関係なので、ただ「つらい」となる。この気持ちはその原因が理解しにくいかどうかではなく、単に原因が理解できない。しかし患者が「つらい」と感じている事実は確かである。原因が理解できないが、事実はある。重要なのは後者であろう。

すると、患者の言葉に対する面接者の反応の仕方はさまざまであり得る。「（理解できるかどうかはおいておき）つらい気持ちはよく分かります」と言う、「そうですね」とあいまいに口にする、「ふーん」とつぶやく、身ぶりでうなずく、何も反応しない、などが考えられる。

難しいのは、面接者のどのような反応が患者を落ち着かせる（ホッとさせる）か分からないことである。また一人一人の患者は別の人間なので、同じ反応が同じ結果を生み出すとは思いにくいので、患者ごとに抱く感想が異なるだろう。すると患者ごとに対応を少し変える必要が出てくる。

このようなところまで考えて、患者に応対することは至難の業である。しかし、このようなことまで考えて行われる診察が、日常の診療である。

ⅲ）工夫できること

日常の診察につきまとう、このような難しい課題に際して、「Ⅱ．患者と接する時の工夫」

（12頁）で記した事柄は、多少とも役に立つかもしれない。患者が「ホッとする」ことにつながる可能性がある。

つまり、「患者と90度に位置する」、「光を背に受けない」、「『なぜ』、『どうして』という質問をできるだけ避ける」、「丁寧語を交える」、「常識心理で考えない」、「家族が病気の原因であることは極めてまれである」、「自分の体験談を持ち出さない」、「秘密を守る」、「特別患者を作らない」など、いわば「患者に害を与えない」ことを日々の診療において地道に続ける作業は、臨床上は有益であると感じる。

iv) 支持的精神療法

上述の方法は、結果的に「支持的精神療法」につながると考える。支持的精神療法は"supportive psychotherapy"の和訳である。「支持的（supporitve）」とは患者を「支持する」という意味になるが、「支持」の語はかなりあいまいな、焦点が明確でない印象を受ける言葉である。患者の何を支持するのか。

「毎朝、からだが重くて、起きるのが苦痛です」と患者が述べた時に、どう答えるのが「支持」になるのか、明確に述べることは困難である。

従って、「支持」の語にとらわれず、上述の工夫をもとに、さまざまな可能性（前出の例で「上司が厳しい」のは本当なのか？など）を考慮しながら、患者に応対する作業は、結果的に患者を「支持」することになると考える。

本来の支持的精神療法は、もう少し限定的な意味を持つ精神療法だろう（ここは一般の教科書を参照してほしい）が、日常の診察がどの精神療法に当てはまるのかと考えると、それは支持的精神療法である。

医学生物学の論文の巨大データベースである"PubMed"にはMeSH（Medical Subject Headings）というキーワード集があって、これを使って検索すると目的の論文が探しやすいのであるが、「支持的精神療法（supportive psychotherapy）」はMeSHに含まれていない。「認知行動療法」よりも格下の治療法のような存在にも見える。しかし内容の明確な「認知行動療法」だけでは日常の診察はとてもこなせない。

支持的精神療法の長所の一つは、患者が安心感、つまり「ホッとする」感覚を抱くことを助ける点にあるかもしれない。ただし、注意点は支持的精神療法の有効性を科学的に確かめることが困難な点にある。

2) 主に子どもを対象とした精神療法

次の三つは幼児や小学生の患者の一部を対象として行われることがある精神療法の一部である。

このような年端のいかない子どもが、深い悲しみの中でさ迷い歩いているような病態を呈していることがある。子どもであるために症状を詳細に聞きとることが難しいが、このような病態の多くは、不安障害や気分障害に当てはまる可能性がある。あるいはやむを得ず劣悪な環境の中で過ごしている可能性もあるかもしれない。このような場合、薬物療法は第一に行う治療として選択しにくい。そして定型的な精神療法は年少過ぎて行うことができない。すると、その他の精神療法となるのだろうが、ここでも年少のために言葉のや

りとりの難しいことがある。

　言葉のやりとりに代わるものはないだろうか。

　次に挙げる遊戯療法、箱庭療法、そして絵画療法は、言葉のやりとりの代わりになり得る。これらは、条件はあるものの、手軽であり、さほど難しくはなく、しかも子どもたちの興味を引き付ける。

　ただし、注意点は、ここでも、これらの関わり方が有効であるかどうかの科学的な根拠があるかどうかと問われると、「そうではない」と言わざるを得ない点である。従って、これらの治療法を診察の補完的役割として留めておく慎重さが必要と考える。

ⅰ）遊戯療法

　特に子どもは遊びが生活の中心である。

　生まれて数カ月の赤ん坊が天井から吊るされた回転する玩具を飽きずに眺める。部屋を転がるボールを拙い歩き方で追いかける。水をかけて固まらせた砂を山の形に盛り上げトンネルを掘る。あこがれの戦士になって刀で見えない怪獣と戦う。人形と一緒に模型の家具を配置して家を作る。小学生になると、一人での遊びから他の子どもたちとのやり取りによる遊びが中心となっていく。しかし、この移行は、もちろん程度の問題であって、どちらかと言えば一人での遊びが主体となる子どもから、どちらかと言えば他の子どもとの遊びが主体となる子どもまで、さまざまであろう。中学生以降も形を変えながら遊びは続いていく。

　遊戯療法は、診察室（普通は遊戯療法室）で子どもが遊ぶことにより成り立つ治療法である。

　ある程度の広さの部屋にさまざまな玩具が置かれている。子どもは治療者とその部屋に入る。養育者と離れたがらない子どもの場合は、養育者も一緒に入ることがある。そこでは、度を超したことをしなければ、とりあえず何をしてもよい。窓ガラスを割って、その破片で自らの腕を傷つけようとしたならば、これは度を超えているので、どんな治療者でも止めるだろう。しかし、そのような場合以外は、どの程度までの遊びならば許すかは、治療者により異なるだろう。水をまき散らしても構わないとする治療者から、洗面台以外では水を使わないようにと制する治療者まで、さまざまであるが、これは善悪の問題ではない。

　遊びの主導権は子どもの方にあり、治療者の方から「これをして遊ぼう」と指示することは、普通はない。子どもが遊びを通して何らかの表現をすることが目的であり、当然ながら治療者が楽しむものではない。

　遊戯療法室での観察は、診察室での観察と同等に考えるのだから、大人が診察室で「悲しくてつらい」と涙を流した場面と、子どもが遊戯療法室で玩具を叩いて壊した場面とは同列になる。しかし、大人の場合は、涙を流したことの背景にどのような症状があるのか、言葉によるやり取りにより、程度の強弱は別にして確かめることができる。一方、子どもの場合も、玩具を壊したことの背景にある症状を、推測ではなく、確かめるためには、ある程度まで言葉によるやり取りが必要になるだろう。しかし、それは大人に比べてかなり難しい。

ここで、「子どもは問診が難しい」としてしまうと、推測に留まり、それが続く。ところで、「なぜ」、「どうして」という質問を避け、「はい」、「いいえ」で答えられる質問を使うといった前述の工夫をすると、小学生の低学年であっても、時には5歳くらいであっても、例えば「（理由もなく）悲しい」気分があるかどうかを、言葉のやりとりにより確かめることができる場合がある。従って、遊戯療法は、それが主体となって続けられるものではなく、普通の診察を補完するものとして捉えておく方がよいと考える。そうでないと、子どもの患者の経験の乏しい治療者が子どもの患者を見ざるを得ない状況にあった時、「自分には無理だ」と初めから匙を投げかねない。

　遊戯療法により子どもの症状が明確に軽減する場合がある。しかし、遊戯療法を続けても「いかんともしがたい」と感ずる場合もある。例えば、心的外傷を負った子どもや青年の重篤な精神症状（抑うつ症状、不安症状など）に対して、遊戯療法の有効性は示唆されなかった[83]。

　しかし、遊戯療法は重要である。特に、「病院に行くと治療者と一緒に遊べる」という体験が通院の動機づけとなり、通院が長く続き、症状が改善していくうちに、「病院に行くより、友達と遊んでいた方がよい」と通院を渋るようになる子どもを見ると、これだけで遊戯療法が有効であったとはもちろん言えないが、治療者と遊ぶ体験の繰り返しが、その子どもに何らかの良い影響を与えたのではないかと考えざるを得ない。

ii）箱庭療法

　平らな箱に数cmの厚さに砂が敷き詰められている。傍らの棚に小さな玩具が並んでいる。その玩具には、実にさまざまな種類があり、男の子、犬、車などど列挙するのが不自然なほどである。蛇もあれば、白雪姫もある。

　「砂におもちゃを並べて、何かの場面を作ってください」などの指示を与えて、治療者は傍らに座る。治療者は、患者がどの玩具をどこに置いたかを筆記するが、患者の行動に関与しないので、箱庭療法は一人遊びの側面を有している。しかし、治療者が傍にいるので、単なる一人遊びではなく、かつ置いたおもちゃを動かしてはいけないという決まりはないので、作ってはまた作り直すという動的な側面も有している。何もない平らな砂地に、ある場面を、まさに創造する行為といえるだろう（図10）。

　毎回の診察あるいは面接のたびに行って不自然ではない。完成した場面を写真にとって、後で振り返ることもできる。

　箱庭療法を得意とする専門家は、毎回の場面の流れから、患者のこころの内面についていろいろな解釈をすることがある。解釈は推測であり、正しいかどうか確かめることが難しいが、解釈の上で説明をしようとする試みは意義があるといえるだろう。しかし、そのようなことをせずとも、遊戯療法の一つとして捉え、控えめに「患者の通院への動機づけを高め、治療者と患者との関係を円滑にする方法」と位置づけるだけでも、その意味は十

---

83) Wethington HR, Hahn RA, Fuqua-Whitley DS, Sipe TA, Crosby AE, Johnson RL, Liberman AM, Mościcki E, Price LN, Tuma FK, Kalra G, Chattopadhyay SK; Task Force on Community Preventive Services: The effectiveness of interventions to reduce psychological harm from traumatic events among children and adolescents: a systematic review. American Journal of Preventive Medicine, 2008; 35: 287-313.

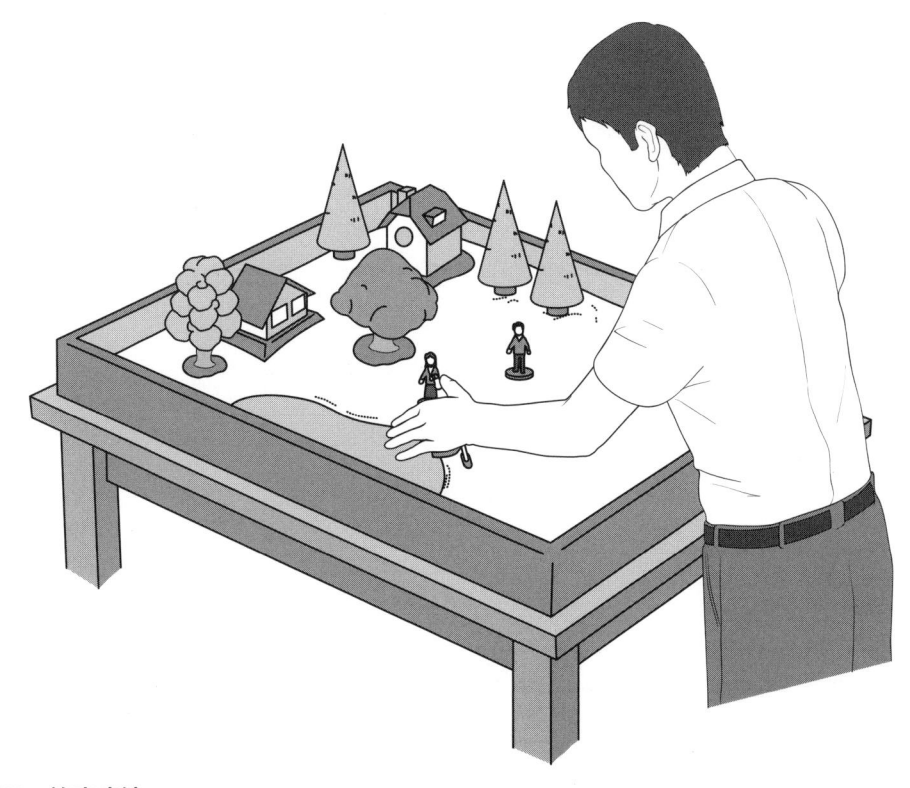

図10　箱庭療法
　たくさんの玩具（ミニチュア模型や人形）の中から、好きなものを選び、自由に配置して場面・情景を創造していく

分にあると考える。

iii）絵画療法

　絵を描くことは、文章を書くことよりも楽しい場合がある。文章は、考えて、言葉に置き換えなくてはならない。絵は、考えて表すこともあるが、考えずになぐりがきすることもできる。

　絵画療法では、描かれた絵がうまいかどうかは問わない。また正解の絵もない。絵は、もともと、間違っている、正しいという価値判断になじまないからである。風景画もなぐりがきもここでは同等である。しかし、むやみやたらに、あるいはその時の気持ちの趣くままに描くのではなく、ある程度の決めごとの中で描く方が、患者にも、治療者にとっても、簡便である。

　ここでは「風景構成法」と「相互なぐりがき法」の二つの方法だけに触れる。他の方法については、成書にあたっていただきたい。

　必要な物は画用紙とクレヨンと黒色のサインペンである。

　患者に画用紙を手渡す前に、黒のサインペンで一本の線の縁取りをする。つまり枠を付ける。この枠は箱庭療法における箱の枠に当たる[84]。

84）中井久夫：枠づけ法覚え書．芸術療法，1974; 5: 15-19.

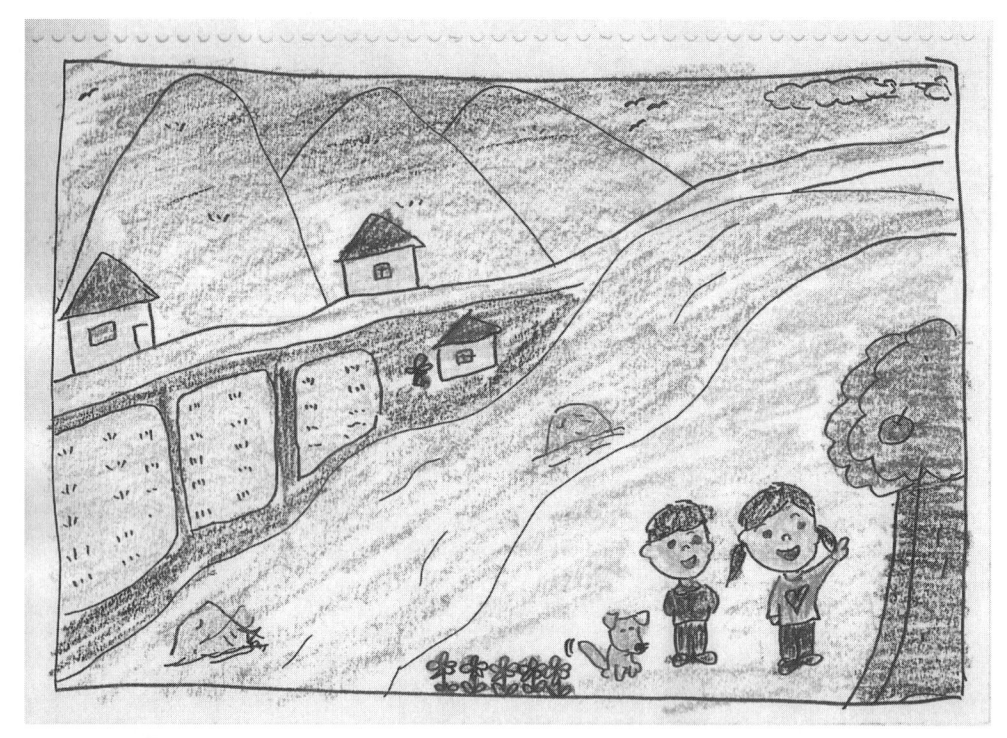

図11 風景構成法
　B5判ほどの画用紙にサインペンで黒の枠付けをし，渡す．10個の決められた物を順番にサインペンで描いてもらい，追加の物があれば描かせる．最後にクレヨンで色付けする．図は筆者の知人が描いた．知人の承諾を得て掲載．

　患者は，枠となっている黒の線による長方形の中に絵を描く．確かに，描く者から見ると，枠があった方が描きやすいかもしれない．

風景構成法[85]
　画用紙に枠を付けた上で患者に渡して，「最後に風景となるように描いてください」という指示を与えておいてから，決められた10個のものを順番にサインペンを使って描いてもらう．10個のものとは「川」，「山」，「田んぼ」，「道」，「家」，「木」，「人」，「花」，「動物」，「石」である．そして，最後に「付け加えたいものがあれば描いてください」と伝える．サインペンで描き終わったら，クレヨンで色付けする（図11）．
　おおよそ大きなものから小さなものへという順番になっているが，「山」からではなく，「川」から描き始める点に一つの特徴があるといえるだろう．「山」を描いてから「川」を描くことは比較的易しいだろうが，互いに似通った絵が生まれやすいかもしれない．しかし，「川」を描いてしまってから「山」を描く場合，風景として成り立たせるために工夫が必要である．そこに個人個人の考えが表現される可能性は大きい．
　毎回の診察あるいは面接において連続して実施するのではなく，経過の節目と考えた時に描かれた絵を並べてみると，病気の重症度を反映しているのではないか（例えば，風景

85）中井久夫：風景構成法．精神科治療学，1992；7：237-248．

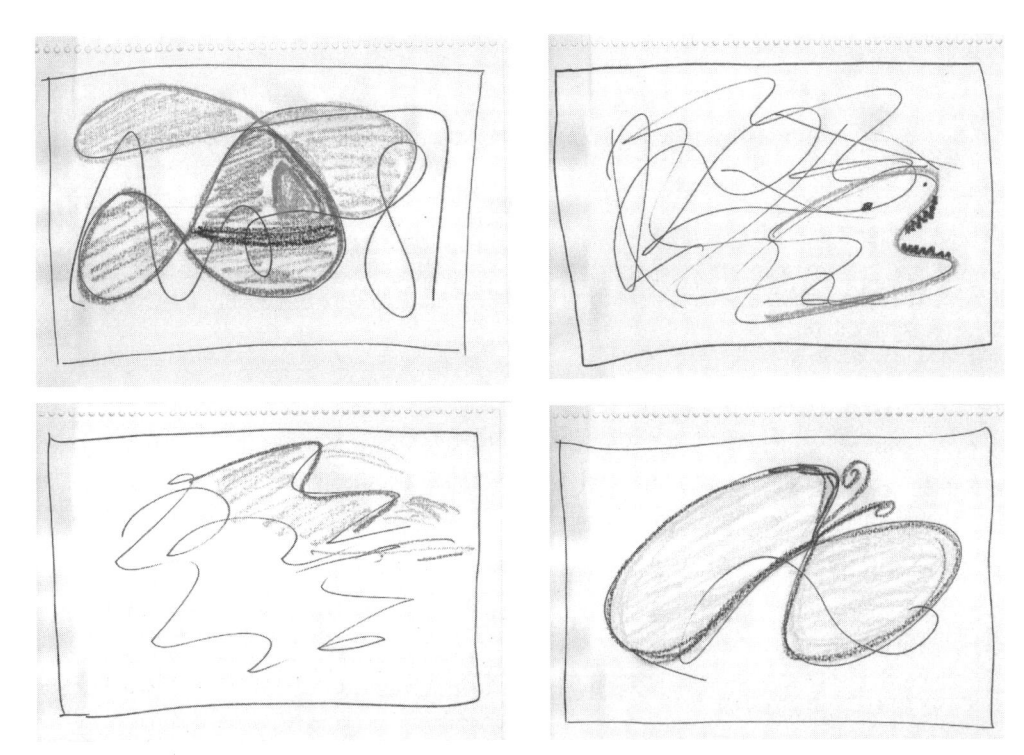

図12-1　相互なぐりがき法
　二人で行う。一方が画用紙に枠付けをする。他方がそこになぐりがきをして、戻す。一方がなぐりがきの線の中に見えるものを色付けする。次は、枠付け、なぐりがき、色付けの役割を交代する。これを繰り返す。ここでは4枚の絵が描かれた。

としての構成が崩れている場合と整っている場合)、患者のこころのある側面が表されているのではないか（例えば、川辺に一人でたたずむ人物と、並んで泳ぐ二人の人物）、症状の変化を示しているのではないか（例えば、何回も書き重ねられた線から、一本で済んでいる線へ）といった推測をすることもできる。

相互なぐりがき法[86]
　この技法は、幼児や小学校低学年の子どもであっても可能であり、「相互」に行うやり取り遊びにもなり、一方、あいまいなところに具体性を見出すところに、課題画と異なる特徴がある。
　一方の人が画用紙にサインペンで枠を付けて、もう一方の人に渡す。渡された人は、サインペンでなぐりがきをする。そして、元の人に戻す。その人は、なぐりがきされた黒の線を見て、人や動物や物や状況がないか探す。これと思うもの――例えば「うさぎ」――が見つかったならば、クレヨンで描く。そして相手に見せる。次に、役割を反対にして、同じことを繰り返す（**図12-1**）。
　1回に何枚もの絵が生まれることもある。それも二人の共同作業である。戯れに、4枚の絵を抜き出して、4コマ漫画の物語を作ることもできる（**図12-2**）。前述の遊戯療法の

---
86) 中井久夫：相互限界吟味法を加味したSquiggle (Winnicott) 法. 芸術療法，1982; 13: 17-21.

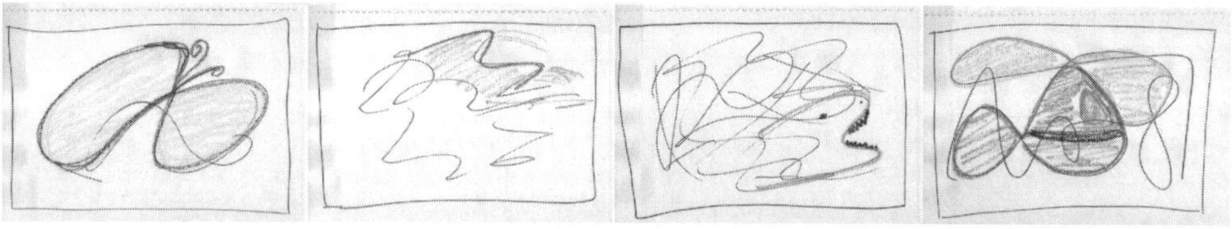

図12-2　相互なぐりがき法（物語）
描かれた絵を並べて、物語を作ることもある。「チョウチョが飛んでいたら、海の中からサメが出てきて、追いつかれそうになったので、ヘリコプターで逃げました」。図は筆者と知人が描き、知人が物語を作った。知人の承諾を得て掲載。

中で行うこともできる。なぜなら遊びに通じる面があるからである。
　しかし、なぐりがきされた、多くはあいまいな線の中に、何か具体化されたものを探す作業が「ロールシャッハ・テスト」に似ていることから分かるように、単なる絵描き遊びとは言えぬ面を有している。

薬物療法

1．薬の作用の仕方

ｉ）はじめに

　薬にはいろいろな使い方がある。
　最も多いのは口から飲む薬である。その他に、筋肉内や静脈内に注射で薬を入れる方法がある。喘息の吸入薬は口から吸って肺に運ばれる。点眼薬は目に垂らして使う。皮膚科の薬は主に皮膚の表面に塗って使用する。これらの他にも、使われ方の異なる薬がいろいろある。
　どのような方法を使おうとも、薬がからだの中に入ることには変わりがない。からだの中に入った薬は、どこに行って、どのように作用するのだろう。
　「親知らず」を抜いた時に鎮痛薬が処方されたので飲んでみる。効果のない場合もあるが、たいてい歯を抜いた部分の痛みは多少とも和らぐ。どのようなからくりで効果が現れるのだろう。

ⅱ）「親知らず」を抜いた後の痛み

　歯科医院に行って「親知らず」を抜いてもらう。麻酔薬を注射され、歯が抜かれ、出血が止まると、帰ってもよい、と告げられ、帰途に就く。途中の薬局で処方された薬を受けとる。自宅に戻っても、麻酔はまだ効いている。しかし、しばらくすると、麻酔が切れていくことと入れ替わりに、抜いた部分が痛み出す。痛みだけでなく、その部分が熱っぽく、しかも脹れていることが、頬の皮膚を通して分かる。単なる痛みだけでなく、熱っぽく脹れている感覚が入り混じっている。
　痛くて、熱っぽく、そして脹れるのは、からだが有害な刺激（歯を抜いて、歯ぐきに傷

ができた）に対抗しようとした結果、出てくる症状である。これを「炎症」と呼ぶ。「虫垂炎」は、腸の一部である虫垂に有害な細菌が入り込み、増殖したことに対するからだの反応である。炎症は、害を受けたからだが、自らを守ろうとする過程の中で出現する、いわば良いことなのだが、良いことばかりではない。その一つが痛みの生ずることである。

　炎症の際に痛みが生ずる過程を、極めて簡単に述べる。痛みが生ずるのは物質Aが増えるからである。物質Aが増えるのは、それを作る酵素Xが増えるからである。酵素Xは、からだに有害な刺激が加わると、からだが指令を出して増えていくのである。ここで、外部から関与できるのは、「物質Aが増える」、「酵素Xが増える」、「からだが指令を出す」のうち、「酵素Xが増える」部分である。しかし増やさないようにすることはできない。できるのは、酵素Xの働きを弱めることである。増えても、働きが弱まれば酵素Xは活躍ができない。すると、物質Aが増えないことになる。痛みが生ずるのは物質Aが増えたためであった。従って、酵素Xの働きを弱めることができれば、痛みは弱まる。一般的な鎮痛薬は酵素Xの働きを弱める力を有している。

　親知らずを抜いた後の痛みを和らげるために処方された鎮痛薬は、このようにして、作用を発揮する。ここで、考えたいことは、鎮痛薬がどのようにして酵素Xの働きを弱めるのか、についてである。

iii）受容体

　ほとんどの薬は、血液の中、からだの細胞の表面、細胞の中で作用する。作用する時に相手がいる。薬だけが変化したり、動き回ったり、居座ったりして作用を表すのではなく、必ず薬が相手とする物がある。それを受容体（receptor）と呼ぶ。

　もちろん受容体は薬の相手をするために存在するのではない。からだの中にある物質の相手をすることが、本当の役目である。物質が受容体にくっつくと、重要な信号が細胞の中や血管の中などに伝わる。物質Aがくっつくことのできる受容体は、共通したAという目印がついている受容体（例えば、受容体A-1、受容体A-2、受容体A-3……など）である。物質Aが受容体A-1に付いた場合に出る信号と、受容体A-2に付いた場合に出る信号とは異なる。もちろん物質Bが付いた受容体B-1から出てくる信号も異なる。

　数多くの種類の物質と受容体は組になり、からだの中で重要な役割を担っている（重要な役割の内容については、おそらく膨大な量となるので、本書では割愛する）。

　すると、各々の受容体の役割が分かっていると治療に役立つ可能性がある。例えば、ある受容体に物質がくっついて出てくる信号は、手足を滑らかに動かすために重要な神経の活動を高める、などと分かっているとする。この時、物質が少なくなっているために受容体から出る信号が小さく、そのため手足の動きがぎこちなくなっている病気があったとすると、物質を補ってやると症状が軽くなるかもしれない、という考えが出てきても、これはうなずけるだろう。

iv）受容体と物質と薬

　物質Aが受容体Aに付き、重要な信号が出る。薬Aが受容体Aにくっつき、出ていく信号に何らかの影響を与える。

ここで重要な点は、第一に薬が受容体にどのように付くか、第二に薬が信号にどのような影響を与えるのか、である。

　受容体に付く物質と薬は似ているのだろうか？
　物質Aあるいは薬Aが受容体Aにくっつく。
　物質Aと薬Aは似たような形をしているのだろうか？　薬Aは、物質Aによく似ているので、受容体Aに付くことができるのだろうか？　あるいは形は異なっていても、どこか似ているところがあるのだろうか？
　物質Aあるいは薬Aが受容体Aにくっつく時、物質Aあるいは薬Aが「鍵」、受容体Aが「鍵穴」、または物質Aあるいは薬Aが「鋳物」、受容体Aが「鋳型」というように「両者がピッタリと陽と陰の関係で、はまり込む」と考えがちかもしれないが、そうではないとする考え方がある[87]。もし「鍵」と「鍵穴」のように考えると、物質Aと薬Aの形（の一部）は極めてよく似た形をしていると考えなければならなくなる。しかし、例えば、統合失調症の治療薬であるクロールプロマジン（chlorpromazine）はドーパミンD2受容体に付いて、作用を現すとされている。この受容体は、本来は、ドーパミン（dopamine）という物質が付くのであるが、クロールプロマジンとドーパミンの形はそれぞれかなり異なる。「鍵」と「鍵穴」の関係と考えるのではなく、受容体には、いくつかの重要な部位が作用点として存在し、物質は受容体にはまり込むのではなく、いくつかの重要な作用点にさえくっつけば、信号が出ていく、とする。この辺りになると原子の話になるので、くっつくという言葉は適当でなく、物質と受容体のそれぞれのある部分（原子）同士の相互作用と言えるだろう。形がよく似ていなくても、いくつかの点に作用する所だけが似ていればよいことになる。
　しかし、作用点は立体的な位置関係となっており、極微の世界であり、その点にうまく作用するように薬の分子構造を設計しなければならないので、薬を作るためにスーパーコンピューター（supercomputer）が必要となる場合もあるのだろう。

　受容体に付いた薬は信号にどのような影響を与えるのか？
　ここでは信号を強める場合と弱める場合の二つだけとする。
　物質が少なくなり、信号が弱くなっているので、物質と同じような働きをする薬（あるいは物質と同じ物）を与えて、信号の強さを回復する。あるいは、物質と同じように作用して、普段よりも信号を強くする。ここで、ある神経細胞の受容体の数が決まっているとすると、物質が少なくなっていない場合、それ以上増やしても意味が限られる可能性がある。すべての受容体に物質あるいは薬が付いていると、それ以上の薬を与えてもくっつく受容体がないので無駄になる。
　一方、信号を弱める場合は、いろいろなことが起こり得る。まず、薬が受容体につくと信号が出なくなるとする。10個の受容体がある。物質だけであると、10個の受容体のすべ

---

87) 諸岡良彦，平井憲次，渡部勇信：Adrenaline受容体の精密構造の解明は抗精神病薬の薬理に何をもたらすか？：鍵（ligand）と鍵穴（受容体pocket）の概念の修正．臨床精神薬理，2011; 14: 1851-1858.

てに物質が付くことができ、"10"の信号が出る。ここに物資と同じ量の薬があると、物質と薬が受容体を奪い合う形になり、5個の受容体に物質が、残りの5個の受容体に薬が付く。出る信号は"5"となる。実際は薬の量により出る信号の強さはいろいろな数値になるだろう。

この時、「受容体と付く力の程度」と「受容体に付いている時間の長さ」が関係してくることもある。横軸に「受容体に付く力の程度」、縦軸に「受容体についている時間の長さ」をとると、この座標軸上の位置は薬ごとに異なるだろう。両方とも大きい、両方とも小さい、一方が大きくて他方が小さい、という大ざっぱな分け方ができる。両方とも大きい場合、薬が受容体を占拠し、物質はなかなか割り込めず、信号は弱いままになる。両方とも小さい場合、物質は受容体に付きやすく、信号はなかなか弱まらない。

v）実際の例

からだの中のアンジオテンシンⅡ（angiotensin II）という小さな物質は、血管を構成する細胞にある受容体にくっつき、血管を収縮させるという信号の引き金を引く。血管が収縮すると血圧が上がる（狭い所を通すにはより大きな力が必要なので）。この受容体に付いて、信号を出さない薬はアンジオテンシンⅡと受容体を奪い合うので、血管を収縮させる信号は弱くなり、血圧が上がりにくい。高血圧の治療薬になるだろう。

ここで酵素も受容体と呼べることが重要である。酵素はある物質を別の物質に変える働きがある。先ほどのアンジオテンシンⅡは、アンジオテンシン変換酵素によりアンジオテンシンⅠが変化したものである。この酵素に付いて、酵素の働きを弱める信号を出す薬は、結果的にアンジオテンシンⅡの量を少なくすることになるだろう。これも高血圧の治療薬となり得る。

2．薬が作用するところまでに至る時間

ここでは口から薬を飲んだ場合を考える。

薬を口に入れ水を含む。そして、ごくんと飲む。薬は食道を通って胃に入る。カプセルや錠剤の形になっている薬は胃の中である程度に粉々になるだろう。一部はまだ塊、一部は粉々の薬は十二指腸に運ばれてから小腸にたどり着く。ほとんど粉々になった薬は小腸においてからだの中に吸収される。

薬をごくんと飲んで、からだの中に吸収されるまでの時間が10秒ということはないだろう。5分でもない。まだ胃の中にある。薬によって違うだろうが、からだの中に入るまである程度の時間が必要である。

これは生命の英知の一つだと思うが、小腸から吸収され血液の中に入った薬は、肝臓を通過する。ここでの肝臓は、小腸から吸収された物質が生命に悪い影響を与えないようにする関門である。つまりからだを守る。通過する物質の一部を別の物質に変える。肝臓から見ると、通過する物質が悪いか、悪くないか、分からないので、変えられる物質は変え、あまり変えられない物質は変えない。薬が肝臓を通る時に別の物質になってしまうと、薬の役目を果たせなくなる。薬は肝臓を通ってもあまり変わらない、かつ肝臓を通った薬が体にあまり悪い影響を与えないことが必要である。

肝臓を通過した薬は心臓に入り、そこから肺に向かい、肺から心臓に戻って、血液の流れに乗って全身に向かう。薬が目標とする受容体に向かうのも、この段階に至ってからである。そして数十秒という短い時間で心臓に戻ってくる。受容体とは関係のない場所を巡る薬もある。そのうちの一部は肝臓を通る。この時にある程度、別の物質に変えられ（大ざっぱに言えば、分解され）、薬の役目を果たせなくなる。このようにして、からだの中に入った薬は少しずつ分解され、便や尿の中に排泄され、からだの中の量が減ってくる。
　すると次のようになるだろう。小腸から吸収され、肝臓で分解されずに体の中に入った薬の量は徐々に増えていく。この薬の一部は同時に肝臓を通って少しずつ分解されているのだが、吸収される薬の量の方が多いので増えていく。しかし、全部が吸収されてしまうと、あとは分解されるだけになるので、からだの中の薬の量は徐々に減っていく。横軸を時間、縦軸をからだの中の薬の量とすると、山型のグラフが描かれるだろう。
　山の頂上の時に薬の作用が最も強いのではない。薬にとって可能なのは受容体に付くまでである。その結果、信号の強さの変化が起こり、最終的に効果として現れるまでの時間は、短い場合から長い場合までさまざまであろう。つまり、薬を服用しても、変化のなかなか起こらない場合があり得る。

　半減期
　薬を飲んだ時刻を「時刻0」とする。グラフの山の頂上の時刻を「時刻1」とする。時間が経過し、頂上の時の量の半分に減った時刻を「時刻2」とする。「時刻1」から「時刻2」までの時間を「半減期」と呼ぶ。ちなみに、「時刻0」から「時刻1」までの時間を「最高血中濃度到達時間」と呼ぶ。からだの中の薬の量は実際は分からないので、血液の中の薬の濃度で代用するのである。従って、山型のグラフは、実は血中濃度の変化曲線である（**図13**）。
　半減期の短い薬はすぐにからだから出ていってしまう。半減期の長い薬はからだからなかなか出ていかない。どちらが良いか悪いかは、場合による。
　ところで厄介なことは、薬の分解は、多くは肝臓にある酵素の働きによるのだが、薬によっては酵素に付いてその働きを強めたり弱めたりするものがある。すると2種類以上の薬（からだの病気の薬も含める）を服用している場合、飲み合わせに注意する必要がある（すべてではない）。例えば、「薬A」は、「薬B」を分解する「酵素X」の働きを弱めるとする。「薬A」と「薬B」を併用していると、「薬B」はなかなか「酵素X」により分解されず、結果的に半減期が長くなる。逆に「酵素X」の働きを強めるとすると、半減期は短くなる。該当する場合に、薬の処方に注意する必要がある。

　脳血液関門（blood-brain barrier、BBB）
　これは生命の英知の二つ目と思う。
　こころの病気に処方される薬のほとんどは、血液の中から脳の中に入らないと作用を働かせることはできない。つまり血管の中から外に出なくてはならない。
　脳にある血管の壁を作る細胞は、脳以外にある血管と異なり、血液の中の物を血管の外

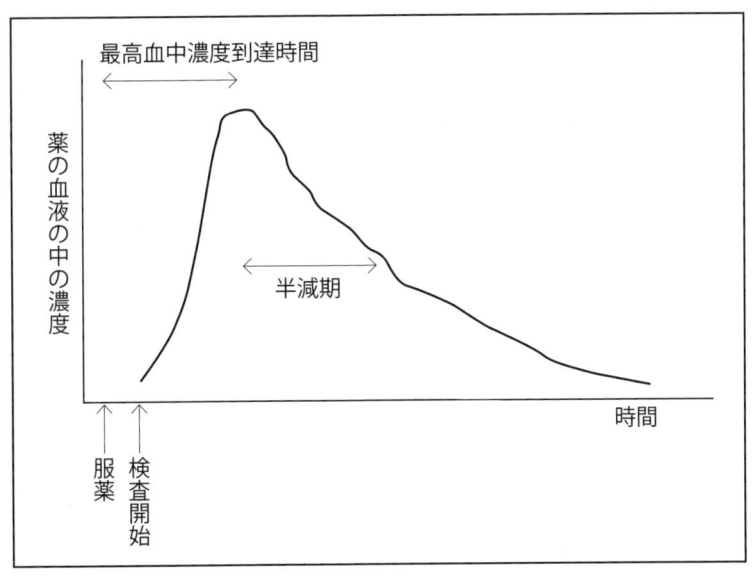

図13　半減期

　薬を服用すると、しばらくたってから腸から吸収されて血液の中に入る。その血液は必ず肝臓を通ることになるので、そこで分解されてしまう可能性がある。しかし肝臓を通り抜ければ、血液の流れに乗って全身に行き渡る。目的の場所にたどり着くことのできた薬は、血管の中で、あるいは血管の外に出て、その働きを示すことができる。どの程度の薬の量が目的の場所にあるかどうかは、多くは分からない。代用となるのは、その薬の血液の中の濃度である。濃度が高ければ、目的の場所の薬の量も多いだろうと推測できる。最も高い血中濃度から、その半分の濃度になるまでの時間を半減期と呼ぶ。薬により半減期の長短は様々である。

に移す時に制限をかけている。血管の中から外に出にくくしている。しかし、すべての物を通過しにくくしているのではなく、選り好みをして、通過させる、通過させないという区別をしている。

　簡単に言えば、有害かどうか分からない物から脳を守っている。

　従って、ある物がこの血管の壁を通り抜けることができるかどうかで、薬になり得るか、薬になり得ないかが決められる。極めて有効と想定されるものであっても、薬になり得ないことが出てくる。認可されている薬は、この壁を通過できることになる。

　しかし、この関門は完璧ではないので、逆に言えば、有害な物質が通ってしまうことがある。

3．こころに作用する薬

1）はじめに

　薬の分類は「日本標準商品分類」（総務省統計局）における分け方が公式であろうが、ここでは臨床の慣習に従って記す。

　精神科において使用される薬は「向精神薬」と総称される。「向」は「こう」と読み、「向精神薬」「こうせいしんやく」と読む。こころに向かって働く薬という意味である。ここでの「こころ」は脳の意味合いが強い。

向精神薬の中に「催眠薬」、「抗不安薬」、「抗精神病薬」、「抗うつ薬」、「気分安定薬」、「精神刺激薬」などが含まれる。

「催眠薬」は文字通り眠りを催す薬。睡眠が十分に確保できていない時に使用される。「抗不安薬」の「抗」も「こう」と読む。この「抗」は「抑える」という意味であり、つまり「不安」という症状を抑える。「抗精神病薬」は精神病ではなく精神病症状を抑える薬であり、「抗うつ薬」はうつ病相の症状を抑える薬である。

向精神薬に準ずる薬は「抗てんかん薬」、「パーキンソン病治療薬」、「アルツハイマー型認知症治療薬」である。「抗てんかん薬」はてんかん発作を抑える薬。ところが「パーキンソン病治療薬」は、まさに言葉の表す通りパーキンソン病を治すための薬である。「アルツハイマー型認知症治療薬」はアルツハイマー型認知症を治すことを目指した薬となる。

ところで「麻薬及び向精神薬取締法」という法律がある。物質乱用から物質依存に陥らないように物質の管理を目指した法律であるが、ここにある「向精神薬」に含まれる薬は一部の抗不安薬や催眠薬である。すべての抗不安薬や催眠薬ではない。本書ではこの法律に言う向精神薬ではなく、上述の臨床的に慣用語として使用されている向精神薬を対象とするが、記載するのは一部の向精神薬にとどめる。

2）抗精神病薬

精神病ではなく、前述のように、精神病症状の軽減を目標とした薬である。

対象となる病気は主に統合失調症となるが、統合失調症における精神病症状の治療は、人類の歴史の中で重要な課題であった。

その課題にかなりの解答を与えた薬物の直接の開発経緯は、フランスの外科医ラボリ（Henri Laborit）が1940年代後半から50年代前半にかけて行った研究に始まる。最初の抗精神病薬となったクロールプロマジン（chlorpromazine）の精神医学への導入を考えたのがラボリである[88]。

クロールプロマジン以降、多数の抗精神病薬が開発されてきた。もちろん、統合失調症のすべての患者の精神病症状が、クロールプロマジンを端緒とする抗精神病薬によって消失するのではない。患者によっては精神病症状がほとんど消失し、元の本人に戻るかのようだ。しかし、一方、抗精神病薬によっても精神病症状がほとんど変化のない場合がある。万能薬ではない。ただ、ここで重要と考える点は、脳の働きの不調により出現していると思われる幻聴や妄想などが、薬という物質によって改善するということで、この事実は、脳の途方もない複雑な形と働きを考慮すると不思議であるともいえる。

つまり、抗精神病薬はドーパミン受容体（dopamine receptor）の一つ（dopamine receptor D2と呼ぶ）、あるいはそれに加えてセロトニン受容体（serotonin receptor）の一つ（serotonin receptor 2Aと称される）、あるいはさらに加えて多様な受容体に結び付き、これらの受容体の働きをいわば弱めることにより精神病症状を軽減する、とされている

88）八木剛平，田辺英：精神病治療の開発思想史：ネオヒポクラティズムの系譜．星和書店，1999年，141-171頁．

が、このような簡単で明快な説明が示され得るということは、やはり画期的であろう。

さらに最近は、ドーパミン受容体に付くのだが、信号を場合によっては弱め、場合によっては強める不思議な作用を持つ薬も開発されている。

しかし、前述のように、抗精神病薬により統合失調症がすべて完治するわけではない。ある研究は、統合失調症に対する抗精神病薬の、約60年に及ぶ開発史を振り返り、その効果をまとめてしまうと、「あまり大きくなかった（modest）」とした[89]。研究が続くだろう。

抗精神病薬は統合失調症の精神病症状だけでなく、さまざまな症状に対して使用されることがある。せん妄は患者数がとても多く、第一に選択される薬剤は抗精神病薬である。自閉症の症状のうち、有効な薬剤が分かっているのは、イライラ感とまとめられる症状（irritability）だけであるが、この症状がある時に処方される薬剤は抗精神病薬である。また、チックの一つの形であるトゥレット障害にも有効とされている。薬の効果から病気の本態に迫る研究が出てくる可能性がある。

ただし、どの薬にも副作用がある。抗精神病薬でも、いろいろな副作用が出現し得る。そのうちの一つだけを取り上げる。

悪性症候群

この恐ろしげな名前の病気の英語表記は「neuroleptic malignant syndrome」となる。「neuroleptic」の訳語は「神経遮断薬」である。抗精神病薬は、以前、神経遮断薬と呼ばれていた。「神経を遮断する」とは神経と神経の間の連絡を止めるという意味であるが、すべての神経間の連絡を止めるのではない。例えば、抗精神病薬がドーパミンD2受容体にくっついて信号を弱める場合、これは前の神経から、ドーパミンD2受容体を持つ神経への連絡をある程度、止めることになる。「ある程度」なので「遮断」ではない。しかも、ドーパミンD2以外の受容体を持つ神経には作用しないことになるので、すべての神経が対象ではない。

悪性症候群は、抗精神病薬の飲み始め、あるいは増量した時、別の抗精神病薬を追加した時に、まれに認められるが、中心の症状は意識障害と筋肉のこわばり（筋強鋼、rigidity）であり、副症状として高熱、発汗などがある。つまり、からだに現れる副作用である。

この症候群は、抗精神病薬以外の向精神薬により起こることもある。

3）抗うつ薬

受容体にくっついた物質は役目を終えると、受容体から離れ、出てきた細胞に回収されるのだが、その物質に特定の回収機構のような装置を通ることになっている。この回収機構がうまく働いていない場合を想像してみると、回収されなかった物質は、再び受容体にくっつき、信号を送ることになる。

本来は回収されて、さらに信号が送られることはなかったのだが、回収されなかったた

---

[89] Carpenter WT Jr, Davis JM: Another view of the history of antipsychotic drug discovery and development. Molecular Psychiatry, 2012; 17: 1168-1173.（44として前掲）

めに信号が送られた。これは信号が増えたことに等しい。

　回収機構の働きを邪魔する薬があったとする。すると、今述べたことと同じになり、信号が増える。受容体に直接にくっついて信号を強くするのではなく、「間接的に」強くしていることになる。

　回収機構はトランスポーター（transporter）と名づけられる。これは「運び屋」という意味に近い。細胞の外にある物を細胞の中に運び入れるのである。

　多くの（すべてではない）抗うつ薬は、トランスポーターの働きを邪魔するのだが、すべての種類のトランスポーターを邪魔するのではなく、セロトニン（serotonin）あるいはノルアドレナリン（noradrenalin）という特定の物質のトランスポーターを邪魔する。

　結果として、抗うつ薬はセロトニンに関わる神経系、あるいはノルアドレナリンに関わる神経系の働きを強める方向に作用するだろう。このことが、双極性障害のうつ病相ではなく、うつ病のうつ病相の症状を改善するとされるのである。

　最近は、トランスポーターに作用するのでなく、結果としてセロトニンやノルアドレナリンの量を増やす作用を有する抗うつ薬も開発されている。

　抗精神病薬と同様に、抗うつ薬はうつ病のうつ病相を有する人すべてに有効なのではない。

　セロトニン神経系だけに関与する抗うつ薬は、強迫性障害などの不安障害、あるいはREM睡眠行動障害に有効なことがある。これは、これらの病気の成り立ちにセロトニン神経系が関与していることを示唆するだろう。

4）抗不安薬

　症状としての不安に耐えることのできる人はほとんどいないであろう。不安が現れるのは、その人の行いとは無関係であり、PTSDを除けば環境も無関係である。ここで無関係とは、「関係がある」という根拠を示すことが難しいという意味である。従って、不安が出現する時、その人は予期できない。かつ耐えることが難しいほどにつらい。何とかしてほしいと考えるのは自然である。

　抗不安薬は、そのような不安を軽減する可能性がある薬である。そのうちベンゾジアゼピン（benzodiazepine）系抗不安薬が頻用されている。「ベンゾジアゼピン系」とは、そのように命名される化学構造を有する薬と考えておく。

　からだの中のgamma-aminobutyric acid（頭文字をとってGABA。日本語読みして「ギャバ」）という物質は、アミノ酸の一つであるが、これがくっつく受容体を持つ神経に、神経の活動を抑える方向の信号を与える。ベンゾジアゼピン系抗不安薬はGABA受容体に付き、同様に神経の活動を抑える方向の信号を与える。つまり、この抗不安薬を服用すると、脳の一部の神経の働きが低下する。すべての神経ではないので、例えば生命の維持に必須の心臓の働きを調節する（脳の中の）神経には作用しない。しかし、単純に言えば、脳の働きが抑えられるので、多少は眠くなる（もちろん眠くならない人もいる）。また、脊髄（脳の一部と考えられる）の働きが抑えられるので、神経により収縮や弛緩が調節されている筋肉の働きが弱まり、例えばふらつく。

　しかし、一方で不安に強く関与していると想定される脳の一部位（例えば、扁桃体と名

づけられる部位）に働き、神経の働きを弱める、つまり不安を緩和する。抗精神病薬や抗うつ薬と同様に不安を持つ患者すべてに効果があるわけではないが、不安はつらい症状である。それを多少であっても鎮める可能性がある薬物があるのと、ないのとでは、患者から見れば雲泥の違いである。

　注意すべき副作用は、眠気やふらつきよりも、長い間服用することにより、薬が手放せなくなる状態であろう。これは、効果がなくなり、増量しなければならなくなる本当の依存ではない。しかし、治療経過の中のある時点で医者が話題に取り上げるべき事柄になるであろう。不安を解消する、副作用のない新たな薬の開発が望まれる。

5）催眠薬（睡眠薬）

　現在、使用される催眠薬（睡眠薬と言っても同じ）の多くは、抗不安薬と同じ「ベンゾジアゼピン系」の化学構造を有する。この睡眠薬の最大の欠点は、眠れるけれども、深い眠りには至らないことだろう。あるいは浅い睡眠は増やすが、深い睡眠は減らすといえる。

　睡眠が浅い、あるいは深いという判断は、脳波による測定結果が最も信頼できる。

　眠っている時の脳波は、起きている時の脳波とまったく異なり、かつ浅い眠りから深い眠りまで、連続しているものの、段階的に区分けすることができ、夢を見ている時期に相当する脳波も区別できる。

　すると催眠薬を服用して脳波がどう変わるかという研究が可能となるだろう。結果は深い睡眠を減らす、であった。

　しかし、不眠に悩む患者は浅い睡眠もとれないのであるから、抗不安薬と同様に、この薬の有無は重要である。

　ところで、近年、別の作用をする薬が開発されてきた。

　別の例えになるが、飛行機は離陸し、空を飛び、着陸する。空を飛び続けている時と異なり、離陸と着陸は、重力に従い静止している状態と、重力に逆らい空中に浮遊している状態という、正反対の状態の移行をする時期である。この移行は「変化」と同じである。変化している時期は一般に不安定ということができる。子どもの時期と大人の時期に挟まれた青年期は心身ともに変化が大きく不安定な時期である。

　起きている時と寝ている時の脳の状態は、脳波から推測できるように、とても異なる。すると離陸に相当する「入眠」、着陸に相当する「覚醒」の時期は不安定であろう。入眠という不安定な時期を調節する物質（メラトニン、melatonin）と同じような働きをする薬が、近年、承認された。つまり寝付けないことで苦しむ場合に使用でき、ベンゾジアゼピン系催眠薬とは別の催眠薬として追加されたといえるだろう。

6）気分安定薬

　双極性障害に有効とされる薬剤である。

　しかし、脳の中でどのように作用しているか、よく分かっていない。このことは薬の価値を低めるかもしれない。作用のからくりも分からずに治療薬と呼べるのか、そのような批判に答えられなければ薬の信用は落ちるのかもしれない。

　しかし考えてみよう。抗精神病薬や抗うつ薬や抗不安薬は、作用の粗筋は分かっている

ものの、すべての患者が治るわけではない。気分安定薬は、作用は分からないかもしれないが、治る患者がいる。さらに重要なことに、うつ病相が双極性障害によるのか、うつ病によるのかの判断に注意すべき状況を考慮すると、どちらの場合であったとしても、とりあえず使用することのできる（どちらの場合でも有効という意味ではない）気分安定薬の価値は大きい。

気分安定薬の注目すべき点は、一方でてんかんには禁忌（使用してはいけない）である薬、他方ではもともとてんかんの治療薬だった薬と、てんかんという病気を軸に正反対に分かれることである。

双極性障害の患者は、（軽）躁病相の時も、うつ病相の時も、混合病相の時も苦しいだろうが、何よりも三（四）つの相の間で揺れ動くことがつらい。昨日と今日の落差が大きい。午前と午後の違いが大きすぎる。数週間前まで元気（過ぎ）だったのに、最近は元気が出て来ない。

「気分安定」というより、病相間の揺れ動きの幅を小さくできる薬の開発が望まれる。

4．効果の判定

1）はじめに

ある薬を服用した。それは、ある症状の軽減を望むから服用するのである。鎮痛薬を服用するのは、親知らずを抜いた後の痛みがつらいからであり、飲んだ人は痛みが軽くなることを願っている。

鎮痛薬ならば、薬の効果は速やか（1、2時間のうち）に現れる、あるいは時に現れない。

ところが、高血圧だからといって降圧薬を飲んだ場合、効果が速やかに現れるだろうか。1週間後に血圧は下がっているだろうか。おそらく下がらない。降圧薬の効果は、毎日、決められた通り、きちんと服薬した場合に限り、数カ月後に現れてくる（時には現れない）。

薬の効果の判定は難しい。薬として認可されているのだから、うまくいけば、効果は現れるはずである。薬の開発段階でそれは分かっている。何割かの人には効果が認められるはずであろう、と数字で結果が出ている。しかし、実際の臨床において、薬を服用するのは一人の患者である。その人にとっては、研究の結果ではなく、自分に効果があるのかないのかが最大の関心事である。

効果はいつ現れるのだろうか？　鎮痛薬と違って時間がかかるならば、どのようにして効果の判定を行うのだろうか？

2）気分障害を例として

うつ病相にあり、双極性障害の徴候は少なかったので、暫定的にうつ病と診断された患者が、抗うつ薬を服用し始めた。うつ病相は2カ月前から始まっていた。抗うつ薬を服用して3週間後から、うつ病相の症状が軽減し始めた。憂うつな気分が少なくなり、落ち着かない感じもなくなってきた。併用した催眠薬にもよるのだろうか、睡眠も改善してきた。

この時、抗うつ薬がうつ病相に有効であったといえるだろうか？

有効だったのかもしれない。しかし、重要な点は、うつ病相が自然に治まってきた可能性を否定できないことである。自然に治まったのならば、抗うつ薬の効果ではない。この経過からは、どちらか分からない。従って、抗うつ薬が有効であったと考えるのは正しくない。有効だったかもしれないが、それは分からない、とするのが正しいといえるだろう。

すると、抗うつ薬の効果の判定は、数週間ではなく、数カ月でもなく、もっと長い期間を振り返ってなされることが理にかなう。もっとも、患者から見れば、うつ病相の苦しい症状が、抗うつ薬の効果により軽くなろうと、自然の経過で治まるのであろうと、どちらでもよいかもしれない。しかし、医者から見れば、どちらなのか考えなければならないであろう。

架空の例を挙げる。患者は過去2年間、半年に2回出現し、1か月続く、重度のうつ病相に悩まされてきた。いろいろな治療を試みたが変化はなかった。ある病院に行き、今まで使用したことのない抗うつ薬が処方された。今までと同じように、きちんと服用した。続く半年の間、2回、1カ月間、重度のうつ病相が現れた。そこでも、諦めずに薬を服用した。次の半年は2回、1カ月間、中等度のうつ病相が現れた。さらに次の半年は、1回、1カ月間、中等度のうつ病相が現れた。次の半年は1回、2週間、軽度のうつ病相が現れた。

今まで使用したことのない抗うつ薬を服用する前の2年間、半年に2回、1カ月間重度のうつ病相が現われたのだが、薬を服用し始めてからの2年間を半年ごとに分けると、少しずつ回数が減り、期間が短くなり、重症度が小さくなっている。病気の性質が自然に変わってきた、あるいは患者が自然に成長した、などの要因を否定できないが、抗うつ薬が有効であったという可能性があるだろう。このような例がたくさん集まれば根拠に近くなる（たくさん集まらなければ、薬の有効性は不明となるが）（**図14-1, 図14-2, 図14-3**）。

3）薬の効果の判定

向精神薬を処方して、それが有効であったかどうかの判定は、なかなか難しい。

抗精神病薬を服用して2週間後に「幻聴はなくなった」と患者が言っても、それは一方でうれしいことではあるが、他方、学問的には、こんなに早く幻聴が消えるだろうか、という疑問を抱く。特に幻聴は単に「声が聞こえる」という体験ではなかった。精神病症状は患者の存在基盤を揺るがす事態であった。それが簡単に解消されるだろうか？　もし本当に薬の効果だったならば、それはそれで意味がある。しかし、薬の効果ではないかもしれないと考えることが自然であろう。なぜなら、効果があると考えるよりも、効果ではないかもしれないと考える方が、いわば考え方の間口が広い、あるいは考え方の融通性が大きいからである。

同じようなことは、抗不安薬、催眠薬、気分安定薬にも当てはめられる。

薬に限らず、どのような治療法であっても、効果の判定は難しい。研究で多数の例を対象とすれば、統計学的に効果の有無が自動的に分かる。しかし、臨床においては、対象は一人の患者である。統計の数値に表しようがない。自分の治療に意味があったと誰しも思いたいだろうから、判断が感情により歪められる。臨床における効果の判定は慎重になさ

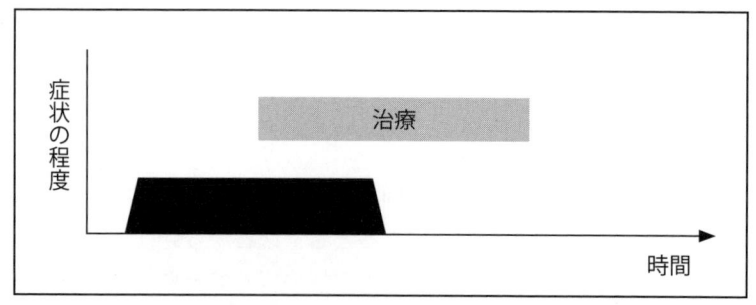

図14-1　治療の効果の判定（1）

　薬物療法でなくても、何らかの治療を行った効果の判定は難しい。図に示したような場合、この治療が有効であったと言えるだろうか。たまたま症状が軽減し、消失した可能性を否定できない。

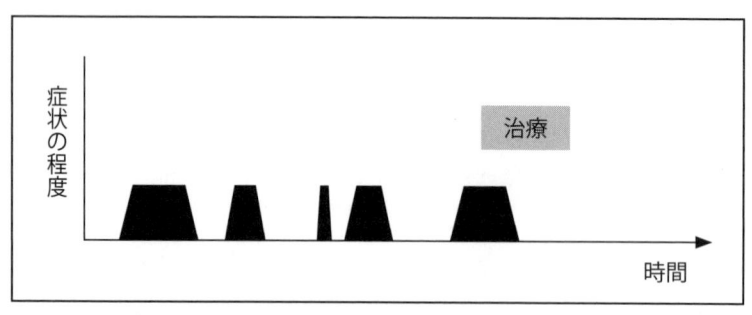

図14-2　治療の効果の判定（2）

　双極性障害やうつ病に代表的なように、病気の症状が出ては消える場合、治療の有効性の判定はさらに難しくなる。図における治療が有効かどうかは、繰り返し出没する症状を考慮すると、ほとんど不明であろう。

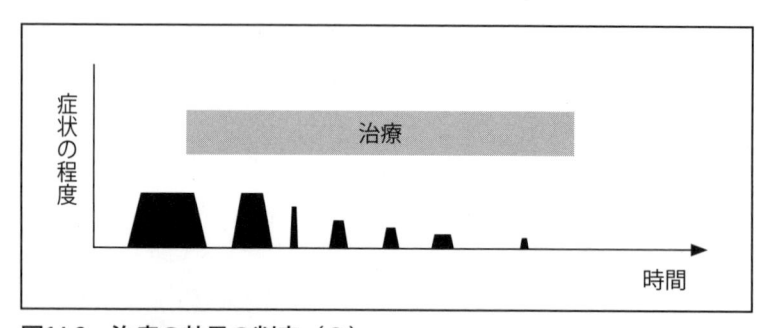

図14-3　治療の効果の判定（3）

　このような場合は、治療が有効であった可能性が出てくる。病状が自然に軽減してきた可能性を否定できないが、治療が始まってからの症状の出没と程度の変化は、治療がもしかすると有効であったかもしれない、と言えるだろう。

れるべきであろう。

5．薬物療法の長所と短所

　長所はたくさんあるだろう。筆者は、最大の長所の一つは、有効かどうかの判断材料がたくさんあること、長所の第二は、副作用が把握しやすいこと、であると考える。他の治療法は、効果の判断材料が少なく、おそらくあるはずの副作用を評価しにくい。

　短所もたくさんあるだろう。筆者は、無視できない短所の一つは、症状と薬の作用が言

葉の表現の上で容易に結び付けられやすい点にあると思う。幻聴があれば抗精神病薬、過食があれば食欲を抑える薬、患者が「不安だ」と言えば、不安か心配なのか分からないままに抗不安薬、というような事態は避けたいであろう。短所の第二は、まれに重篤な、あるいは患者が大変つらく感ずる副作用を認めることである。

その他の治療法

1．電気けいれん療法

　心臓の重篤な不整脈が認められた時、胸部に電極を当てて、極めて短い時間、電流を流し、不整脈を解消させることを試みる治療法がある。救急医療の現場ではありふれた光景だろう。さらに、最近は「AED」と表示された装置が街中のあちらこちらに設置されるようになってきた。「AED」は「Automated External Defibrillator」の略語であり、「自動体外式除細動器」と訳される。「除細動」、つまり「細動を除く」とは、重篤な不整脈の一つである「心室細動」を「取り除く」という意味である。重篤な不整脈を心室細動で代表させている。街中に置いてあるということは、一般の人々も、そのような救急現場に遭遇した時に、患者に当たる人に対して使用することができるということになる。AEDは、この装置が重篤な不整脈があると判断した場合に限って電流を流すので、そうでなければ触れても「感電」しない。

　同じように、頭部に電流を流して病気の症状の改善を目指す治療法がある。それを「電気けいれん療法」と呼ぶ。これは「electroconvulsive therapy（ECT）」の訳語である。

　左右のこめかみに電極を当て、5秒前後、電流を流すと、「ひきつけ」と同じ全身のけいれんが数十秒間続いて、消える。意識があると、患者は恐怖を覚えてこの治療を受けようとしないであろうから、催眠鎮静薬を静脈注射し、患者が眠ってから行われる。

　この方法の一つの問題点は、血圧上昇などの循環器系の問題の生ずる可能性のあること、筋肉のけいれんが起こるために四肢の骨折の可能性があること、である。従って、麻酔科医が麻酔をかけて、さらに筋弛緩薬を静脈注射して筋肉のけいれんが起こらないようにする。筋弛緩薬は一般に手術の際に使用される。例えば、開腹手術や四肢の骨折の手術の際に、メスを入れると反射的に筋肉が収縮し、つまり「硬く」なり、お腹の筋肉ならば術野が広くとれず見えにくく、四肢の筋肉ならば折れた骨をうまく整復できない。筋弛緩薬により筋肉が収縮しないようにすれば、手術がより容易になり、患者への負担が少ない。けいれんは筋肉の持続的な、あるいは間欠的な収縮なので、筋弛緩薬によりけいれんが起きない。しかし、一方、呼吸は横隔膜や肋骨の間にある筋肉をときどき収縮させることにより行われるので、筋弛緩薬が与えられると呼吸できなくなる。従って、麻酔科医が人工呼吸により呼吸を管理する。同時に血圧や脈拍などの循環器系の管理もする。この方法で行われるECTは、「修正型電気けいれん療法（modified electroconvulsive therapy、m-ECT）」と称される。

　いくつかの研究論文を概観してみよう。

　うつ病相の症状に対するECTの効果を検討したメタアナリシスは、256人の対象者にお

いて、ECTは模擬ECT（つまり通電しない）に比べ、短期的には有意に有効であることを示唆した[90]。うつ病相の患者319人が、ECTを受け、ある抗うつ薬を服用する群と、ECTを受け、偽薬を服用する群に分けられた。うつ病相の症状は、前者において有意に改善していた[91]。緊張病症状を呈していた、ある19歳の女性が悪性症候群の症状をも併発し、かつ意思の疎通がとれなくなった。意思の疎通が取れないために、インフォームド・コンセントの手続きを踏むことができず、そのような場合のための緊急用の同意手続きの後にECTが行われた。しかし重篤な不整脈が発生し、その治療が行われた。ECTは継続され、女性の精神症状は回復した[92]。この論文は、ECTに伴う上述した問題を含め、さまざまな考察を促す症例報告である。

他の治療法と同様に、ECTはすべての病気や症状に有効なのではない。薬物療法にて改善しない患者、あるいは食事をとらず生命が危うい患者、あるいは自殺のおそれがとても高い患者などから対象を適切に選ぶことにより、この治療法の意義が高まるだろう。

2．作業療法

作業療法は"occupational therapy"の訳語であり、英語表記を略してOTとも呼ばれ、作業療法を行う作業療法士もOT（occupational therapist）と略されることがある。からだの動きの改善を目指す理学療法（physical therapy、理学療法士はphysical therapist；PT）、言葉の働きの改善を目指す言語聴覚療法（speech and language therapy、言語聴覚士はspeech-language-hearing therapist；ST）などとともに、リハビリテーション（rehabilitation）の一分野に当たる。

リハビリテーションの裾野は広く、例えば作業療法士は、病院の中で行われる「作業療法」だけに限定されず、授産施設や老人施設や療育施設など多様な場所で作業療法的な仕事を担っている。

ここで、「作業」の語を「からだや頭を使った仕事」と、言葉通りに受け取らない方がよい。作業療法は、就職を目指す職業訓練ではない。日常生活のさまざまな局面を「作業」とまず捉える。歯を磨くことも「作業」である。ゲームをすることも「作業」である。畑を耕すことも「作業」である。食器を片づけること、買い物に行くこと、地域の集会に参加すること、知り合いと遊びに行くこと、すべて「作業」とする。すると、日常生活には無数に近い局面があるので、同じ程度の「作業」があることになる。作業療法の目標は、日常生活をそれなりに支障なく送ることを目指しているということに他ならない。

しかし、日常のあらゆる場面を治療の中で取り上げることはできない。無数に近いほど場面があるとすれば、一つの場面で1時間を割くと、必要な時間は無限大である。何十年かかっても終わらない。それは現実的ではないので、作業療法の扱う場面は、その時その

---

90) UK ECT Review Group: Efficacy and safety of electroconvulsive therapy in depressive disorders: a systematic review and meta-analysis. Lancet. 2003; 361: 799-808.
91) Sackeim HA, Dillingham EM, Prudic J, Cooper T, McCall WV, Rosenquist P, Isenberg K, Garcia K, Mulsant BH, Haskett RF: Effect of concomitant pharmacotherapy on electroconvulsive therapy outcomes: short-term efficacy and adverse effects. Archives of General Psychiatry. 2009; 66: 729-737.
92) Zisselman MH, Jaffe RL: ECT in the treatment of a patient with catatonia: consent and complications. American Journal of Psychiatry, 2010; 167:127-32.

時において限定的となるであろう。「これから数カ月は、金曜日の昼前の１時間は『木工』、『刺繡』、『掃除』の三つの作業の準備をしているので、やってみようという作業があれば、やってみてください」などとなるだろう。

　作業療法の効果はどれほどなのだろうか？

　例えば、ある研究では、慢性の経過をたどっている統合失調症の男性84名が、「作業療法を受ける群」と「社会生活技能訓練を受ける群」に無作為に割り分けられた。作業療法、社会生活技能訓練は、それぞれ診療所において週４回、１回３時間、６カ月間、行われた。社会生活技能訓練はsocial skills trainingの和訳であり、SSTの略語の通りがよい。日常生活のさまざまな場面（例えば「勧誘を断る」）を少人数の集団で模擬練習する、いわば認知行動療法の一つである。それぞれの終了後、１年間の経過観察を受け、終了後、日常生活のさまざまな場面での自分の行動を自ら評価したところ、金銭管理や食習慣について社会生活技能訓練を受けた人々が有意に改善していた[93]。この研究が発表された後、さまざまな意見が相次いだ[94〜98]。そのうちの一つの意見[94]は、研究で行われた作業療法の内容は絵画や工芸という種目に限定されているが、実際に行われる作業療法は、創作活動に留まらず、日常生活のさまざまな場面において出くわす課題を含んでいる。ゆえに、この研究結果から作業療法より社会生活技能訓練のほうが優れているとはいえない、という内容であった。研究発表者の意見が最後に載せられている[99]。要約すれば次のようになる。「今回の研究の目的は、作業療法と社会生活技能訓練の優劣を示すことではない。日常生活の限定された場面の課題（金銭管理など）については、創作活動をするよりも、課題を目標として設定した方が良いということが結果から示唆される」。

　作業療法は「作業」の語感とは異なる内容を含んでいる。それは次のような挿話からも推測されるだろう――ある老夫婦が、自らの子どもを長い闘病生活の末に失った。それからしばらくして、老夫婦は自宅の前の公園の掃除を始めるようになった。誰かの指示を受けたのではない、金銭を受け取るのでもない、いわば本当の奉仕活動であるが、掃除という「作業」が、子どもの死去した後の一定期間、老夫婦には必要だったと見なすこともできる――。

---

93) Lieberman RP, Wallace CJ, Blackwell G, Kopelowicz A, Vaccaro J, Mintz J: Skills training versus psychosocial occupational therapy for persons with persistent schizophrenia. American Journal of Psychiatry, 1998; 155: 1087-1091.
94) Bair J: Skills training or occupational therapy for persistent schizophrenia. American Journal of Psychiatry, 1999; 156: 1292.
95) Stein F: Skills training or occupational therapy for persistent schizophrenia. American Journal of Psychiatry, 1999; 156: 1292-1293.
96) Vargas S: Skills training or occupational therapy for persistent schizophrenia. American Journal of Psychiatry, 1999; 156: 1293.
97) Falk-Kessler J: Skills training or occupational therapy for persistent schizophrenia. American Journal of Psychiatry, 1999; 156: 1293-1294.
98) Drake M, Tubbs C, Titus J, Street L, Giroux P, Groat B, Andrews DL, Davis R, Tennant R, Edwards AB, Hester P: Skills training or occupational therapy for persistent schizophrenia. American Journal of Psychiatry, 1999; 156: 1294.
99) Lieberman RP: Dr. Lieberman replies. American Journal of Psychiatry, 1999; 156: 1294-1295.

治療の進め方

1．はじめに

　患者や家族とどのように接するかについて考えてきたのも、こころの働きを分類したのも、病気の種類や症状を勉強したのも、そして治療法を概観したのも、すべて、第一の大きな目的は病気を治し、患者や家族の苦しみを軽くするためであった。

　こころの病気は、中にはいかんともしがたいと感じられることもあるが、多くは最後まで治る可能性を有している点に大きな特徴がある。

　もちろん、患者が100人いたとして、100人をすべて治せるわけではない。100人すべての患者や家族全員と良い治療関係を作ることはできない。うまくいかない日々が続く。「今日もだめだったな」と、とぼとぼと帰途につく。しかし時間の力は大きいもので、長い年月の間に、うれしい出来事も起こるようになる。不登校を主訴に通院を続けていた高校生が良くなり、修学旅行の土産を診察の終わりにぽいと置いていく。これはうれしい出来事だ。治療者は、最後に陰でそっと喜ぶものだという文章をどこかで読んだことがある。ホッとしながらしみじみと帰途につくことも増えていく。

　治療の進め方は治療者一人一人によって異なるであろうが、以下に記す。

2．治療者と研究者

　本題に入る前に、臨床において患者の治療に当たっている人（治療者、clinician）と、研究に携わっている人（研究者、researcher）の関係について考える。これは、治療が治療者だけによって進められているのではないことを知ってほしいためである。また研究の重要性を理解していただきたいためである。

　「ある病気の本態を解明しよう、その病気にこの治療法が有効かどうか確かめよう」とする役割は、治療者というより、むしろ研究者と呼ばれる専門家が担っている。研究者は主に研究の日々を送る。それは、自らの名誉のためかもしれないが、誰も知らない新しい事実（あるいは仮説）を自然の中に見つけたいという動機づけが大きいからであろう。そして、新しい事実は、時に、ごく簡単な数式なり、図表なりに表現され、それがとても美しいことがある。これは研究者の感情に訴える、つまり感動する[1]。

　治療者が患者の治療をする際に、研究により得られた結果はかなりの重みを有する。例えば、強迫性障害の患者の治療をどのようにしようかと考えた時、研究の結果、つまりどの治療法がより有効かを知らなければ、治療はやみくもになる可能性がある。あるいは我流に陥るであろう。強迫性障害には薬物療法あるいは認知行動療法が有効であることを知らずに、他の精神療法を行っても意味はない。

　しかし、一方で臨床場面では、その場面、あの場面において臨機応変の対応を頻繁に迫られる。臨床は、患者や家族という人間が相手であり、彼らは治療者の思う通りには動いてくれない。患者や家族の多くは、病気についての知識を十分に持っているとは言い難いが、医者にかかるかどうかは医療関係者が決めるのではなく、患者や家族が決めるのであ

る。従って、日本では、ある医院や病院が気に入らなければ別のところに行くか、どこにも行かないかになる。治療者から見ると、患者や家族は市民であり、さまざまな考え方の持ち主である。「先生にお任せします」から「自分の病気をどうするかは自分で考えたい」まで、さまざまな場合があり得る。この病院の治療のやり方は、これこれこうなので従っていただきたいと、大方は告げることになるだろうが、その方針は少し納得がいかないと考える患者や家族は外れてしまう。別の医療機関などを訪れる可能性がある。治療は時に理屈通りに進まない。

　さらに、治療者側から見ると、研究結果の内容は多種多様であった方が有用である。例えば、うつ病の薬物療法は、子どもから老人まで、男性であっても女性であっても、この薬とこの薬がある程度有効である、という研究結果があったとする。すると、うつ病の診断がなされたならば、この二つの薬の処方で決まりである。しかし、全員は良くならない。

　そのような研究がある一方で、子どものうつ病ならばこの治療法、老人のうつ病ならばこの治療法、産後のうつ病ならばこの治療法というように細かく分けられた研究結果があるとさらに有用である。加えて双極性障害が疑われるうつ病、不安症状の目立つうつ病、心臓の持病のある場合のうつ病……と、研究課題はどんどん細分化していく。そして、事実、細分化された研究結果が現われる。これは有益だろう。

　しかし、このことは研究結果がたくさんあることを示すので、研究結果の書かれた論文を一つ一つ読んでいくと時間がかなりとられる。例えば、医学や生物学の研究論文の巨大データベースである「PubMed」において、「自閉症スペクトラム障害（autism spectrum disorders：PubMed上では"Child Development Disorders, Pervasive"）」と「薬物療法（drug therapy）」の二つのキーワードにより検索すると、2011年には87本の論文が公表されている。自閉症の薬物療法の2011年の論文に限っても、これだけの数になる。すべてを読むのは実際的でない。効率的に有用な論文を探す工夫が必要である。加えて、研究結果は時間とともに更新されることがあるので、例えば5年前には最新だった治療法が、現在は別の治療法にとって代わられている、というような例はたくさんある。日々、勉強しなければならない。これはかなり負担であるが、怠るとついていけなくなってしまう。

　治療と研究が両立していると、とてもよいであろう。治療者であり、かつ研究者でもある。しかし、両者を高水準で維持することはとても難しい。例えば、臨床においては、患者の容態は日々刻々と変わり、あるいは看護師から「先生の受け持ちのAさんが、今日、外泊したいと急に言ってきました。まだ早いと思うんですが、先生から話してもらえませんか」というような電話は頻繁であり、その都度、何らかの対応（病棟まで出向くなど）をしなければならず、時間をとられ、腰を据えた研究を行うゆとりが少なくなる。

　臨床を続けていると、そのうちに研究者の存在が徐々に遠のいていくような気がしてくる。彼らが自分とは別の世界にいるかのように思えてくる。研究者は臨床とは無関係の人たちだ、と考えてしまう。しかし、もし、そのように考えてしまうことになってしまったら、臨床がつまらなくなるのではないか。なぜなら、研究から離れた治療は、実際はほとんど存在しないからだ。

　例えば、ある患者の今後の治療方針を、医療関係者の集まる症例検討会に出したとする。担当医本人は患者や家族のことを知っているが、他の参加者はあまり知らない。他の参加

者の立場からは、患者のことを知らないのだから、患者のみに集中することができず、似たような患者の経験や論文を思い出して考えることになる。つまり、患者だけを話題に特殊化するのではなく、患者から離れて一般化せざるを得ないだろう。担当医自身も症例検討会の中では、患者に対する治療について、やや客観的に考えるかもしれない。症例検討会自体が本来は研究的色彩を帯びている集まりである。

例えば、ある病気の患者を治療中に、同じ病気の別の患者が受診し、診察していると、初めの患者と似ている項目（例えば、便秘しやすい）があることに気づいたとする。その時は特に注目していなかった。しかし、年月が過ぎ、その間に診察したこの病気の数十人の患者が、かなりの割合で便秘傾向を有していることに改めて気づいた。「なぜだろう」と考えたとする。この病気と便秘傾向を主題とした論文を探し始めるかもしれない。これは研究者と同じ姿勢である。研究的な物事の考え方が始まったのである。

すると治療者（clinician）と研究者（researcher）は、本当はごく近くに位置していることになる。治療者の臨床経験の知見が研究者に伝わり、研究者は科学的な方法で論文にまとめ、その結果は治療者に伝わる。このようなことは従来から行われてきている。従って、特に治療者は研究者を遠くに見ないことが重要だろう。

以下に記す内容でも、治療から研究へという見通しは忘れられていない。

3．粗筋を作る

1）はじめに

治療に際しては、診断がことのほかに重要である。医療ではない相談であっても、これは同様であろう。患者が困っている本質は何かと考えることは診断と同義である。

医療においては、診断が治療に直接に結び付くことが多い。もちろん診断が未確定なままに治療せざるを得ないこともあるが、それでも診断のおおよその方向が定まっていなければ、治療は理屈の支えなしにさまよう。

診断に当たって、第一に、患者あるいは周囲の人々が不調を感じてから現在までの経緯を捉えること、第二に、患者の生い立ち、家族の状況などの概要を把握すること、第三に、現在の症状をまとめること、第四に、診断を想定すること、最後に、その診断が第一から第三までの事柄とうまく適合しているかどうかについて考えることが重要である。

診断が患者の現在の状況を説明できるか？　説明できるように、理屈に従って、情報を集め、考えてきた結果が診断なのだから、患者の現在の状況を説明できるはずだが、もう一度、振り返って、考えの進め方に無理がないか「点検」する。その結果、たぶん大丈夫であろう、となれば、説明はだいたい理にかなっていると考えられるので、次の段階、つまり治療に入る。ここでの注意点は、この時点で説明は仮説であるということだ。なぜなら、説明が正しいかどうかは、治療が進展してみないと分からないからである。治療がうまく運ばない場合、説明が間違っている可能性がある。すると治療を変更しなければならない。従って、この段階における説明は、確定的な台本ではなく、いわば粗筋である。

ある女子高校生の架空患者を例示して、説明する。

2）病院に来るまでの流れ

　患者がある頃に不調を感じ、あるいは家族がそれを見てから、病院に来るまでに時間が経過している。その間の流れをまずつかむ。どのような経緯で、今日、診察室にいるのか。
　これは、受診の必要性を誰が感じているかということと同じになる。
　患者が病院を自分から受診したのか、家族や知人などに勧められて（説得されて）受診したのか。

　　――慣れ親しんでいた祖母が２月に倒れた。高校生の次女（患者本人）はおばあちゃん思いだったので、倒れた時はとても泣いていた。学校は休まなかったけれど、部活動を終えると、母の車に乗って、毎日、祖母の見舞いに病院へ通った。
　母は午前と午後と夜の３回、病院に行き、手足の不自由な祖母の身の回りの世話をしてきた。母は職場に事情を話して仕事を休んでいた。次女は母と共に病院に行き、夜、祖母に「おやすみ」のあいさつをして帰るのが日課となっていた。長女（姉）は県外に就職しており、仕事が忙しく、手紙を書くくらいしかできなかったが、祖母は字を理解できなくなっており、手紙は届くたびに枕元に置かれていった。
　倒れた半年後の８月に、祖母は亡くなった。次女は葬儀で泣いていたが、一方で、しっかりと身内としての役を務めていた。しかし、母は10月頃から、次女が何となく元気がないな、と思い始めた。もともとあんなに明るかったのに、最近は口数が少ない。１カ月前に、ぼそっと「夜、よく眠れない」とつぶやくのを耳にした。はっきりと心配になったのは、２週間前「今朝はだるいので、学校に行きたくない」と言い出したことだ。先週は１回登校したきりで、休んでいる。
　心配になり、学校に相談したところ、「念のために病院へ行った方がよい」と言われた。そのことを伝えると、本人は嫌そうな顔をしたが、何も言わなかった。そこで、思い切って、この病院に電話をして予約を取り、今日、一緒に来たんです、と母は語った。受診したのは12月中旬である――

　この段階で分かることは、祖母が倒れ、入院し、患者本人は、毎晩、見舞いに行っていた。祖母が亡くなって２カ月後から、母親が本人の不調を感じ始め、２週間前から学校を休み始めたので、学校に相談に行った。教師は、おそらく病気の可能性があると考え、かつ母親も教師の意見に反対ではなかったので、病院に連れてきた。受診の必要性を感じているのは母親（間接的に教師）である。本人がどう考えているかは分からない。

　　――そこで、本人に尋ねてみた。「病院に来る必要があったと思いますか？」本人はうなずかなかったが、首も振らず、あいまいな表情であった。「半分は病院に来る必要があると感じる？」。はっきりした反応はなかったが、かすかにうなずいたようにも見えた。「どちらか分からない？」。今度はかなりはっきりとうなずいた――

　本人は自分が受診する必要性は分からないという意思を少し示した。重要な点は、受診

に反対していない、受診を拒否していないことである。

3）困っていることは何か？

　医学用語では「主訴」という。主な訴えである。訴えとは、「困っていること」に他ならない。お腹が痛いと困る。夫の元気がなくなって仕事に行かないと困る。授業中、ある児童が立ち歩き、教室を出ていってしまう日々が続くと、一人の教師では対応できず、困る。本人が困っている、家族が困っている、周囲の人々が困っている。

　困っていることの背後に何か病気があるのではないかという、世間の人々の判断はかなり正確である。お金がなく困っていても病院に来る人はいない。病気のせいだと思われにくい。おそらく、何か病気があるのではという判断をするのは、非日常的なこと、つまり「普通でないこと」が起こっているからである。「普通」という言葉は定義が難しく、内容を具体的に説明しにくい、範囲のあいまいな言葉である。どこまでを普通とするのかと問われても明確には答えられない。しかし、世間の人々は、精神医学の専門家でなくとも「普通でないこと」が起こると敏感に察知し、あいまいな範囲を超えていると感じる。このことは、考えてみると不思議である。人類の長い歴史の中で、「普通でないこと」への感性が磨かれていったのだろうか？　それとも人間に限らず生物がもともと有している普遍的な能力なのだろうか？

　主訴が一つではなく、いくつもある場合は、順序づけをしてもらうと診断の役に立つ。
　——困ることについて、本人の答えは、はっきりしているところと、あいまいなところがあった。自らしゃべらないので、一つ一つ尋ねていくと、眠れないことについては、うなずいた。学校に行かないことについては、反応がなかった。ここで時間を使うことは賢明でないと考え、担当医は母親に質問した。母親の困ることは、第一に学校に行かないこと、第二に元気がないこと、第三に食事をあまり摂らないこと、であり、それ以外は、細かなことがいろいろある、という答えだった——

　この少女の主訴は、いくつかある。

4）必要な情報

ⅰ）はじめに

　受診経緯や主訴を尋ねた後に続く質問は、患者の特徴や背景を得る内容になるが、これが診断に役立つことはとても多い。包括的に尋ねることもあるかもしれないが、どこまで尋ねたら「包括的」になるのかあいまいであり、実際は、患者の様子を見ながら要点を尋ねていき、診察の途中で必要を感じたならば、戻って補足するという方法になるだろう。

ⅱ）日常生活

　日々をどこで過ごしているか？　学校か？、職場か？　学校に行っていないと自宅になる。仕事を休んでいても自宅であり、主婦は自宅で過ごす。

楽しみは何か？　楽しみとは、趣味までいかなくとも、これをやっているとのんびりできる、というようなものである。ごろ寝、ゲーム、掃除などさまざまであろう。
　身の回りのことはできているか？　風呂に入る、歯を磨く、化粧をする、髭をそる、などがある。
　知人や友人がいるか？　ここで重要なことは、友人がたくさんいる必要はないことである。友人の数は、多くても少なくても、どちらでもよいのであり、言い換えると一人いればよい。一人もいなければ、憧れの芸能人や運動選手がいるかどうか？
　最近の体調はどうか？
　睡眠はどうか？　何時ころ床に付き、何時ころ起きるか？　2時間前後の長い昼寝をするか？
　食欲はどうか？　空腹感があるか？　おいしいという感覚があるかどうか？
　便通はどうか？　便秘がち、下痢気味などがあるか？
　女性の場合、「生理（専門用語では、月経）」が規則的かどうか、特に月経の前に精神的な不調を来すことがないかどうかが重要である。

　――本人は高校2年生である。吹奏楽部に所属している。「友人は数人だが、活発で明るいので、人気がある」と母親が述べた。成績は中の下位。ホッとできることは何かという問いに「犬と遊ぶこと」と初めて本人が口を開いた。飼い犬がいるとのことだった。「もともときれい好きだったのに、入浴が面倒くさそうだ」と母親が述べた。歯磨きや、着替えなどは本人がうなずいた。「からだの調子はどうですか？」と尋ねると、首を傾けて黙ったままである。ここは重要な部分と考えた診察者は、それ以上、尋ねなかった。つまり、後で確かめることにしたのである。
　「寝つきはまあまあか？」。うなずいた。「夜中に目が覚めて、困りますか？」。うなずいた。「朝、だるい？」。うなずいた。「からだが重い？」。うなずいた。ここも重要な部分である。それ以上の質問は後回しにされた。「食欲はない？」。首を振った。「便通は大丈夫？　下痢が続いたり、便秘が続いたりしていませんか？」。うなずいた。月経は規則的だったが、母親が「昨年くらいから、生理の前になると少しイライラしている」と口を挟んだ――

　ここまでで、かなり重要な情報が得られている。活発で明るかったこと、きれい好きであったこと、身の回りのことが面倒くさくなっていること、からだの不調がありそうなこと、睡眠に問題があるだろうこと、朝がだるく、あるいはからだが重いこと、1年前から月経前にイライラを認めること、である。これらは、診断に極めて重要な情報となるであろう。

ⅲ）本人の様子

　診察をしながら、本人の様子に不自然なところ、気になるところがないかどうか観察するのだが、まず「意識」と「知能」に注目する。この二つは、診察にあたって評価の必要な、基本的に重要なこころの働きである。特に初めて患者に会う初回面接、初診の時には、

患者のことをほとんど知らないので、目の前にいる患者の話し方や表情や身のこなしなどを、もともとのその人と比較できない。例えば、患者と会話がかみ合わない時、あるいは患者の表情がぼっとしている時、かみ合わないことやぼっとしていることが、患者本来の姿なのか、そうではないのかの判断が難しい。意識障害などあるはずがないだろう、という場合にも頭の片隅に置いておく。

意識は、「Ⅲ．こころの働きを八つに分ける：頭がはっきりしているかどうか」（26頁）の項で述べた方法で見当がつけられる。知能は、特に中学時代の成績からある程度の推測ができる。成績が下位の特に下の方でなければ、知能の不調はないであろうと考えられる。

その上で、患者の表情、話しぶり、振る舞いを観察する。ここで重要な点は、患者から見れば、初対面の、それも病院の医師や看護師と会っているのだから、緊張して当然であり、表情はこわばり、話しぶりも円滑でなく、仕草もぎこちなくとも、おかしくはない。これは問題とならない。従って、「緊張している様子に見える」と記載するのだが、この観察は感想であり、推測である。推測は間違っているかもしれない。しかし重要な感想であったと後で判明することもある。

　　——本人はほとんどしゃべらなかった。答えは、うなずく、そしてまれに首を振るという仕草から得られた。時にしゃべることもあったが、それは少なかった。表情は乏しく、初対面ではやむを得ないと担当医は考えた。しかし、わずかに投げやりに見える仕草が気になった。表情が少しだけ弛緩することがある。椅子に座る脚の恰好も多少だらしなく見えなくもない。しかし、総じて、高校生という青年期の年代にある若者の姿でもあり、奇妙に見える点はなかった——

寡黙であることは、下記に述べる本人の人柄「明るく、活発」という一面と矛盾しているのか、緊張のあまりしゃべれないのか、にわかに区別しがたい。全体的に妙な様子には見えないが、わずかに投げやり、だらしないところを所見とすべきかもしれない。

ⅲ）生い立ちとその後の経歴

患者が若ければ、生い立ちにあたる期間は短いが、高齢であると期間が長く、子ども時代は遠い昔であり、本人が覚えていなければ、兄弟などに尋ねる他はない。それは、やや面倒である。しかし、高齢であっても、これまでの長い年月は、その患者の生きざまであり、情報を得ておくべきであろう。意外な事実が現れてくるかもしれない。

胎生期（母親のおなかの中にいる時期）、出生時、乳幼児期（0歳から就学まで）、小学校時代、中学校時代。高校に進んだかどうか。もし、その後の学歴があるならば、短大、専門学校、大学時代。学校生活が終わってから、どのように過ごしたか。結婚していれば何歳の時に。職業歴はどうだったか。

　　——胎生期は問題がなかった。出生時も問題がなく、在胎39週で生まれた。赤ん坊時代は、1歳になるまでは母親が、それ以降は母親の産休が明けたため、母方の祖母が育てた。祖母は子ども好きで、2歳上の姉とともに、一方で可愛がり、一方で厳しく育て

た。

　歩き始めは13カ月であった。1歳6カ月児健康診査（1歳半健診）で何か問題を指摘されることはなかった。言葉もしゃべるようになった。2歳の時に両親が離婚し、父親が家を出ていった。ただし、父親は養育費の送金を怠らなかった。このころの本人は、表情の豊かな子どもであった。3歳児健康診査（3歳健診）でも特に問題を指摘されることはなかった。保育所では3年間を過ごした。保育所時代に気になることはなかった。戸外で遊ぶことが好きな子どもだった。ただ、柔らかなタオルが好きで、寝る時にはいつも手にしていた。

　小学生に入っても、初めは気になることがなかった。担任から指摘され続けた事柄もない。学習の遅れもなかった。4年生の時に仲の良い遊び友達が2人でき、よく遊んでいた。その頃から、身の回りのことはきちんとするようになっていった。教科書が机の本棚にきれいにそろえて並べられていた。

　5年生の時に、朝になるとぐずぐずしだし、表情も冴えず、どうしたのか尋ねると泣きだしてしまうことが続いた。母親が無理やり学校に行かせていたが、そのうちに促しても動かなくなり、休みだした。体調も悪そうだった。頭が痛いとか、胸が痛いとか口にしたので、小児科を受診したが、からだの病気ではないだろうという結果だった。担任にも相談していたが、1カ月くらいたったら自然に良くなってしまった。学校にも行き出し、友達とも遊び、母親は元の本人に戻ったと安心した。

　初潮は小学6年の秋だった。中学校では吹奏楽部に入り、気の合う友人も2人できた。学校では5人ぐらいのグループで、いつも過ごしていたようだ。成績は中位の下位であった。

　反抗期はあまり目立たず、素直で、感情豊かで、活動的なところは、本人の特徴であった。高校に進学し、また吹奏楽部に入った。中学時代の友人とは離れてしまったが、新たな友人ができた。高校生活はそれなりに楽しんでいたようだった。しかし、1年生の2月に、元気だった祖母が急に倒れた。脳梗塞ということだった——

　何気なく見逃されるかもしれない、小学5年生の時の1カ月の不登校は重要な所見である。一方で、発育に大きな問題はなかったこと、小学4年生の頃から几帳面になっていたこと、遊び友達や友人との関係に問題がなかったことがうかがえる。

ⅳ）本人自身の人柄

　性格——人格ともいうが、どちらの言葉も価値判断を含みやすい。良い、悪いという話題になりやすい。本来、良い性格、悪い性格というものはないはずである。従って、患者のもともとの、つまり調子が悪くなる前の人となりの特徴を、良い悪いという観点ではなく、いくつかの言葉で、本人に、あるいは家族に語ってもらう。つまり、どんな人柄の人なのか？

　「優しい、ずぼら、活動的、仕事はほどほどにやる」、「内気、きちんとしている、やるべきことは徹底的にやってしまう」などの表現が得られるとよいかもしれない。

　あまり語られなかったならば、内向的か外向的か、几帳面かそうでないか、凝り性かそ

うでないか、活動的かどうか、感情を出す方か抑える方か、真面目すぎるかどうか、などの観点から尋ねる工夫が考えられる。

つまり、人柄とは多面的であり、さまざまな要素の集まりなので、一つの言葉で表しにくい。そこを念頭に置く必要があるだろう。

以下は母親の談話をまとめたものである。

　　——保育所時代から、どちらかというと活発で元気な子どもだった。几帳面なところがあり、小学生時代から、持っていくハンカチは毎日替え、教科書やノートも机にきちんと並べているので、祖母と姉はその几帳面さを笑って冷やかした。母親もそんなに神経質にならなければよいのにと思っていた。

　遊び友達はけっこうたくさんいて、いつも公園で鉄棒や滑り台を皆と一緒に繰り返していた。中学でも同じであった。姉の場合は反抗期には悩まされたのだけれど、次女の場合、本人は素直であり、明るく活発なところは変わっていない。ただ、物おじするところもあり、初めての人や場所は苦手だった——

本人は、明るく活発で、几帳面であり、しかし引っ込み思案な一面もある人柄であると予想される。しかし、まだ高校生なので、この人柄が大人になってからも続くかどうか分からない。

ⅴ）今までにかかったことのある病気

専門用語で「既往歴」と呼ぶ。

生まれてから今までにかかったことのある、多くは重い病気のことであり、からだならば、内臓の病気で入院したことがあるか、手術を受けたことがあるか、大きなけがに遭ったことがあるかについて尋ねる。こころならば、軽い病気も含め、さらに病院を受診していなくても、幼児期にチックがあったか、小学生時代に数週間、学校に行かないことがあったか、などを尋ねる。これらは時に重要な資料となり得る。

成人の場合、職場や地域での毎年の健康診断で何か指摘された項目があったかどうか（例えば、血圧が高くて要観察とされた、など）を尋ねることが、患者にとって分かりやすく、答えやすい。

　　——小学５年の時にあった１カ月間の不登校は既往歴として挙げられる——

ⅵ）習慣や習癖

「物質」の使用、特にアルコールの乱用あるいは薬の常用があるかないかの確認は、極めて重要である。物質により起こるこころの病気はとても多かった。麻薬や有機溶剤などは特殊な物質であり、そのようなことが疑われる場合だけに尋ねることになるだろうが、アルコールや薬はありふれている。尋ねておくべきである。

習癖とは、それだけでは病的といえない、身に付いた習慣を指す。爪かみ、夜更かし、物をため込む、寝る時に必ずタオルを手にしている、などがあるだろう。それが悪いというのではない。しかし、他に明瞭な症状があれば、病気の診断の補足となるだろう。

――「先ほど言い忘れたけれど」と、母親が語り出した。爪かみが小学生の低学年時代にあった。ぬいぐるみのような肌触りの柔らかなものがもともと好きで、今もぬいぐるみを寝床に持っていく。あれを見るとイライラする、と母は述べた――

　これらの情報に意味があるのか、今の時点では分からない。

vii) 家族の状況

はじめに

　前述のように（「Ⅲ．こころの働きを八つに分ける」〈26頁〉を参照）、家族がこころの病気の原因となっている、あるいは、こころの病気の発症に深く関与していることは、ほとんどない。「これまでの家族の振る舞いが病気の成り立ちに関与していない」とするのは、「関与している」根拠を示すことができないので、「関与していない」とすることが正しいからである。根拠がなければ意見を述べることはできないだろう。

　一方で世間には、ある家族の一員がこころの病気になると、それが子どもの場合に典型的だが、その家族の他の成員のそれまでの態度や生活ぶりが原因であると、根拠もなく口にされる傾向が時にある。

　従って、家族の状況を聞きとる時には注意が必要である。家族が、家人のこころの病いについて自分に非があると自らを責めていることはたびたび経験されるが、そのような場合、家族状況を尋ねるだけでも非難として受け取られかねない。そこで診察者は、患者や家族と相対する中で、「家族と病気の間に関係はない」ことを、言葉や振る舞いで、はっきりと、あるいはそれとなく示しておく工夫が必要であると思う。特に初診を含めて、相手とまだ顔なじみになっていない段階において、これは大切な事柄だろう。

　しかし、一方で、家族の状況は、診断に際してだけではなく、治療の上でも極めて重要である。

診断と治療にあたって重要となる事柄

　「遺伝」という言葉は、世間の人々の間で使われる時、たいてい陰性の印象を含んだ文脈の中で使われる。

　「鼻が高くていいですね」という表現に続くのは、「お父さんの高い鼻の遺伝ですね」ではなく、「お父さんの高い鼻によく似ていますね」だろう。「遺伝」の語はここで使用しにくい。一方、陰性の雰囲気を込めた文脈の中では、「あの鼻は遺伝だ」という表現になる。

　しかし、家族が、からだの病気を含めて、どのような病気になったことがあるかという資料は、極めて重要である。例えば、双極性障害で治療中の父親を持つ高校生がうつ病相の症状を示していた時、双極性障害のうつ病相なのか、うつ病のうつ病相なのかの判断にあたって、家族歴がとても大きな役割を果たしている。

　不安症状を示す人の兄が肝硬変で亡くなったという場合、ウイルスが肝硬変の原因である可能性が高いだろうが、アルコールが原因である可能性も念頭に置くと、アルコール依存症とうつ病や双極性障害が併存することが多いという知見を踏まえて、不安症状の他に

気分症状の有無にも注意を向けることができる。兄の肝硬変の原因がアルコールであったかどうか不明なのだが、心積りをしておくことができる。

このような意味における家族の情報は、臨床において実際的である。遺伝を詮索しているのではない。家族歴が診断、それに続く治療に有用な情報となる。

家族については、「第1度親族」という言葉を使用することが多く、時には「第2度親族」も使われる。英語表記は、それぞれ、"first-degree relatives"、"second-degree relatives"である。第1度親族は、自分から見て、血縁のある父、母、同胞、子どもを、第2度親族は、血縁のある祖父母、孫、叔父叔母、甥姪を指す。いずれも血縁がない場合（例えば、母の再婚相手の義父）は、診断や治療には関係がない。第1度親族の方が第2度親族よりも、遺伝的に「近い」。従って、前者の情報が重要である。しかし、一方、後者の情報も参考となる場合がある。

――父親はある会社の事務員だった。内向的で、自分の趣味である釣りに打ち込んでいた。仕事はそれなりにこなす程度であり、夜は残業をせずに定刻に帰る毎日だった。人付き合いは少なかったが、人嫌いなのではなく、気の合う釣り仲間数人と休日を過ごすことが多かった。患者本人が2歳の時に、知らないうちに家を出ていき、離婚となった。離婚後、数年は音信があったが、それも途絶えた（養育費は送られ続けた）。

母親はある商品の営業の仕事に携わっている。外出が好きで、友達も多く、喜怒哀楽の感情が露わになりやすい。姉は今年、動物関係の専門学校に進み、いずれ小動物を扱う店に勤めることを望んでいる。患者本人と異なり、ややおとなしい。誠実なところが人に好かれるのか、友人はかなり多い。患者本人との仲は良好である。

父方の祖父母は両親が結婚する前に亡くなっており、死因は不明である。母方の祖父母は装飾品の自営業を営んでいた。祖父は職人肌であり、店の仕事の多くを祖母が切り盛りしていた。会社員の母が婿養子と結婚し近くに住み、子どもが生まれてからは、子育ての中心は祖母であった。祖母は母と同様に活気の表面に出る人であり、一方で情が厚く、自営業の仕事をやりながら、孫には愛情を注いだ。なお、第2度親族までの中に精神科への受診歴のある者はいない――

診断上の意味があるかどうかは別にして、初診時に得られた範囲内で、母親と母方祖母がいわゆる外向的で元気な人であったこと、父親が静かな、凝り性の人であったことは患者の人柄を理解するうえで参考となるかもしれない。

viii) 本人の様子（再掲）

この辺りまで診察が進んだ時、当初は寡黙だった本人は、問いに仕草や表情でかなり分かりやすい反応を示し、手短に言葉で答えるようにもなってきた。精神症状を把握できるかもしれない。

5）症状を把握する

症状の把握は診断に直結するので極めて重要である。

ここは、今まで述べた病気に伴う症状の特徴を再読していただきたい。

　——今までの話から、担当医は気分障害の症状があるかどうか、まず確かめた。2週間前から今日の時点までに期間を限定して、答えてもらった。理由もなく悲しい、寂しい気分があるかどうかについて、本人は肯定した。この気分は朝の起きがけに最も強く、夕方まで続き、夜になると悲しいというより、イライラする感じが目立つ。睡眠について、寝つきは悪くないが、夜中に数回、目覚め、朝起きる時にはよく寝た感じがしなかった。朝はかなりつらくて、眼は覚めているのだけれど、だるくて、しかもからだの重い感じがあり動かしにくかった。
　食事は普通に近く摂ることができ、おいしいと感じこともあった。便通は問題がなく、月経は規則的であった。月経が始まる数日前からイライラ感が強くて、困ることが1年前からある。このイライラ感は月経が始まると消えた。集中力は低下していたが、いろいろな考えが後から後から出て来て、そのために頭が働かなかった。これは、夜イライラが強くなる時に目立ち、その時に決まっていろいろな考え事をしていて、悲しくなった。ふと、「死んでしまいたい」という言葉が浮かぶこともあった。毎日、疲れやすく、愛犬を見てもかわいいと思えなかった。軽躁病相の症状を姉や母親に繰り返し尋ねた。
　高校の入学試験の勉強が始まっていた中学3年生の夏休みに、成績とは不釣り合いに水準の高い高校を目指すんだと夜遅くまで勉強し、塾に通いたいと言い張っていたことがあったという。姉が「妹、ちょっと高望みすぎるんじゃないの？　張り切り過ぎ。無理無理」と言っていたことを母が思い出した。夏休みが終わる前に勉強をしなくなり、塾にも行かなくなってしまった。「三日坊主だ」と母は怒ったが、本人は目指していた高校について口にすることがなくなった。軽躁病相の自己記入式質問票では「あった」と肯定される項目がいくつかあり、時期を問うと「中学3年の夏休み」という返答であった。これを軽躁病相と呼ぶことができるかについては、慎重に考えるべきだが、現在、夜に頭にたくさんの考えが出てきてイライラしてくるという部分は、抑うつ症状ではなく軽躁症状である。軽躁病相はなかったとするよりも、存在した可能性があると考えることが理にかなうだろう。特に姉が変化に気づいていたことは、普段の本人とはわずかであっても異なる様子が認められていたことを示し、重要である。
　小学5年生の時の1カ月間の不登校をどう考えるべきか。不登校は自然に消え、普通の学校生活が戻ってきたことから、学校生活上に重い負荷があったと、まず第一に考えてしまうことは適切でないと思う。本人や母の記憶が定かでないが、うつ病相にあった可能性が否定できない。頭痛や腹痛は不安症状の表れとも考えられる。気分症状と不安症状は併存しやすい。小学5年生の時の不登校は、今回のうつ病相と関係がないと考えるよりは、関係があるかもしれないと考える方が自然である。他の不安障害について、パニック発作や社交不安障害の症状はなかった。精神病症状も認められなかった——

現在はうつ病相にあり、小学5年生にも同じような病相が出現した可能性がある。中学3年生には軽躁病相があった可能性がある。また、現在のうつ病相には軽躁症状が少なくとも一つ混ざっている。

——几帳面なところについて本人に尋ねたが、例えば教科書をきちんと並べることは、好きでやっているので困らないし、つらくもなかった。小学低学年時の爪かみも含めて、臨床症状として取り上げるほどではないと診察医は判断した。しかし、小学5年の不登校の時の頭痛や腹痛を不安症状として捉えると、専門用語でいう「不安」が目立たぬ形で内在しているのではないかと担当医は考えた——

閾値下の不安症状が存在するかもしれない。

　——神経内科医が専門とする神経学的な診察（例えば眼に光を当てると瞳孔が収縮するか、筋肉の緊張に問題はないか、など）により、特に所見は得られなかった。血圧や脈拍も問題はなかった。いずれ、もし薬物療法を行うことになった場合に備えて、初診日に行った心電図検査や血液検査、そして後日に行った脳波検査により、異常所見は認められなかった——

6）診断を想定する＝診断が粗筋にうまく当てはまるか

　医学においては、診断が決まれば治療が決まる、診断が決まらなければ対症療法になる、というように、診断と治療の結び付きがとても強い。初診の段階で診断のおおよその見当が付けばよいが、そうではない場合も多い。

　——うつ病相ははっきりとあり、軽躁病相は否定できず、うつ病ではなく、双極性障害と診断しておくことが実際的である。ところで、慕っていた祖母が脳梗塞で倒れ、6カ月の闘病生活の末に亡くなり、入院中ほとんど毎日、見舞いに通っていたことをどう考えるか。祖母の死を悲しんで、元気がなくなったとも考えられる。愛する人が亡くなった後に、悲しくなり、元気がなくなり、眠れなくなる、などが認められる状態を、DSMでは「死別反応（bereavement）」として、「病気ではないけれど病院を受診する可能性のある状態」の中の一つに挙げている。この高校生もそうかもしれない。
　しかし、例えば、月経前に始まり月経とともに消える症状は、気分障害の一つである「月経前不快気分障害」に当てはまる可能性があり、かつ1年前、つまり祖母が倒れる前から認められている。また、小学5年生と中学3年生の時の出来事は、今回のうつ病相と関連している可能性がある。これも祖母の死とは関連がない。従って、死別反応とするのではなく、うつ病相という病気にあると考える方がふさわしいだろう——

診断と粗筋は互いに適合していると考えて不合理ではない。

4．治療が始まる

　治療は、本人が陥っている病気への外部からの介入である。
　病気は自然な現象であり、何らかの多数の要因が知らず知らずのうちに働いて、病気として表面化した。その病気への外部からの介入は、自然な現象への抵抗であるので、不自

然になりがちである。それは精神療法であろうと薬物療法であろうと変わらない。現在の段階でできることは、「不自然な」介入を行って、しかしある意味で「自動的に」治っていく過程を引き出せるようになることかもしれない。しかし、治療がそのように進んでいるかどうか、日常の臨床の中で確かめることは難しい。

　ところで、病気がその人（患者）に現れた姿が症状である。ここで、患者は病気に苦しむのではなく、症状に苦しむ。インフルエンザであろうと、肺炎であろうと、扁桃腺炎であろうと、患者がつらいのは病名でなく、例えば高熱である。ただし、難しいことは、高熱がつらいのだから熱を下げればつらくなくなる、とはいかないことだ。扁桃腺炎の高熱を解熱剤で下げて良しとすれば、患者の苦しみは一時的に軽くなるかもしれないが、病気は悪化するだろう。

　従って、治療は病気そのものに向かわざるを得ない。ところが、ここでも難しいのは、病気自体の本当の治療法が分かっている病気は多くないことである。

　治療は、自然な現象である病気への不自然な介入であり、さらに詳しく見れば、病気そのものへの介入と、病気による症状への介入の、その都度の臨機応変の組み合わせになる。

　しかし、医学は患者や家族の苦しみの軽減を一つの大きな目標としてきた。不自然であろうと、症状の軽減を目的とした対症療法であろうと、第一の目的は病気そのものの解消であり、第二の目的は患者の苦しみのとりあえずの軽減である。

　　　——少女の病気は双極性障害であり、症状は抑うつ気分、不眠、朝のからだの重さなどである。初診の時に診断名を伝えること（これを一般的に「告知」という）が難しい場合もよくあり、必要な検査を含めて、数回の受診の末におおよその病名を伝え、説明することになる。少女の場合も、脳波検査などを済ませた上で、3回目の受診の時に説明がなされた。焦点は、それからどうするかである——

　双極性障害ならば、薬物療法とその他の精神療法が考えられ、時に認知行動療法も考慮されるかもしれないが、中心は薬物療法となるだろう。

　双極性障害の薬物療法の欠点は、第一に病気自体への即効性が期待できないこと、第二にいったん始めると後戻りがしにくいことである。後戻りしにくいとは、短期間で治る病気ではないということと関係する。あるいは治療効果の判定に時間を要するということとも関連する。一方、長所は、有効性に関する研究が数多く行われていることであろう。どの薬を選べばよいのかなど、おおよその具体的な見当がついている。

　不眠については催眠薬か抗精神病薬が使用できる。不眠に抗精神病薬とはどのような意味なのか、と思われるかもしれない。この点は専門的になるので割愛するが、催眠薬よりも抗精神病薬の方が有用な場合があるとだけ記しておく。

　病気自体に対する治療は数種類の気分安定薬のうちの一つから始めることになる。気分安定薬は少量から始めて、少しずつ増量し、最高量になってからしばらく経過を見ないと、効果があるのかどうか判断できない。例えば、炭酸リチウム（lithium carbonate）という薬を処方する場合を考えてみる（この薬は、脳波に問題がないことを確かめてから使用すべき薬である）。炭酸リチウムを、2週間ごとに200mg、400mg、600mg、800mgと増量し、

血中濃度を測定し、至適な量かどうかを判定し、それから処方量を調節し、固定する。そこから2，3カ月の経過の中で、薬物の処方前と比べて病相の「頻度」と「程度」が変化しているかどうかを考える。すると、薬を始めてから、効果の判定までに半年近くを必要とする。そこで無効と判断すれば、別の薬に変更するが、その場合も効果判定までに半年近くを要する。そこでも無効ならば、同じことが別の薬でまた繰り返される。もちろん、もっと早くに改善してしまう場合もある。しかし、「もっと早く」といっても、2、3カ月という短い期間ではない。すると年単位の話になってくる。

　繰り返し述べたように、こころの病気に不治の病は多くない、といってよい。自閉症は病気として治らないし、物質依存の治療はとても難しい。認知症の研究の進展も急速であるが、認知症そのものを治せるという段階には至っていない。しかし、それでも、自閉症も、物質依存も、認知症も、それぞれ膨大な研究が日ごとに公表されている。研究者の熱意が込められている。一方、他のこころの病気の多くは、治る可能性を常に有している。時間が必要なのだけれども。

　双極性障害は年単位で考えるべき病気である。すると、このことは、逆に言うと「時間を要するために、特に薬物療法を始める際には決断が必要になる」こと示している。

　　――初診から病気の説明までの間に、病状は少しずつ悪くなっていった。十分でない睡眠に対して催眠薬が処方されていた。夜のイライラが強く、ささいなことで母親を怒鳴り、壁を叩いた。就寝前に手首を浅く切る行為も認められ、母親はひどく心配した。日中は寝床で過ごすことが多く、母親が仕事先から電話をしても出なかった。
　担当医、本人、母親の間で、薬を使用することの合意が得られた。ある気分安定薬の処方が始められた。不眠についても抗精神病薬が追加された。薬は指示された通り服用する必要がある、もし飲んだり飲まなかったりならば、飲む意味はないので処方しない」と医師から本人と家族に伝えられた。副作用の大まかな説明も行われた――

　薬を毎日2回ずつ食後に、あるいは毎晩1回食後に服用するという作業はかなり大変である。実際に処方し、患者の話を聞いてみると、飲み忘れないということは、とても少ない。服薬手帳を作って、そこに記入してくださいと助言したとする。1日朝夕1回ずつ服用して、2週間ごとに通院した場合、服薬すべき回数は「$2 \times 14 = 28$」なので28回であるが、手帳を見ると、よほどきちんとした人でも26回や27回のことの方が多い。服薬率はそれぞれ93％、96％である。現実的には80％を超えていれば、良しとすることになるだろう。つまり28回のうち22回以上服薬する。ある程度の効果が出てきて、楽になったと患者が感じてくると、服薬率は上がる。

　　――「朝に起きてこないこと、そして学校に行かないことは怠けではなく、病気のせいである」と母親に伝えられた。何よりも重要なこととして、母親の対応は本人の現在の状態に無関係である、と繰り返し伝えられた。しかし、別の意味で家族の役割は重要である。患者本人が薬をきちんと服用しているかどうかを確認するのは母親の役割である。病院に定期的に通院できるように配慮することも母親の役割である。食事を作る、

洗濯をする、なども多くは母親の役割であろう。つまり、母親の役割は、過大ではないが、重要である。特別なことをする必要はないが、日常的なことをする必要性は大きい──

このようにして治療が開始された。

5．効果の判定

1）はじめに

　こころの病気において、多くの風邪のように1、2週間という短い期間の間に治ってしまう病気はとても少ない。DSMに掲げられている病気の中では「原発性不眠」（眠れないという症状だけがあって、他の症状がない普通の不眠症のこと）、「せん妄」ぐらいである。

　こころの病気の多くは治療に時間がかかる。しかも思い通りに、予想している通りに良くなっていくことも少ない。しかし一方で、おそらく世間の人々が考えているよりも、良くなっていく病気や患者が多い。

　例えば、金沢大学附属病院の精神科の入院病棟で治療を受けた、治りにくい印象の大きいと思われる神経性無食欲症（やせ症）の少女たちを3年、4年にわたって見聞していると、良くなって（治って）社会生活を送っている姿が目にとまり、あるいは同僚からそのような話を聞く割合はかなり高い。当科は摂食障害の専門病院ではないが、それでもよくなっている患者は多いように見える。

　確かに10年、20年と治療を受けてもよくならない患者はいる。研究者の主眼はそのような患者の罹っている病気の解明に向けられている。一方で、年単位を覚悟しておけば希望のもてる病気は多い。

　しかし、治っていく過程は一直線ではない。行きつ戻りつ、良くなったと思っていたら悪くなる、変化のない時期が延々と続き家族も投げ出したくなる、紆余曲折が続く。その中で、この治療は効いているようだ、あるいは今までの治療は効いていないと考えるので別の治療に変更する、という時に「効いているようだ」、「効いていない」の判断、つまり効果の判定が重要になる。

　効いているように感じれば治療は変更されない。

　しかし、もっと効くことを狙って別の治療を追加するならばまだしも、あまり効果がないと判断して治療を変更するには勇気が要るだろう。変更して悪くなったならば元の治療に戻せば元に戻るという予想が外れる事態もあり得る。「変更しなければよかった」という後悔が生まれないとも限らない。

　　──通院は定期的に続けられた。薬物も増やされていった。途中、何で増やすのか、という問いが母親からなされたが、病状が悪化しているから増やすのではない、増やすように決められているので、病状にかかわらず増やしているのだ、という説明が担当医からなされた。母親の第一の懸念は学校に行かないことであったが、本人に学校に行こうという様子はなかなか見受けられなかった。イライラした様子も続いた。2階の本人

の自室から「ドン」という音が響くこともあった。壁を叩いているようだ。
　時に笑顔を見せることもあったが、居間や寝床でごろごろ横になっている姿が日常的になった。病院の受診は特に嫌がらなかった――

2）効果の判定

　「今の治療は確かに効いている、もう治療を変更する必要はない」、あるいは「今の治療法の効果はないように思える、治療変更を検討した方がよいかもしれない」という判断がとても重要になるであろう。
　しかし、臨床場面での効果の判定は、いろいろな予期せぬ出来事により、円滑に進まない。最も言い訳の効かない場合は、患者が来院しなくなってしまった時である。これは効果がどうかを論ずる以前の問題になってしまう。他にも、薬がきちんと服用されていなかった、風邪をひいて長引いた、夏休みに入り生活が不規則になった……、いずれも効果の判定を修飾してしまう因子であり、何らかの処理をしなければ効果は分からない。

　　――初めに使用した薬剤は、結局、効果がなかったとされた。服用し始めてから半年後のことである。良くなってきたところはあまりなかった。睡眠の時間帯は不規則になり、気分が移ろいやすくなっていた。ある時は元気そうな日々が１週間ほど続いても、その次は気だるそうな時期が数日あった。これの繰り返しだった。「こんなことで良くなるのか」と姉が母を難詰し、母が「一緒に暮らしていないあんたに意見を言われる筋合いはない」と反発して、口論になることもあった。
　担当医は処方薬の変更を決めた。決めても、いきなり新しい薬に変えることはしにくい。ある程度の量の薬を一挙に止めてしまうと、からだが、言わば驚いて、吐き気、ふらつきをはじめとする、いろいろな自律神経症状の反動が出てくるかもしれない。服用していた薬の量を、２週間ごとに３段階の割合で減らしていき、一方、新しい薬が少量から漸増し始められた。元の薬がなくなり、新しい薬が増えていき、一定の量になった時に、そこで固定量とされた。２週間ごとの通院が継続された。新しい薬への交換が始められて、３カ月ほどが経過した頃から、イライラした様子が減っていることに母親が気づいた。表情が何となく穏やかである。さらに１カ月が経ったころより睡眠が規則的になり始め、起きる時の気だるそうな様子が見られなくなってきた。その後は、行きつ戻りつではありながらも、着実に改善している様子が見られ、このことは本人も母親も認めた。しかし、不登校が続いており、卒業は無理であろうと高校から伝えられた。そこで、高校を中退し、通信高校への転校を決めた。それが高校３年生の12月であった――

　実際の臨床では、このように進むことはあまりなく、さまざまな出来事が起こり、紆余曲折するのが常であるといってよい。この女子高校生の場合は、二番目の薬が有効であった可能性が高い。

　　――４月から通信高校生としての生活が始まった。毎日、登校する必要はなく、週に

1回、学校に行き、まだ単位を取得していない教科の授業を受けることとなった。平日は言わば療養生活であり、好きなことをして暮らしたが、一方で、家計維持のために働く母親を助けようと、掃除、洗濯、そして買い物をして夕食を作る姿が見られるようになってきた。本人は「料理もなかなか面白いな」と興味を持ち始めた——

6．治療が安定する、あるいは終わる

　治療の終わり、つまり終点のある病気もあれば、ずっと続く病気もある。これは医師が決める専門的な判断である。一方、患者や家族が治療の終わりを決めることもある。これは専門的ではない判断である。

　風邪は治療のずっと続く病気ではない。1週間程度で治療は終わる。医者が風邪はもう治りましたという（専門的な判断）。熱も咳も鼻水も治まったので患者が薬を飲むのを止める（専門的でない判断）。風邪の場合は医者の判断と患者の判断はほぼ同じといってよいだろう。

　骨折の多くも治療のずっと続く病気ではない。ある程度の時が過ぎれば治療は終わる。しかし、骨折の場合、患者の専門的でない判断が通用されることは、ないといってよいほどまれだろう。痛みも腫れもなく、動かしても力を入れても大丈夫なので、折れた骨はくっついたと考えて、運動を始めることはない。医者が専門的な立場から下した判断に基づいて、骨折が治ったとされる。

　糖尿病はかなりの長期間、治療の続く病気である。食事療法と適度な運動の組み合わされた処方箋を守り、薬物療法の内容が検討され、定期的にからだのいろいろな部位の検査を受け、糖尿病の重症度が小さい方へ小さい方へと向かうように治療が進められていく。経過がとても良かった場合、医者が「もう治ったので薬も運動も食事への注意も不要です。病院への通院もこれで終了です」と告げる時が来るだろうか。おそらくないだろう。一方、からだは何ともないので、治ったのと同じだと、患者が専門的でない判断をして治療を終えることはあるかもしれない。しかしこれは糖尿病の悪化を招くだろう。

　病気によって、治療の期間が異なり、また専門家と非専門家の判断が同じであったり、異なったりする。

　——良い調子の日々が続いた。まれに悲しくなる時、からだの重くなる時があったが、すぐに消え、日常生活に支障はなかった。通院も4週間ごとになった。通信高校も単位取得ができたため卒業できた。興味を持ち始めた料理を続けたいと希望を漏らし、自宅から通える料理専門学校に入学した。入学後の環境の変化にも適応でき、夏を過ぎたころに、担当医が「1年半の間、良い状態が続いているので、少しずつ薬を減らそうと思うが、どうか」と言った。本人と母親は、「いずれ結婚しても薬を飲んでいなければならないのかと思うと、胸が重くなる」と常々話していたので、医師の提案には素直に喜んだ。

　減量は極めて徐々に行われた。1年かけて最後の1錠となっていた。睡眠のための薬も途中でなくなっていた。ちょうどその頃、専門学校も2年次の夏を終え、就職活動が始まっていた。次の受診日には薬はなくなるはずであったが、本人が1錠はしばらく飲

んでいたいと母親に告げたので、母親は受診日に「1錠は残しておいてください」と医師に伝えた。担当医は飲んでいても飲まなくても大差はないかもしれないと内心は考えたが、母子の申し出を受け、

　　就職先が見つかってしばらく経つまで、1錠だけの処方を続けると言った。就職は極めて難しく、結局、亡くなった祖母、そして職人肌の亡祖父の世話になったという老夫婦の営む小さな食堂に、後を継いでくれという願いも込められて、勤めることとなった。勤務が始まった1年後に、本人と担当医の話し合いで薬の処方は終了となった。その後、半年の間、通院が続けられ、秋に通院終了となった。担当医は、もし不調になれば受診するだろうと考えていたが、その後5年が経過しても本人の受診はなかった——

　この症例において、本人の受診がなかったことは、再び病気になっていない、つまり再発していないということを意味しない。いろいろな想像ができる。例えば、遠い所に転居し、そこで再発した、再発した時に友人の助言に従って別の病院を受診した、など、いろいろな場合が考えられる。しかし、5年間は再発していないかもしれない。どちらか分からない。これは臨床の限界である。本人や母親に手紙を出して尋ねれば分かるかもしれないが、それは臨床ではなくて研究である。

　こころの病気が治療終了となることはあるのか。特に統合失調症の場合に、この課題は、とても重要となる。かなり、あるいはほとんど症状がなくなってしまい、社会生活も支障なく送られている。臨床的には「治療を続けた方がよい」であろう。しかし「続ける」とはいつまでの話なのか？　これは10年単位の話になる。10年は長い年月である。この長期間を要する課題の研究は実行が容易ではない。

　治療を継続すべきなのか、それとも終了してもよいのか、これは病気ごとに異なる。また、治療が実際に行われる医療現場は、その時その時の結果を求められるので、息の長い視点を持ちにくい。この辺りは、重要でありながら、未解決の分野であるといえるだろう。

救急医療としての精神医学

1．はじめに

　——数日前から頭痛に悩まされている。仕事へ集中しにくい。痛みが和らいでは、またぶり返す。食欲も落ちてきた。痛み止めを飲むと少し鎮まるが、気にならなくなるほど効果はなく、寝つきも悪くなってきた。明日、病院へ行ってみよう——
　この時に訪れるのは脳神経外科、内科などであって、救急病院ではない。しかし、次の場合は異なる。

　——突然、頭を棒で殴られたような衝撃を受け、意識が遠くなっていった。よろよろと崩れ落ち床に横たわってしまった。それを見た周囲の人々が119番に電話をかけ、救急車を要請する。到着した救急隊員が連絡をとる病院は救急病院であり、患者を乗せた救急車がサイレンを鳴らして速度を上げる——

救急医学がなければとても困る。一刻を争う必要があり、急いで治療を受けさせれば治る可能性がある。急いでも治らないかもしれない。しかし、救急隊員が到着する前には、治るかもしれない、あるいは治らないかもしれない、どちらか分からないのである。これは治る可能性があることと同値である。どちらか分からないから、まさに治る可能性がある。

　医療は治る可能性に対する希望を持たずには携われない。救急医療はその典型であろう。からだの病気の救急医療があるのならば、当然、こころの病気を扱う救急医療がある。

　——自らの居住する自治体の首長よりも自分は偉いのだから、と眼を輝かせながら早朝に外出し、数人の友人に電話をかけ一方的に話し続け、開店前の自動車販売会社を訪れ高級車の購入を即断し、職場に行って上司の机に腰をかけて「社長を呼んで来い」と怒鳴り、社員が集まってくると、「これから首長のいる役場に乗り込みに行く」と宣言する——

　この例では、言動の周囲の状況に合わないことが甚だしい。おそらくほとんどの人々が、一刻も早く病院に連れていかなければならないと考えるだろう。

　——「息子の様子がおかしい」と隣町に住む伯父が呼ばれた。父は、息子の最近の心配な様子は母から聞かされていたものの、単身赴任であった。父は「今から戻る」と言ったが、到着するのは夜半過ぎになるだろう。母と妹は本人を説得しようと声をかけていた。しばらく前から部屋から出てこない。学校も休んでいる。部屋の中からは「何するんだ、あっちへ行け！」と叫び声が聞こえてくる。部屋には本人のほかに誰もいないはずだ。伯父が到着した。部屋の中から家具をひっくり返すような大きな物音がしている。伯父が扉を開けて部屋に入ると、本人はおびえた様子でこちらを見た。「病院へ行こう」と声をかけると、驚いたような顔をした。伯父が「大丈夫だから一緒に行こう」と伝えると、うなずいた。既に夜である。妹が運転する車の後部座席に伯父と母親に挟まれて座った。救急対応をしてくれる病院が行く先である——

　これらは救急医学がこころの病気にも必要であることの例示である。もし救急医学がなければ、とても困るだろう。

2．こころの救急医学の特徴

　こころはからだと異なり、人々の毎日の生活と結び付いているので、救急医学の様相が異なる場面が出てくる。
　家族の前で頭痛を訴えて倒れても、駅前の雑踏の中で倒れても、救急車が呼ばれて病院に搬送される点では同じである。
　しかし、自宅で独り言を口にして家具を壊し、家族が心配そうに「救急車を呼んでもいいものか」と考える状況と、独り言をつぶやきながら駅前の構造物を壊そうしている人が

いて、気づいた人々がそれを見つめる状況は異なる。後者においては警察、つまり司法が初めに関与するだろう。

　司法は行政や立法と異なり、社会を別の面から制御する。街中の構造物を壊そうとしていた人は、司法に取り押さえられるかもしれない。

　こころの病気の救急医学には、からだの病気とはまったく異なる場面があり得る。それは、繰り返し述べてきたように、太古の昔から延々と形作られ、現在の人々が日々を暮らす社会に直接に関与しているのは、からだではなくこころだからである。別の言葉で言えば、からだが「もの」として対象化しやすいのに対し、こころは「もの」として扱いにくい場合がある。

3．精神科における救急患者

1）自ら受診する、家族や知人が連れてくる

　精神科における救急患者は、他科と比べてもかなり多い方に入るかもしれない。少なくとも、筆者の勤務する金沢大学附属病院の時間外受診者の数は、精神科が上の方に位置する。

　薬をたくさん飲んで、手首を切り、ふらふら歩いて病院に来る患者がいる。しかし、多くは心配した家族や知人（友人や学校の先生や職場の上司など）が連れてくる、あるいは救急車や警察に依頼して連れてきてもらう。状況はさまざまであろう――2階の窓から飛び降りた。包丁を手に居間と寝室を往復している。たくさんの薬を飲んでしまってから母親に電話があった――。しかし、それぞれの状況が異なっていても、すぐに病院に連れていかなければ、と多くの人々が考える点で共通している。

2）法律の定めは救急医学に近い場合がある

　駅の電車を待っていた乗客が、何気なく向かいの山の急斜面を見ると、大きな樹脂容器を持った男性が斜面を登っていた。「絶壁に近い斜面をよく登れるな。何をしているのだろう」と不審に思い、駅員に知らせた。駅員は警察に連絡した。駆け付けた警官が苦労してその男性を急斜面から降ろした。「山を燃やす」という言葉が聞こえたものの、その他は何を話しているのか要領を得なかった。身寄りを示す所持品はなかった。樹脂容器には灯油が入っていた。調べたところ、一人住まいであり、職業はなく、前日に自宅に火をつけようとしているところを近隣に人々に目撃されていた。男性の自宅の火は消火され、火事には至らなかったが、男性の所在が分からなくなっていた。

　このような場合、「精神保健及び精神障害者福祉に関する法律（略して『精神保健福祉法』と呼ばれることが多い）」という法律に基づき、精神保健指定医（精神保健福祉法により、一定の条件を満たした精神科医に与えられる資格）に精神医学的な診察を求めることがある。

　この男性にも法律に基づいた手続きがなされた。精神保健指定医の診察が必要かどうかを決めるのは行政（都道府県など）であるが、結果は「診察を必要とする」であった。診察の要点は、この男性が精神保健福祉法に基づく精神障害に該当するかどうか？　精神障

害であるならば自傷他害のおそれがあるかどうか？　精神医学的な総合判断は何か？　である。

　この場合の「精神障害」は、こころの病気すべてを指すのではない。条文は「統合失調症、精神作用物質による急性中毒又はその依存症、知的障害、精神病質その他の精神疾患」であり、「その他の精神疾患」のところで、いろいろな病気が含まれる可能性がある。しかし、それでもすべてのこころの病気を指すのではない。

　「自傷他害のおそれ」は、自らを傷つける、あるいは周囲に害を及ぼすことが将来に予想されるという意味ではない。遠い将来の日食の起こる日はほぼ確実に予想できるが、遠くても近くても、人々の暮らす社会における出来事の将来を間違えずに予想することは、不可能に近い。「自傷他害のおそれ」は、「おそれ」の部分の語感と異なるが、現時点において「自傷他害」が起こり得るかについての、精神保健指定医の判断である。この男性が精神障害であった場合、前日に自宅に火をつけようとした事実、灯油を持って山を登っていた事実を踏まえて診察が行われ、自傷他害のおそれの有無についての判断がなされるだろう。

　この判断が陽性（「自傷他害のおそれ」がある）ならば、「措置入院」という強制入院になる（精神保健指定医一人の判断でよい場合と、二人の判断の一致する必要がある場合とに分かれる）。一方、陰性（「自傷他害のおそれ」がない）ならば、日常の診療の結果と同じように、通院治療は不要、通院治療が必要、あるいは入院治療が必要となる。この部分が精神医学的な総合判断である。

　ところで、一人の精神保健指定医の判断による措置入院（これを「緊急措置入院」と呼ぶ）は強制入院であるが、救急医療の特徴を有している側面がある。一人目の精神保健指定医の診察が終了してから、二人目の医師の診察が始まるまで、どうしても時間を要する。直後ということは少なく、10分後、30分後、1時間後となるだろう。ところで一人目の医師の診察の間、男性が舌を噛み切ろうとした場合、即刻、医療に入らなければならない。30分後の診察を待っている時間はない。これは救急医療である。あるいは、男性が興奮して暴れるので、からだを抑えておかねばならないが、一方で高熱を認め、意識障害が否定できず、しかし他科の病棟に入院させられず、一時的に緊急措置入院として、興奮を鎮める加療がなされ、からだの病気がないか検索し、実際にからだの病気（例えば肝臓や甲状腺の病気）が見つかり、翌日、興奮が鎮まったところで、措置入院を解除し、内科での入院治療に移行したとする。これも救急医療である。つまり、緊急措置入院は救急医療と同義の場合がある。

　筆者は、精神科の救急医療を考える時に文献[100]を参考とすることが実に多かった。

3）医療関係者にとっての救急医療の意義

　救急医療の現場には、臨床能力を磨く機会が豊富にある。
　情報が少なく、時間も少なく、雰囲気は慌ただしい。素早く精神症状を捉え、からだの

100）西山詮：精神保健法の鑑定と審査：指定医のための理論と実際：改訂版．新興医学出版社，1984年（31として前掲）．

病気の有無を調べ、診断は何かと考える。診断が分からない場合もよくある。例えば、興奮しており会話が成立しない時、精神病症状のためなのか、軽い意識障害のためなのか、何らかのからだの病気のためなのか、あるいは別の病気によるものなのか、判断しにくいことがある。興奮した状態は、患者自身にとっても、医療関係者にとっても、危なく（例えば机に頭がぶつかり、けがをするかもしれない）、薬で興奮を鎮めざるを得ない。診断は分からないけれども、「興奮状態（専門的には『精神運動興奮』という語を使用する）」との暫定的な診断のもとに介入した（鎮静剤の使用）。これは、あいまいな診断の直後に治療が行われたことを示している。患者の容態の経過が観察される。数日のうちに確定診断が下される（すべてではないが）。すると、行った治療は適切だったのか、という答えが出てくる。つまり、自分の診察と治療の選択の是非がすぐに分かる。これは貴重な臨床経験となるであろう。

おわりに

　本書は、精神科医師、看護師、他科の医師、作業療法士、精神保健福祉士、薬剤師、臨床心理を専攻する職種などの医療や福祉に携わる人々、そして学生や患者・家族、一般の方々を念頭に置いて記された。

　精神医学の教科書や解説書は多数あり、屋上屋を架すことを避けるために考慮した点は、第一に症状と病気との関連性を重視したこと、第二に平易な語句を使用したこと、第三に治療の考え方にいくらか詳しく触れたことである。従って、精神医学全般について記すことはせずに、主な項目だけを掲げた。すべての病気、すべての症状、すべての検査、すべての治療法は記されていない。

　筆者は、児童青年精神医学を専攻してきたが、日々の臨床では成人の患者を診察する機会も多かった。それでも、一人の精神科医が見ることのできる患者層は限られる。特に老人患者の診療経験は乏しく、身体合併症のために精神科病棟へ入院してきた患者の治療経験も少ない。さらに、北陸地方の中都市の病院を受診する患者がほとんどであり、人口の多い地域あるいは少ない地域に勤務したことはない。しかし一方で、精神保健福祉センターという行政施設での勤務により地域精神医学に多少とも触れたこと、多数の自閉症児の療育を行ってきたこと、そして現在の大学病院や研究施設において診療と研究をつなげる業務に携わっていることは、控えめながらも特徴のある精神科医歴かもしれない。本書は、そのような経験の中から生まれた。

　本書において、もう一つ留意したことは、参考文献として専門家が読むような論文も交えたことである。それは多くの読者にとって不要であろう。しかし学術論文は専門家のためだけにあるのではない。筆者の診ている自閉症児の親の中には、専門的な学術論文を取り寄せて読んでいる方がいる。自分の子どもの病気を何とか理解し、何とか治したいと願う肉親としての強い意志の表れだろうと思う。専門外の方でも、論文自体は手続きを踏めば手にすることができる。それは先端の知識である。研究者や臨床家が日々の活動の中から得た叡智である。患者の家族は、だからこそ読むのである。自らがそのような立場に立ったならと想像すれば、最先端の研究結果を知りたいと思ってもおかしくはない。学術論文を文中に交えた意図はそこにある。

　ところで、必要と考えながら、頁数の制限も考え、省略した項目がある。例えば「こころの発達」である。発達は、人が生まれてから死ぬまでの、こころの働きの変遷を扱う学問である。極めて重要であるが、あまりに広大であり、一人の筆者の手に余る分野である。今回は割愛せざるを得なかった。

　精神医学は人間のこころの働きの不調を対象とする学問である。

こころの働きを考えると、人類の歴史を振り返らざるを得ない。今の社会は人間が長い年月をかけて形づくったものだ。うまく働かなくなったこころ、つまり今ならば病気とされる人々によりつくられた部分もあるに違いない。病気であろうと、病気でなかろうと、人々が集まって社会となる。従って、医学を身体医学に限定することは、関心が一方に偏ることであり、公正を欠く。精神医学は身体医学と同様に重要であり、さらに、社会を作り上げた人間のこころの不調を扱う精神医学は、臨床に携わる人々、そして専門外の人々にとっても、興味の尽きない学問分野となるだろう。

2013年4月

著者紹介

棟居 俊夫
むねすえ・としお

金沢大学子どものこころの発達研究センター特任教授
1954 年生まれ。1980 年金沢大学医学部卒業。1985 年金沢大学医学系研究科卒業。福井県精神保健福祉センター、金沢大学附属病院神経科精神科を経て、2008 年より金沢大学子どものこころの発達研究センター、2009 年より大阪大学大学院大阪大学・金沢大学・浜松医科大学・千葉大学・福井大学連合小児発達学研究科に所属。

こころの病気を学ぶ
教科書と臨床と患者・家族をつなぐ本
2013 年 5 月 15 日　第 1 版第 1 刷発行

著　者　　棟居俊夫
発行者　　坂田　茂
発行所　　株式会社 シナジー

〒102-0071　東京都千代田区富士見 2-7-2　ステージビルディング 10F
TEL：03-4533-1100（代）
URL：http://www.syg.co.jp/
印刷・製本　株式会社シナノ
写真　坂元　永

ISBN 978-4-916166-59-3
©Toshio Munesue / Synergy 2013
Printed in Japan
乱丁・落丁本はお取り替えいたします。

本書の複製権・上映権・譲渡権・公衆送信権（送信可能化権を含む）は株式会社シナジーが保有します。

JCOPY　＜（社）出版者著作権管理機構　委託出版物＞
本書の無断複写は著作権法上での例外を除き禁じられています。複写される場合は、そのつど事前に、
（社）出版者著作権管理機構（電話 03-3513-6969、03-3513-6979、e-mail：info@jcopy.or.jp）の許諾を得てください。